Health physical examination medic

健康体检学

主　编　邵同先　邢玉荣　马会民

主　审　张苏亚　张水军

副主编　杨玉伦　杨永国　张苏亚

　　　　刘惠勇　赵　鹏

编　者　（姓名不分顺序）

　　　　马会民　邢玉荣　杨玉伦

　　　　杨永国　刘惠勇　邵同先

　　　　张苏亚　赵　鹏　薛荣亮

河南大学出版社
HENAN UNIVERSITY PRESS

·郑州·

图书在版编目（CIP）数据

健康体检学 / 邵同先，邢玉荣，马会民主编 . — 郑州 : 河南大学出版社 , 2019.8（2024.8 重印）
ISBN 978-7-5649-3772-0

Ⅰ. ①健… Ⅱ. ①邵… ②邢… ③马… Ⅲ. ①体格检查 Ⅳ . ① R194.3

中国版本图书馆 CIP 数据核字 (2019) 第 112149 号

责任编辑 孙增科
责任校对 陈 巧
封面设计 翟淼淼

出　　版 河南大学出版社
地址 : 郑州市郑东新区商务外环中华大厦 2401 号 邮编 : 450046
电话 : 0371-86059750（高等教育与职业教育出版中心）
0371-86059701（营销部）
网址 : hupress.henu.edu.cn
排　　版 河南大学出版社设计排版中心
印　　刷 广东虎彩云印刷有限公司
版　　次 2019 年 9 月第 1 版　　**印　　次** 2024 年 8 月第 2 次印刷
开　　本 787mm×1092mm 1/16　　**印　　张** 21.5
字　　数 537 千字　　**定　　价** 88.00 元

（本书如有印装质量问题，请与河南大学出版社营销部联系调换）

（本书在编写过程中，参考引用了一些资料、图片，取得了原作者的大力支持，在此谨表感谢。但因一些作者的地址不详，我们无法取得联系，敬请各位作者与我们联系，以便做出妥善处理。）

内容提要

本书比较系统地阐述了健康体检的基本理论、基本知识和基本技能。全书共分25章，另加附录部分，包括健康体检的概念和内容，如绪论、个人健康信息采集、体格检查基本方法、一般检查、内科检查、外科检查、妇科检查、眼科检查、耳鼻咽喉科检查、口腔科检查、实验室检查、X线检查、CT检查、超声检查、心电图、肺功能检查、骨密度检查、经颅彩色多普勒检查、红外线乳透检查、心理测评、医学模式与三级预防、体检危急值管理、体检中突发情况的处理、健康体检基本信息采集、体检报告的书写。附录部分包括健康体检的暂行规定、健康体检中心基本标准和管理规范、健康体检基本项目目录、健康体检评估报告、健康体检基本信息采集、民营健康体检机构质量服务规范和健康体检质量控制评分细则等内容。

序

健康体检属于医疗行为和二级预防，是疾病早期发现的重要方法，对受检者后续疾病的早期诊断、早期治疗起到重要作用，对提高人民的健康水平具有重要的意义。健康体检的规范有序发展，掌握体检的正确操作方法和内容，学习体检报告的规范要求，提高体检医生的水平，对提高体检质量十分重要。但是目前体检领域许多医生的体检系统理论知识相对缺乏，体检项目内容不够熟悉，体检报告和结论书写有待提高，而如何提高他们的技能水平和体检质量是迫切需要解决的问题。

本书作者长期在医学高等院校工作，从事医学教育、医学研究和管理、医学临床和体检实践工作，积累了丰富的经验。本书比较系统和全面地阐述了健康体检学的概念、体检的基本内容和方法、体检报告书写的基本要求、健康体检基本信息的采集等内容，对体检医生、体检管理者、医学专业和护理专业的学生是一本不可多得的参考书。

本书共二十五章，包括绪论、个人健康信息采集、体格检查基本方法、一般检查、内科检查、外科检查、妇科检查、眼科检查、耳鼻咽喉科检查、口腔科检查、实验室检查、X线检查、CT检查、超声波检查、心电图检查、肺功能检查、骨密度检查、经颅多普勒检查、心理测评、医学模式与三级预防、体检报告的书写、健康体检基本信息采集、体检危急值管理、体检中突发情况的处理等方面的基本理论、基本内容、基本方法、基本技能。科学严谨、逻辑清晰、一目了然、实用性和操作性强。

值此书出版之际，向作者和各位专家表示衷心祝贺和感谢，愿其为促进人民的健康水平、规范健康体检流程和提高体检质量做点有益有利的工作。

张水军

2019年5月7日

前　　言

健康体检作为一种领域或行业，是20世纪40年代首先在美国出现的。人们对健康进行了思考，是被动诊治，还是主动检查，预防疾病发生或早期发现，因此体检行业，应运而生。我国近几年来健康体检发展很快，但是国内目前尚未有健康体检较为全面的专业书籍，为提高体检行业的质量和水平，所以我们编撰了健康体检学。

全书分共为25章，较全面介绍了健康体检学的概念、探讨了健康体检与临床诊疗的区别、健康体检的作用、健康体检的研究方法、健康体检学的学习方法，详细叙述了个人健康信息采集的方法、体格检查的方法；实验室检查的原理、测试方法和临床意义；提出了体检报告的书写的基本格式要求、健康体检基本信息采集的原则、体检危急值的管理流程、体检中突发情况的原因、症状和处理方法。对健康体检具有重要的指导意义和实用性，适合健康体检机构的管理者和各科室的体检医师、健康管理师、健康体检研究人员以及高等院校健康服务与管理专业、全科医学专业的学生阅读和参考。

本书各位专家编写的章节为：邵同先、赵鹏第一、二、三、四章；邢玉荣、马会民第五、六、七、八章；马会民、邢玉荣第九、十、十一、十二、十三章；杨玉伦、杨永国第十四、十五、十六、十七章；杨永国、杨玉伦第十八、十九、二十章；张苏亚、刘惠勇、邢玉荣第二十一、二十二、二十三、二十四、二十五章；刘惠勇、张苏亚、马会民、薛荣亮附录。

本书在编撰过程中，得到许多专家和同行的支持，在此表示衷心感谢。由于我们经验和水平有限，书中难免有不妥和疏漏，敬请读者在阅读过程中给予诚恳的批评和指正。

邵同先

2019年5月6日

目　录

第一章　绪　论

健康体检学（Health physical examination medicine）是应用医学的思维和方法，研究人体健康状况变化规律的一门学科。目的是寻找健康隐患、疾病线索和影响因素，做到早期发现、早期诊断、早期治疗。对提高预防疾病的能力和改善不良生活方式，建立科学的健康行为具有重要作用，它是现代医学和预防医学的重要组成部分，有利于推动人们预防疾病促进健康的意识和树立科学的健康观念。

第一节　健康体检与临床诊疗的区别

健康体检与临床医疗是两个不同的层次，主要区别和不同点如下。

一、健康体检与临床诊疗的共同点

（一）研究方法：医学方法和手段相同，如基本体格检查、实验室检查、仪器设备检查、免疫学检查等。

（二）研究对象：人的个体与群体，

（三）研究目的：促进健康、提高生命质量、延长寿命。

二、健康体检与临床诊疗的不同点

（一）健康体检学是以研究健康人体或人群为主的健康状态和情况，为预防疾病、改善生活方式和干预提供依据；临床诊疗或临床医学是以研究患病个体的病因、病理变化、临床症状和体征、诊断和治疗、促进受检者康复为目的。

（二）健康体检学的思维是建立在预防医学的基础上，涵盖了一级预防、二级预防的理念，以预防对人体产生疾病的原因、早期发现疾病的线索为主要研究目的；临床诊疗或临床医学的思维是建立在人体已患疾病、用医学的方法明确诊断、用现代的治疗手段、治愈疾病、恢复健康或减少痛苦为目的的科学。

（三）健康体检学将健康教育视为健康体检的前提，临床诊疗或临床医学在治疗的基础上，重视受检者的后续康复和生存能力。

（四）健康体检学善于发现机体的代谢变化、器官的功能改变；临床诊疗或临床医学接触受检者多数已有体内组织、器官形态学的改变。

（五）健康体检学在采用基本的医学研究方法和手段的基础上，紧跟现代医学的发展，采用新方法、新技术，如基因检测、三维立体成像技术等；临床诊疗或临床医学以常规方法，成熟的技术用于临床工作。

第二节　健康体检的作用

健康体检近年来受到人们的重视，以往的体检常常用于行业或专项体检，如招工、招生、招飞、从事餐饮行业人员、有害作业的职业病等检查。普通人群的健康体检在我国尚处于起步阶段，人们对健康科学的意识和理念有待提高。

一、做好定期体检，提高健康意识、接受科学的健康知识和建立科学的生活方式，减少疾病的发生，提高生活质量。

二、健康体检可以发现临床没有症状或无明显不适的疾病的早期线索、早期代谢及早期功能改变，为进一步就医和专科检查提供依据。

三、健康体检为健康教育提供明确的指向和依据，如早期的血压改变、血糖改变、尿酸改变、心电图改变等。

四、健康体检是疾病后续健康管理的重要评价指标，如管理效果、治疗效果、干预效果等。

五、健康体检的资料是基本的医疗文件，对体检质量检查、受检者体检状况的了解、卫生行政部门健康数据的收集、健康体检科研素材的积累、政府卫生政策的决策、为司法鉴定提供依据和证据等，具有重要作用。

六、由于当今世界医学发展的局限性，疾病的复杂性和不确定性，对健康的认知还需要漫长的过程和艰难的探索。衰老是生命的自然规律，人体代谢、功能受多种因素影响，尤其环境污染的不断发生，人类对自身和环境的认识还较浅，目前健康体检并不能解决所有疾病的早期发现，人们对它要有足够的认识和理解。

第三节　健康体检学的研究方法

健康体检学是一门应用学科。它是以医学为主的、多学科知识为依据，利用询问、观察和全身的医学检查来了解和调查受检者的健康状况，通过综合分析做出判断和结论。

一、临床观察法：通过与受检者语言交流，了解既往的健康状态、生活习惯、家族病史、过去体检中的异常情况，探寻可能影响健康的线索。

二、实验研究法：通过临床试验、现场试验、干预实验，验证假设。

三、调查研究法：应用流行病学的原理和方法进行设计，收集信息，并对资料整理分析，以揭示事物内在的客观规律。

四、利用社会医学和医学心理学的原理，研究社会因素对健康和疾病的影响，为健康干预提供线索。

第四节 健康体检学的主要内容和学习方法

一、健康体检学的主要内容

（一）绪论：概念、健康体检与临床诊疗的区别、健康体检的作用、健康体检的研究方法、健康体检学的主要内容和学习方法、健康体检的发展史。

（二）个人健康信息采集、体格检查基本方法、一般检查。

（三）临床检查：内科检查、外科检查、妇科检查、眼科检查、耳鼻咽喉科检查、口腔科检查。

（四）实验室检查：常规检查、肝功能、肾功能、血糖、血脂、无机元素、免疫学检查、肿瘤标志物检测、基因检测等。

（五）辅助检查：X 线检查、CT 检查、超声波检查、心电图检查、肺功能检查、骨密度检查、经颅彩色多普勒检查、红外线乳透检查。

（六）心理测评：了解社会、家庭等因素对健康的影响及做出评价。

（七）医学模式与三级预防：健康体检在医学模式改变中的作用，在三级预防中的地位。

（八）体检报告的书写：介绍健康体检报告书写的基本内容和格式、要求。

（九）健康体检基本信息采集。

（十）体检危急值管理：介绍危急值的概念和常见的危急值及管理。

（十一）体检中突发情况的处理：常见体检过程中突发情况的预防和紧急处置。

二、健康体检学的学习方法

（一）树立良好的医德观念，关心爱护受检者，认真解答他们提出的问题，将良好的医德贯穿体检的全过程。树立以健康体检者为中心全心全意为人民服务的思想。

（二）掌握健康体检的基本方法、原则和技能。要刻苦学习，反复练习。勤于思考、勤动口、勤动手、精益求精、一丝不苟。

（三）掌握每项检查的参考值和临床意义。

（四）了解不同检查项目的适应证和禁忌证。

第五节 健康体检的发展史

一、古时体检的来由

“体检”简单说来就是给身体做检查。谈到体检，人们可能以为这是现代人才有的医学手段，但事实上，人类体检的历史由来已久。古罗马人类体检的历史，至少可以追溯到两千多年前的古罗马。罗马人在医学上创举良多，发明了许多外科手术工具，并率先进行了剖腹产手术，而最早的体检，就出现在罗马军营。罗马军队连年征战，因此，设立世界上最早的专业医疗队伍，这些经过特殊训练的军医们会使用绷带和止血钳拯救伤员，还要为新入伍的军人进行体检，确保其体质强健、没有携带疾病。而我国的秦朝征兵体检就简单多了，钱穆在《中国历代政治得失》里提到，当时秦朝中央征兵的办法是：根据一个中意的士兵，用木头刻一个大概的身高长相，然后根据这个标准去征兵。东汉时期，中国第一例有记载的婚检是在公元147年东汉桓帝刘志迎娶第一任皇后梁莹时。刘志听说大将军梁商的女儿梁莹品貌兼优，便欲纳其为皇后。大婚之前，女官要对梁莹进行婚前检查：首先观察走路姿势，再屏退旁人进行身体检查，最后让她三呼万岁以检查声带，整个婚前检查就算完成了。科举体检，自隋唐诞生科举制以来，一心想着金榜题名的知识分子们，考试时都有可能遭遇裸检。据史书记载，金国的科考纪律严格，检查时考生要主动把衣服解开，露出身子，让士兵检查。还要把束紧的长发放下来，看头发结内是否藏有小纸条，甚至连鼻孔、耳朵也要被检查。

二、现代体检的提出

第二次世界大战以后，人们越来越关注自己的身体状况。1947年，美国医药协会最早提出了“健康体检”的概念，并郑重向国民建议：每个35岁以上的健康人应每年拜访一次医生，做一次从头到脚的全面身体检查。

一开始，健康体检都在医院进行，体检医生也由一般的门诊医生担任。这种状况一直维持到了1954年，日本医生首先设计了一套以预防疾病为目的的个人健康体检体系。并在1961年成立了独立的医学中心。从此，体检逐渐从医院中分离，最终成为一项专门的健康服务产业。

近年来随着食品安全问题的日益突显，人们越来越把注意力放在了自身健康情况的提前判断上，“有病早治、无病预防”的健康理念逐渐深入人心，从“患病求医”向“健康管理”的转变也已经成为21世纪世界医疗卫生体系的重要思想。

三、我国体检的发展

近十多年来我国各地医疗卫生机构相继推出以“健康为中心”的体检服务以满足人们的需求。这些健康体检机构主要为健康人群提供体检服务，它们发展迅速，成为全国健康管理的重要组成部分，对我国医疗卫生事业的发展做出了重要贡献。

2002年国内第一家专业体检机构——北京慈铭健康体检中心成立以来，健康体检在全国迅速发展起来，越来越多的专业体检机构在国内大中城市迅速建立。数据显示，我国健康管理（体检）机构每年以25%的速度增长，2005年为2000余家，2009年达到近7000家，2011年发展到8000多家，近年已经发展到1万多家。目前国内的体检在医院、疗养院、门诊部和健康体检中心开展。

全国每年有近亿人进行体检，体检的规模正大幅度速度增长。随着人们生活水平及保健意识的提高，人们越来越认识到日常保健、定期检查对于健康的重要性。

据不完全统计，2008年我国健康检查市场总量已达1.96亿人次，市场容量已形成一定规模：2009年健康检查市场总量增长至2.30亿人次，比上年增长了17.06%；2010年健康检查市场总量进一步扩大至2.8亿人次，比上年增长了24.84%，《中国卫生和计划生育统计年鉴》数据显示，2017年全国体检人数增长到4.56亿人次，占全国人口的32.59%。

《中国健康体检行业发展前景与投资战略规划分析报告前瞻》显示，卫生部公布的第四次国家卫生服务调查的结果显示：1999年至2008年，平均每年新增约1，000万例慢性病例；2008年，全国有医生明确诊断的慢性病病例达到2.6亿，近年慢性病的增加已达3.5亿左右，面对庞大的患病群体，专业体检机构在其健康信息收集、风险评估和预测、健康维护、健康教育和健康指导等方面均可发挥重要作用。

第二章　个人健康信息采集

第一节　生活方式

个人的生活方式直接影响健康状态，生活方式信息采集时，要了解受检者的膳食情况、运动和体育锻炼情况，吸烟和饮酒情况，日常生活中的压力情况，睡眠时间等情况。

第二节　个人史

个人史包括出生地、居住地和居留时间，特别是疫源地和地方病流行区；生活条件，工种、工作环境，特别是有无职业性危害；烟酒嗜好，有无冶游史及下疳、淋病等。

询问未婚或已婚，结婚年龄，对方健康状况，夫妻关系，性生活等情况。

女性包括月经初潮年龄，月经周期和经期长短，月经量及颜色，经期症状，有无痛经与白带，末次月经日期或停经年龄。对已婚女性，询问妊娠次数，生产胎数，有无人工或自然流产、早产、难产等。对男性应询问有无生殖系统疾病。

询问服用过何种药物。有无过敏史。

第三节　家族史

询问受检者兄弟、姐妹、子女、父母的健康与患病情况，了解有无与遗传有关的疾病，如血友病、糖尿病、精神病等；有无传染病如肝炎、结核等疾病。对已死亡的直系亲属要问明死因与年龄。

第四节　既往体检情况

收集受检者既往健康体检的重要阳性信息和资料。如时间、体检地点、检查项目、有哪些异常发现等。包括受检者既往的健康状况和过去曾经患过的疾病（包括各种传染病）、外伤手术、预防接种、过敏史等情况。

第三章　体格检查基本方法

体格检查（physical　examination）是医生运用自己的感官（眼、耳、鼻、手）或用简单的诊断工具（听诊器、叩诊锤、大头针、体温计等）对受检者身体状况检查的一组基本方法，包括视诊、触诊、叩诊、听诊和嗅诊。要求检查者熟练掌握，其检查结果具有诊断价值，因此必须具有丰富的医学知识和临床实践才能做到。检查者要做到下列基本要求：

（一）医生要举止大方，态度和蔼，要向受检者说明检查目的，取得受检者配合。

（二）检查环境要求在光线适当、室温18C°～28C°、安静的情况下进行，检查者检查前后要洗手，操作细致、轻柔、正规。检查时依次暴露各检查部位、做到全面、系统、科学、规范。

（三）体格检查顺序一般按照从上到下、从前到后、从外到内、从左到右。形成科学规范的习惯，防止遗漏和重复。

第一节　视诊

视诊（inspection）是指医生用视觉来观察受检者全身或局部的诊断方法。一般可观察受检者的一般状态和全身性的体征，如发育、营养、体型、意识、表情、体位、姿势和步态等。局部视诊可了解受检者身体局部细微的变化或改变，如皮肤、黏膜、眼、耳、鼻、口、舌、头颈、胸廓、腹型、肌肉、骨骼、关节外形等。特殊部位的视诊，需借助某些仪器如耳镜、鼻镜、检眼镜等帮助检查。

视诊最好在自然光线（间接的日光）下进行。不同部位的视诊内容和方法不同。视诊简单易行，常能提供重要的诊断资料和线索，有时仅用视诊就可明确诊断一些疾病。需有丰富的医学知识和临床经验才能减少和避免视而不见的现象；只有反复临床实践，才能深入、细致、敏锐地观察；只有将视诊与其他检查方法紧密结合，将局部征象与全身表现相结合，才能发现并确定具有重要诊断意义的临床征象。

第二节　触诊

触诊是医生用手指或触觉来进行体格检查的方法。通过触、摸、按、压被检查局部、以了解体表（皮肤及皮下组织等）及脏器（心、肺、肝、脾、肾、子宫等）的物理特征。如大小、轮廓、硬度、触痛、移动度及波动感等、触诊帮助医生对检查部位及脏器是否发生病变提供直观的重要依据。触诊时必须紧密结合解剖部位及脏器、组织间的关系进行分析方有诊断价值。

触诊可用于检查身体任何部位，在腹部检查时尤为重要，受检者取平卧位，双下肢屈曲，使腹肌放松后进行触诊。触诊时，检查者应以整个手掌平放在受检者腹部，手应温暖，动作要轻。手过凉或用力过大过猛，可造成腹肌紧张，使触诊检查不能顺利进行。触诊应先从正常部位开始，逐渐移向病变区域，最后检查病变部位，检查压痛及反跳痛要放在最后进行。一般常规体检先从左下腹开始，循逆时针方向，由下而上，先左后右，由浅入深，将腹部各区仔细进行触诊，并注意比较病变区与健康部位。触诊前应教会受检者进行深而均匀的腹式呼吸。检查时要注意受检者的表情，尤其是检查压痛、反跳痛等。常用触诊方法有：

（一）直接触诊法：以手掌或手指直接轻置于体表被查部位，以感触被检查部位的温度高低、有无细震颤或搏动感等，主要用于体表检查。

（二）浅部触诊法：将右手放在被检查部位，以掌指关节和腕关节的运动，进行滑动触摸以了解被检查部位有无触痛或异常感觉。常用以检查皮下结节、肌肉中的包块、关节腔积液、肿大的表浅淋巴结、胸腹壁的病变等。检查时除注意手法轻柔外还应观察有无压痛、抵抗感及搏动，如有肿块应注意其大小及与邻近脏器之间的关系等。

（三）深部触诊法：运用一手或双手重叠在被检查部位逐渐加压向深层触摸，借以了解被检查部位深部组织及脏器状况。常用于腹部检查，了解腹腔及盆腔脏器的病变。按检查目的和要求可采用以下不同的手法：

1. 滑行触诊法：被检查者应平卧屈膝、放松腹肌、平静呼吸，医生以手掌置于腹壁，利用食、中、无名指的掌指运动，向腹部深层滑动触摸，对被触及的脏器或肿块应做上下左右滑动触摸，了解其形态、大小及硬度等。此法常用于检查胃肠道病变、腹部包块等病变。

2. 深压触诊法：以一至三个手指逐渐用力深插被检查部位，以了解有无局限触痛点及反跳痛。

3. 双手触诊法：用左手置于被检查部位的背面（腰部）或腔内（阴道、肛门）右手置于腹部进行触摸。可用于检查肝、脾、肾、子宫等脏器。

4. 冲击触诊法：用3～4个并拢的指端，稍用力急促地反复向下冲击被检查局部，通过指端以感触有无浮动的肿块或脏器。此法用于有大量腹水且伴有脏器肿大或肿块的受检者。因急促冲击下触诊可使腹水暂时移开而较易触知腹水的脏器或肿块。

第三节　叩诊

叩诊（percussion）是指用手叩击身体体表部位，使之振动而产生声音，根据振动和声音的音调的特点来判断被检查部位的脏器状态有无异常的诊断方法。根据叩诊的目的和叩诊的手法不同又分为直接叩诊法和间接叩诊法两种。

一、叩诊方法

（一）直接叩诊法（direct percussion）：医师右手中间三手指并拢，用其掌面直接拍击被检查部位，借助于拍击的反响和指下的震动感来判断病变情况的方法称为直接叩诊法。适用于胸部和腹部范围较广泛的病变，如胸膜粘连或增厚、大量胸水或腹水及气胸等。

（二）间接叩诊法（indirect percussion）：为应用最多的叩诊方法。医师将左手中指第二指节紧贴于叩诊部位，其他手指稍微抬起，勿与体表接触；右手指自然弯曲，用中指指端叩击左手中指末端指关节处或第二节指骨的远端，因为该处易与被检查部位紧密接触，而且对于被检查部位的震动较敏感。叩击方向应与叩诊部位的体表垂直。叩诊时应以腕关节与掌指关节的活动为主，避免肘关节和肩关节参与运动。叩击动作要灵活、短促、富有弹性。叩击后右手中指应立即抬起，以免影响对叩诊音的判断。在同一部位叩诊可连续叩击2～3下，若未获得明确印象，可再连续叩击2～3下。应避免不间断地连续地快速叩击，因为这不利于叩诊音的分辨。

二、叩诊音

叩诊音（percussion sound）：叩诊时被叩击部位产生的反响称为叩诊音。叩诊音的不同取决于被叩击部位组织或器官的致密度、弹性、含气量及与体表的间距。叩诊音根据音响的频率（高音者调高，低音者调低）、振幅（大者音响强，小者音响弱）和是否乐音（音律和谐）的不同，在临床上分为清音、浊音、鼓音、实音、过清音五种。

（一）清音（resonance）：是正常肺部的叩诊音。它是一种频率约为100～128次 /s，振动持续时间较长，音响不甚一致的非乐性音。提示肺组织的弹性、含气量、致密度正常。

（二）浊音（dullness）：是一种音调较高，音响较弱，振动持续时间较短的非乐性叩诊音。除音响外，板指所感到的振动也较弱。当叩击被少量含气组织覆盖的实质脏器时产生，如叩击心或肝被肺段边缘所覆盖的部分，或在病理状态下如肺炎（肺组织含气量减少）的叩诊音。

（三）鼓音（tympany）：如同击鼓声，是一种和谐的乐音，音响比清音更强，振动持续时间也较长，在叩击含有大量气体的空腔脏器时出现。正常情况下可见于胃泡区和腹部，病理情况下可见于肺内空洞、气胸、气腹等。

（四）实音（flatness）：是一种音调较浊音更高，音响更弱，振动持续时间更短的一种非乐性音，如叩击心和肝等实质脏器所产生的音响。在病理状态下可见于大量胸腔积液或肺实变等。

（五）过清音（hyperresonance）：介于鼓音与清音之间，是属于鼓音范畴的一种变音，音调较清音低，音响较清音强，为一种类乐性音，正常成人是不会出现的一种病态叩击音。临床上常见于肺组织含气量增多、弹性减弱时，如肺气肿。正常儿童可叩出相对过清音。

第四节　听诊

听诊（auscultation）是用耳或听诊器来探听人体内自行发出的声音。多用于听心音、呼吸音等。常用的听诊器具有集音作用，同时还具有滤波作用。通过听诊，医护人员可根据声音的特性与变化（如声音的频率高低、强弱、间隔时间、杂音等）来诊断相关脏器有无病变。

一、听诊方法

听诊可分为直接听诊和间接听诊两种方法。

（一）直接听诊法（direct auscultation）：医师将耳直接贴附于被检查者的体壁上进行听诊，这种方法所能听到的体内声音很弱。这是听诊器出现之前所采用的听诊方法，目前也只有在某些特殊和紧急情况下才会采用。

（二）间接听诊法（indirect auscultation）：这是用听诊器进行听诊的一种检查方法。此法方便，可以在任何体位听诊时应用，听诊效果好，因听诊器对器官活动的声音有一定的放大作用，且能阻断环境中的噪音。应用范围广，除用于心脏、肺脏、腹部的听诊外，还可以听取身体其他部位发出的声音，如血管音、皮下气肿音、肌束颤动音、关节活动音、骨折面摩擦音等。

二、注意事项

（一）听诊环境要安静，避免干扰；要温暖、避风以免被检查者由于肌束颤动而出现的附加音。

（二）切忌隔着衣服听诊，听诊器体件直接接触皮肤以获取确切的听诊结果。

（三）应根据病情和听诊的需要，嘱受检者采取适当的体位。

（四）要正确使用听诊器。听诊器（stethoscope）通常由耳件、体件和软管三部分组成，其长度应与医师手臂长度相适应。听诊前应注意检查耳件方向是否正确，硬管和软管管腔是否通畅。

（五）体件有钟型和膜型两种类型，钟型体件适用于听取低调声音，如二尖瓣狭窄的隆隆样舒张期杂音，使用时应轻触体表被检查部位，但应注意避免体件与皮肤摩擦而产生的附加音；膜型体件适用于听取高调声音，如主动脉瓣关闭不全的杂音及呼吸音、肠鸣音等，使用时应紧贴体表被检查部位。

（六）听诊时注意力要集中，听肺部时要摒除心音的干扰，听心音时要摒除呼吸音的干扰，必要时嘱受检者控制呼吸配合听诊。

第五节　嗅诊

嗅诊（smelling）：利用嗅觉来判断受检者异常气味与疾病之间关系的一种诊断方法。嗅诊来自受检者皮肤、黏膜、呼吸道、胃肠道、呕吐物、排泄物、分泌物、脓液和血液等气味，根据其疾病不同，其特点和性质也不一样。

常见异常气味的临床意义如下：

（一）痰液味：正常痰液无特殊气味。如嗅到血腥味，见于大咯血的受检者；恶臭味，提示支气管扩张或肺脓肿；. 脓液味，应考虑气性坏疽的可能。

（二）呕吐物味：粪臭味见于肠梗阻，烂苹果味并混有脓液见于胃坏疽，酒精味见于饮酒和醉酒等，浓烈的酸味见于幽门梗阻或狭窄等。

（三）呼气味：浓烈的酒味见于酒后或醉酒，刺激性蒜味见于有机磷农药中毒，烂苹果味见于糖尿病酮症酸中毒，氨味见于尿毒症，腥臭味见于肝昏迷。

（四）受检者身上气味：烤面包味，常见于伤寒；蜂蜜味，常见于鼠疫；禽类羽毛味，常见于麻风受检者；鼠臭味，常见于精神错乱受检者。

（五）汗液味：正常汗液无特殊强烈刺激气味。酸性汗液见于风湿热和长期服用水杨酸、阿司匹林等清热镇痛药物的受检者；特殊的狐臭味见于腋臭等受检者。

（六）粪便味：具有腐败性臭味见于消化不良或胰腺功能不良者；腥臭味粪便见于细菌性痢疾；泔腥味粪便见于阿米巴性痢疾。

（七）尿味：尿呈浓烈氨味见于膀胱炎，由于尿液在膀胱内被细菌发酵所致。

临床中嗅诊可迅速提供具有重要意义的诊断线索，但必须要结合其他检查才能做出正确的诊断。

第四章　一般检查

健康体检的一般检查主要包括血压、身高、体重、体重指数、腰围和臀围等内容。

第一节　血压

血压（blood　pressure，BP）是指血液在血管内流动时作用于单位面积血管壁的侧压力，它是推动血液在血管内流动的动力。在不同血管内分别被称为动脉血压、毛细血管压和静脉血压，通常所说的血压是指体循环的动脉血压。

一、血压的测量

血压的测量方法包括直接测量法和间接测量法：①直接测量法是将溶有抗凝剂的长导管，经皮穿刺将导管送至主动脉，导管与压力传感器连接，直接显示血压。本法为有创方式，仅适用于某些特殊情况。②间接测量法即袖带加压法，用血压计测量。血压计有汞柱式、弹簧式和电子血压计。间接测量法简便易行，是目前临床上广泛应用的方法。

（一）测量方法（袖带加压法）

1. 肱动脉与心脏在同一水平。仰卧位时与腋中线平，坐位时与第四肋平。
2. 卷起衣袖，露出手臂，肘部伸直，手掌向上。
3. 打开血压计，垂直放稳，打开水银槽开关。
4. 除尽袖带内空气，于上臂中部缠袖带，下缘距肘窝2～3cm，以能插入一指为松紧适宜。
5. 触摸肱动脉搏动，将听诊器体件置于搏动明显处，用手固定，轻轻加压，关气门，充气至肱动脉搏动消失再升高20～30mmHg。
6. 缓慢放气，速度以水银柱下降2～3mmHg/s 为宜，注意水银柱刻度和肱动脉声音的变化。
7. 听诊器出现第一声搏动音时水银柱所指的刻度即为收缩压，搏动音突然变弱或消失时水银柱所指的刻度即为舒张压。
8. 记录测量的数值，记录采用分数式，即收缩压 / 舒张压。
9. 测量完毕，排尽袖带余气，拧紧气门上螺旋帽，解开袖带，整理后放入盒内，关闭汞槽开关。

（二）注意事项

1. 血压计要定期检测和校对，以保持准确性。
2. 对需密切观察血压者，应做到“四定”，即定时间、定部位、定体位、定血压计。
3. 测量前30min内无剧烈运动、吸烟、情绪变化等影响血压的因素，情绪稳定，袖口不宜过紧。
4. 按要求选择合适的袖带。
5. 充气不可过快、过猛，防止汞外溢；放气不可过快或过慢，以免导致读值误差。
6. 发现血压听不清或异常，应重测。重测时，待水银柱降至“0”点后再测量。
7. 偏瘫受检者在健侧手臂测量。

二、血压参考值

（一）正常血压

正常成人安静状态下的血压范围较稳定，正常范围收缩压90～139mmHg，舒张压60～89mmHg，脉压30～40mmHg。

（二）异常血压

1. 高血压：未使用抗高血压药的前提下，18岁以上成人收缩压≥140mmHg和（或）舒张压≥90mmHg。
2. 低血压：一般认为成年人上肢动脉血压低于90/60mmHg即为低血压。

三、临床意义

（一）血压可以判断心脏功能与外周血管阻力。
（二）血压也是诊断疾病、观察病情变化与判断治疗效果的一项重要内容。

第二节　身高

身高（stature）是指从头顶点（v）至地面的垂距，一般以厘米（cm）作单位，也较经常用“米”（m）。

身高是人体纵向部分的长度，源于人体的纵向生长，受遗传因素的影响较大。女孩比男孩身高发育早，在12～13岁为快速增长时期，到19～23岁开始停止增长，而男孩身高发育的晚，在15～16岁为快速增长时期，到20～24岁停止增长，四肢长骨和脊椎骨均已完成骨化，身高就停止增长了。影响身高的因素很多，如遗传、营养、体育运动、环境、生活习惯、民族种族、内分泌、性成熟早晚（初潮年龄18岁比11岁者平均高出5cm）、远近亲婚配、医学进步等。

一、测量身高的方法

（一）测量方法：被测量者赤脚，“立正”姿势站在身高计的底板上，脚跟、骶骨部及两肩胛间紧靠身高计的立柱上。测量者站在被测量者的左右均可，将其头部调整到耳屏上缘与眼眶下缘的最低点齐平，即两眼平视前方，再移动身高计的水平板至被测量者的头顶，使其松紧度适当，即可测量出身高。

（二）注意事项：每次测量身高均应赤脚，并在同一时间（早晨更准确），用同一身高计，身体姿势前后应一致，身高计应放在地面平坦并靠墙根处。每次测量身高最好连续测两次，间隔30s。记录数据以 cm 为单位，精确到小数点后一位。测量误差不得超过0.5cm。

（三）测量上身长度的方法

1. 测量方法：被测量者坐在身高坐高计的坐板上，头的枕部、两肩胛间的脊部和骶部三点应贴在身高计的立柱上。坐时头正直，眼平视，躯干挺直，两腿并拢，大小腿间保持90度的夹角，两脚踏在地面或身高坐高计的垫板上，两臂自然垂于体侧。测量者的站位与操作同测身高。

2. 注意事项：被测量者头的枕部、两肩胛间的脊部和骶部三点应贴在身高计的立柱上。其余与测身高相同。

（四）测量下肢长度的方法

1. 测量方法：被测量者两脚分开与肩同宽，站在平坦的地面上。测量左下肢股骨大转子上缘至地面的垂直距离，即是下肢的长度。

2. 注意事项：测量者一定要足位准确被测量者大转子骨上缘的部位。触摸时，先将食指、中指和无名指贴在被测量者大转子骨的部位，让被测量者屈膝抬起大腿，再直腿前后摆动几次，测量者能够准确地判断大转子骨（股骨上端随动作转动处）的上缘位置。用钢卷尺测量误差不超过0.5cm。

二、影响因素

身高、体重指标，不但反映儿童青少年生长发育状况，而且与身体各组织器官的发育相吻合。身高是对人体纵向各部分的长度与比例而言，原于人体的纵向生长，受遗传因素的影响较大。男性在20～24岁、女性在19～23岁，四肢长骨和脊椎骨均已完成骨化，身高就停止增长了。

影响身高的因素很多，如遗传、营养、体育运动、环境、生活习惯、种族、内分泌、性成熟早晚（初潮年龄18岁比11岁者平均高出5cm）、远近亲婚配、医学进步等。

（一）遗传：生长发育受先天的遗传和后天的营养、体育锻炼及各种生活条件因素共同影响。但在诸多影响身高的因素中，遗传是比较重要的。人体从一个单细胞的受精卵发育成一个复杂的多细胞个体，从一个幼小的胎儿发育成一个体格健壮的个体，均受遗传因素的控制。体长的遗传力高达0.75～0.92，男身高有75%～92%、女有85%～92%，受到遗传变异的影响。男性最高只有25%、女性最高仅有15% 取决于后天其他因素。

（二）营养：营养是人类赖以生存，即维持正常生命、生长发育、从事活动等必不可少的物质基础，特别是人体两次生长发育的高峰期内，保证供给质优量足的营养素，并使维生素和矿物质（钙、磷、锌等）平衡是非常重要的。以蛋白质为例，蛋白质是人体组织的构成成分，是生命存在的一种形式，身高的生长可以说是蛋白质“堆起来的”。已知蛋白质由20种氨基酸组成，其中有8种必需氨基酸人体不能合成，必须由食物提供。合理营养，平衡膳食，有利于蛋白质的合成，从而促使人体各组织器官的生长发育，特别是骨骼和骺软骨的生长发育。营养不良既会影响生长发育，又会影响大脑细胞的数量和质量；相反，营养过剩，会导致肥胖症，同样有损于儿童、青少年的身心健康。

（三）体育运动：体育运动影响儿童、青少年体格发育的是肌肉衰弱。多运动是儿童和青少年长高的生理需要。因而体育运动是儿童、青少年健康成长的一个重要推动力。国内外大量调查资料都证明，坚持运动的儿童、青少年与不运动或缺少运动的同龄儿童、青少年相比，胸围、肺活量、握力分别增加5～8cm，500～1500ml、4.6～5.7kg，坚持锻炼有助于儿童、青少年的生长发育。体育运动不但能促使长高，而且还影响身体机能的改善与运动能力的提高。体育运动非常重要。

（四）环境：环境包括自然环境、社会环境和心理环境。环境也不同程度地影响人体生长发育，以环境基本因素中自然环境（人类生态系统中围绕着人类周围的各种自然因素的总和）的气候条件、地理环境对身高的影响为例，一般来说，热带和温带的儿童、青少年性成熟较早，身体发育水平稍差一些。还与气候环境、地理位置、光照时间等因素有直接的关系。心理因素也会影响生长发育。心理因素可以说是情绪的总和，喜、怒、哀、乐、悲、恐、惊七情就是情绪的表露。临床观察证明，精神受过严重刺激的儿童，不但容易患各种疾病，而且生长发育迟缓，甚至停滞，造成未老先衰。这就是不良的心理因素影响了大脑和内分泌的功能的结果。因此，给儿童、青少年创造良好的心理环境，特别是家庭应在正面启发、疏导的前提下，给孩子以温暖、抚爱、关怀，使其心理上得到必要而又是正常的满足，精神充实，心情愉快，身心健康成长。

（五）生活习惯：生活习惯的内容包括饮食、运动、卫生、睡眠、作息制度、劳逸结合情况等。如改善某些生活习惯同样有助于长高。如过去盘膝而坐，现被坐椅子所代替，这就促使了下肢骨骼的生长发育。

第三节　体重指数

体重指数（Body Mass Index，BMI）即身体质量指数（简称体质指数或称体重指数），是用体重（kg）除以身高（m）的平方得出的值。它是目前国际上常用的衡量人体胖瘦程度以及健康状况的通用指标。

主要用于比较及分析体重对于不同高度的人所带来的健康影响，BMI 值是一个中立而可靠的指标。

一、概念

身体质量指数这个概念，是由19世纪中期的比利时通才凯特勒最先提出。它的定义如下：

体质指数（BMI）= 体重（kg）÷[身高（米）]^2

如：70kg÷（1.75×1.75）=22.86

举例：

例如：一个人的身高为1.75m，体重为68kg，他的BMI=68/（1.75^2）=22.2[身高（米）]^2 当BMI指数为18.5～23.9时属正常。

BMI是与体内脂肪总量密切相关的指标，该指标考虑了体重和身高两个因素。BMI简单、实用、可反映全身性超重和肥胖。在测量身体因超重而面临心脏病、高血压等风险时，比单纯的以体重来认定更具准确性。

二、成年人的BMI数值

（一）成年人的BMI数值参考值

过轻：低于18.5

正常：18.5～23.9

过重：24～27

肥胖：28～32

非常肥胖：高于32

（二）意义

BMI存在一定误差，所以BMI只能作为评估个人体重和健康状况的多项标准之一。还可以参照以下几项因素评估受检者是否超重。

腰围　主要用于测量腹部脂肪与肥胖相关疾病的危险因素，如高血压、LDL-C胆固醇过高、HDL-C胆固醇过低、高血糖和吸烟。

由于BMI没有把人体的脂肪比例计算在内，所以一个BMI指数超重的人，实际上可能并非肥胖。如一个练健身的人，由于肌肉占体重很大比例，BMI指数会超过30。如果其身体的脂肪比例很低，那就不需要减重。

（三）我国BMI的参考标准

根据世界卫生组织（WHO）的标准，亚洲人的BMI（体重指标Body Mass Index）若高于22.9便属于过重。亚洲人和欧美人属于不同人种，WHO的标准不是非常适合中国人的情况，因此制定了中国参考标准：

附表　WHO、亚洲标准和中国标准BMI的比较

	WHO标准	亚洲标准	中国标准	相关疾病发病危险性
偏瘦	<18.5			低（但其他疾病危险性增加）
正常	18.5～24.9	18.5～22.9	18.5～23.9	平均水平
超重	≥25	≥23	≥24	
偏胖	25.0～29.9	23～24.9	24～27.9	增加
肥胖	30.0～34.9	25～29.9	≥28	中度增加

续　表

重度肥胖	35.0 ～ 39.9	≥ 30	——	严重增加
极重度肥胖	≥ 40.0			非常严重增加

最理想的体重指数是22。

第四节　发育

人体的发育通常以年龄、智力和体格成长状态（身高、体重、第二性征）之间的关系来判断。

一、正常发育

发育与年龄、体格、第二性征和智力有关，并且相互协调。发育正常时，年龄和体格的成长状态之间的关系是均衡的，一般判断承认发育正常的指标为：胸围等于身高的一半；两上肢展开的长度等于身高；坐高等于下肢的长度。

正常成人身高与体重的关系可按下列公式推算：

身高（cm）—105= 体重（kg）

女性按上式所得再减2～3 kg

正常发育与种族、遗传、内分泌、营养代谢、生活条件、体育锻炼等因素均有密切关系。

二、发育异常

临床上发育异常与内分泌的关系最为密切。如在发育成熟前垂体前叶功能亢进时，体格可以异常高大称为巨人症（gigantism），反之垂体功能减退时，体格可以异常矮小，称为垂体侏儒症（pituitary dwarfism）。甲状腺对体格发育具有促进作用，如小儿甲状腺功能亢进时，代谢增强、食欲亢进，可使体格发育超过正常；甲状腺功能减低时，体格矮小、智力低下，如呆小症。性腺分泌对体格发育也有一定影响，且直接影响第二性征的改变。

第五节　营养

营养状况（nurtrition）可以根据精神状态、皮肤、毛发、皮下脂肪、肌肉的发育情况综合判断，还必须参考其性别、年龄、身高及体重等情况。机体的营养状况与食物的摄入、消化、吸收和代谢等因素有关。营养状态的好坏，一般可以作为评定健康和疾病程度的标准之一。

一、营养状态分级

根据营养状态不同，分为三种情况。

（一）良好：精神饱满，皮肤色泽红润，弹性好，皮下脂肪丰满，指甲、毛发润泽，肌肉坚实，肌间隙及锁骨上窝深浅适中。

（二）不良：皮肤萎黄，干燥，弹性减低，皮下脂肪菲薄，指甲表面粗糙无光泽，毛发稀疏易脱落，肌肉松弛无力，肋间隙、锁骨上窝凹陷，肩胛骨和髂骨嶙峋突出。

（三）中等：介于二者之间。

二、常见的营养异常状态

（一）营养不良：主要是由于摄食不足和消耗增多引起。营养不良多见于长期或严重的疾病，如食管、胃、肠、肝、胆、胰腺疾病可以导致摄食和消化、吸收功能障碍；长期活动性肺结核、恶性肿瘤、代谢障碍（如糖尿病）和某些内分泌疾病（如甲状腺功能亢进、产后垂体功能减退症等）均可以引起消耗增多而导致营养不良。长期消耗增多，体重减轻至低于正常的10%时称为消瘦，极度消瘦称恶病质（cachexia）。

（二）肥胖：肥胖是体内中性脂肪过多积聚的表现。超过标准体重的20%以上排除水肿等原因者称为肥胖。

1. 肥胖的主要原因是摄食过多，摄入量超过消耗量，过剩的营养物质转化为脂肪积存于体内所致。另外内分泌、家族遗传、生活方式、运动与精神因素等均有影响。

2. 肥胖一般分为两类，单纯性肥胖和病理性肥胖。

单纯型肥胖　全身脂肪分布较均匀，以腹壁、臀部、胸部较为明显，无异常感觉，常有一定的遗传倾向，一般无病理意义。

病理性肥胖　常由某些内分泌疾病引起，如丘脑下部病变引起的肥胖性生殖无能症，在女性表现生殖器发育障碍、闭经，在男性表现为女性体型；肾上腺皮质功能亢进（cushing综合征）表现为向心性肥胖，面部（满月面）、肩背部（水牛肩）、腰腹部明显，四肢不明显；甲状腺功能低下（黏液性水肿）时毛发稀疏，皮肤干燥，月经异常，智能障碍。另外，成人糖尿病、胰岛细胞瘤、功能性低血糖等可出现肥胖。

第六节　腰围

腰围（waist circumference）：经脐上缘1cm的腰部水平围长。腰围是反映腰部肌肉发育和脂肪分布状况的综合指标。

一、腰围测量方法

测量腰围以肚脐处为准。正确测量腰围的方法是，被测者在自然站立、两脚分开30～40cm平视前方的情况下，测量者用一根没有弹性、最小刻度为1mm的软尺贴近被测者皮肤，软尺下缘应距被测量者肚脐上缘1cm 处，经髋嵴上缘与第十二肋骨下缘连线的中点（通常是腰部自然最窄部位），沿水平方向围绕腹部一周，注意不要压迫皮肤，在正常呼气末测量腰围的长度，准确记录计数测量误差不超过1mm。

二、标准腰围计算方法

男性：身高（cm）÷2－11（cm），±5% 为正常范围
女性：身高（cm）÷2－14（cm），±5% 为正常范围。

三、临床意义

（一）腰围主要反映腹部脂肪量（常含一定程度内脏脂肪量），是反映中心性肥胖的有效参考指标，我国肥胖指标为男性腰围 >90cm，女性腰围 >80cm。
（二）监测腰围值对早期预防肥胖症、糖尿病、心血管等疾病具有积极作用。

第七节　臀围

臀围（hip circumference）：臀部向后最突出部位的水平围长。依据人体测量学平均值，女性身高臀围指数明显大于男性。

一、测量方法

臀围反映髋部骨骼和肌肉的发育情况。测量时，被测者两腿并拢直立，两臂自然下垂，平静呼吸，臀部放松，平视前方。测量者将软尺置于臀部向后最突出的部位以水平围绕臀部一周，记录读数。测量误差不超过1mm。

为了确保准确性，测量“臀围”时，一是要在横切面上，二是要在锻炼前进行。同时要注意每次测量的时间和部位相同，测量时不要把软尺拉得太紧或太松，力求仔细、准确。

二、我国成人臀围参考值

我国成人臀围参考值

年龄分组	项目	男	女	男女差
男 18 ～ 60 岁，女 18 ～ 55 岁	身高（mm）	1678	1570	108
	臀围（mm）	875	900	-25
	身高臀围指数 =（臀围 / 身高）×100	52.15	57.32	-5.18
18 ～ 25 岁	身高（mm）	1686	1580	106
	臀围（mm）	860	881	-21

续　表

年龄分组	项目	男	女	男女差
	身高臀围指数 =（臀围 / 身高）×100	51.01	55.76	-4.75
26 ～ 35 岁	身高（mm）	1683	1572	111
	臀围（mm）	874	900	-26
	身高臀围指数 =（臀围 / 身高）×100	51.93	57.25	-5.32
男 36 ～ 60 岁，女 36 ～ 55 岁	身高（mm）	1667	1560	107
	臀围（mm）	895	926	-31
	身高臀围指数 =（臀围 / 身高）×100	53.69	59.36	-5.67

《中国成年人人体尺寸（GB10000-88）》节选，以供参考。

三、腰臀围比例

腰臀围比例是人体脂肪分布的指标，过多脂肪积聚于腰间与患有慢性疾病（如心脏病、糖尿病等）有关。体脂肪之分布可分为两型：上身肥胖型与下身肥胖型，上身肥胖型较有心血管疾病、高血压、糖尿病等慢性病的危险，故可利用腰围与臀围之比例来诊断，若男性 >0.95，女性 >0.85，则为上身肥胖。皮下脂肪层具有保温的功用，厚度增加也反映体内的脂肪增多。

先测量腰围和臀围，再算出腰臀围比例（W/H）。

四、腰臀围比例正常值

腰臀围比正常值：男性≤0.95，女性≤0.85

五、临床意义

苹果型体型的人（胃部会承受过多的重力）比梨型体型的人有更大的健康危险（梨型体型的人过多的重力主要集中在臀部和大腿部位）。这是因为体型和潜在的健康风险是有密切联系的。

腰部的脂肪过多，相应的患心脏疾病和糖尿病的可能性比脂肪主要集中在臀部周围的人要大的多。

第五章　内科检查

健康体检的内科检查主要包括对胸壁、胸廓、肺脏、心脏、腹部、肝脏、脾脏、肾脏和神经系统进行检查。了解其健康状态，并做出评估。胸部是指颈部以下和腹部以上部分，腹部以膈为顶，骨盆为底、前面上至肋弓上缘，下至耻骨联合，后面以肋骨、骨盆壁及骶骨为支架。胸腹部检查时依次按视诊、触诊、叩诊、听诊的顺序进行。

第一节　胸壁

一、胸部的体表标志

根据胸壁和胸廓解剖结构特点，胸廓上的自然标记和人为划线划区，可以准确标记体检时异常体征的位置。

（一）骨骼标志

1. 前胸部的骨骼标志：正中为胸骨、其上部为胸骨柄、两侧与锁骨内端连接，胸骨柄与胸骨体交界处略突起，称为胸骨角（Louis 角）。胸骨角处是气管分叉、主动脉弓和第四胸椎水平的标志。胸骨角与第二肋骨相连处是计数肋骨的重要标志。

2. 后胸壁的骨性标志：正中为脊柱、两侧肋骨在背部与胸椎相连接。在前胸部第1～10肋骨借肋软骨与胸骨相连，第11～12肋骨游离，称为浮肋。背部两侧有肩胛骨，其最下部为肩胛下角。当两上肢自然下垂时，肩胛下角相当于7～8肋间水平。第7颈椎棘突最为突出，为计算胸椎的标志。

（二）胸部体表标志

1. 前正中线（胸骨中线）：通过胸骨中央的垂直线。
2. 锁骨中线（左、右）：通过锁骨肩峰与胸锁关节两者的中点的垂直线。
3. 腋前线（左、右）：通过腋窝前皱襞所做的垂直线。
4. 腋后线（左、右）：通过腋窝后皱襞所做的垂直线。
5. 腋中线（左、右）：通过腋前线与腋后线连线中点平行线，即由腋窝顶部向下所做的垂直线。
6. 肩胛下角线（左、右）：坐位双臂自然下垂时，通过肩胛下角的垂直线。
7. 后正中线：通过椎骨棘突的垂直线。

（三）胸部自然陷窝和解剖区域

1. 腋窝（左、右）：上肢内面与胸壁构成的凹陷部。

2. 胸骨上窝：胸骨柄上方的凹陷处，正常气管位于其后正中。

3. 锁骨上窝（左、右）：锁骨上方的凹陷处，相当于两肺上叶肺尖的上部。

4. 锁骨下窝（左、右）：锁骨下方的凹陷处，下界为第3肋骨下缘，相当于两肺上叶肺尖的下部。

5. 肩胛上区（左、右）：背部肩胛冈以上的区域，相当于两肺上叶肺尖的下部。

6. 肩胛下区（左、右）：背部两肩胛下角连线与第12胸椎水平线之间的区域。后正中线将此区分为左右两部分。

7. 肩胛肩区（左、右）：背部两肩胛骨内缘之前的区域。后正中线将此区分为左右两部分。

8. 肋脊角：位于背部，由第12肋骨与脊柱构成的角度称为肋脊角。肾脏、输尿管的上端位于此角的前方。

9. 胸骨下角：又称腹上角，两侧肋弓与剑胸结合共同形成的向下开放的角。剑突位于此角内。

二、胸壁与胸廓

（一）胸壁

1. 胸壁检查是胸部检查中重点的一项检查，一般包括营养状态、皮肤、淋巴结和骨骼肌发育等，此外重点检查静脉、皮下气肿、胸壁压痛、肋间隙等。

正常人胸壁无明显静脉可见，无皮下气肿，胸壁无压痛，肋间隙无膨隆。

2. 临床意义：当上腔静脉或下腔静脉血流受阻后建立起侧支循环时，可见胸壁静脉充盈或曲张。肺、气管或胸膜受损或发生病变后气体逸出存积于皮下组织，称为皮下气肿。患有肋间神经炎、肋软骨炎、软组织炎症、皮肌炎、外伤及肋骨骨折等疾病时，局部可有压痛。白血病受检者可有胸骨压痛。肋间隙膨隆见于大量胸腔积液、气胸及严重肺气肿受检者。需要检查者：有白血病，气胸，严重肺气肿，皮下气肿等受检者。

3. 注意事项：检查前禁忌休息不良、饮食不当、过度疲劳等。

（1）检查前应向被检查者说明此项检查的目的和要领，取得相互之间的配合。

（2）被检查者应尽量裸露腰以上的胸部，检查时可取坐位或仰卧位。

（3）检查者的手掌应平贴于检查部位，手掌与胸壁之间不应有空隙。

（4）检查部位在胸壁两侧腋下部。

4. 检查内容

（1）静脉：正常人胸壁无明显静脉可见。当上腔静脉或下腔静脉血流受阻后建立起侧支循环时，可见胸壁静脉充盈或曲张。上腔静脉阻塞时，静脉血流方向为自上而下；下腔静脉阻塞时，血流方向为自下而上。

（2）皮下气肿：肺、气管或胸膜受损或发生病变后气体逸出存积于皮下组织称为皮下气肿。此时用手指按压皮肤，可出现捻发感或握雪感。用听诊器按压皮下气肿部位时，可听到类似捻发音，即皮下气肿捻发音。常见于胸腔穿刺后、外伤等，偶见于产气杆菌感染。

严重者气体可由胸壁皮下向颈部、腋部或其他部位蔓延。

（3）胸壁压痛：正常人胸壁无压痛，但在患有肋间神经炎、肋软骨炎、软组织炎症、皮肌炎、外伤及肋骨骨折等疾患时，局部可有压痛。白血病受检者可有胸骨压痛。

（4）肋间隙：注意肋间隙有无凹陷或膨隆。吸气时肋间隙凹陷提示呼吸道阻塞，气体不能顺利进入肺内。肋间隙膨隆见于大量胸腔积液、气胸及严重肺气肿受检者。

（二）胸廓

1. 胸廓：正常胸廓外形两侧对称，呈椭圆形。锁骨稍突出，锁骨上、下窝稍凹陷。两肩在同一水平线上，胸骨平直，胸骨角可显出。胸廓外形可因年龄不同而有变化。成人胸廓前后径较横径短，前后径与横径比例约为1∶1.5。小儿和老年人的前后径略小于或者等于横径。

2. 临床意义

（1）扁平胸：胸廓扁平，前后径短于横径的一半。见于瘦长体形者，也可见于慢性消耗性疾病，如肺结核等。

（2）桶状胸：胸廓呈圆桶状，前后径增加，可与横径相等或超过横径，肋骨上抬变水平，肋间隙变宽，腹上角增大。可见于老年人、小儿、矮胖体型者及严重肺气肿受检者。

（3）佝偻病胸：为佝偻病所致的胸廓改变，多见于儿童。胸骨两侧各肋骨与肋软骨交界处隆起，呈串珠状，称为佝偻病串珠。下胸部前面的肋骨外翻，沿膈附着的部位其胸壁向内凹陷形成的沟状带，称为肋膈沟。胸骨剑突处内陷，呈漏斗状，称为漏斗胸。胸廓前后径稍长于横径，其上下距离较短，胸骨下端前突，胸廓前侧壁肋骨凹陷，称为鸡胸。

（4）胸廓一侧变形：胸廓一侧膨隆多见于大量胸腔积液、气胸或一侧严重代偿性肺气肿。胸廓一侧平坦或凹陷常见于肺不张、肺纤维化、胸膜广泛粘连、增厚等。一侧多根肋骨骨折时可表现一侧胸廓变形。

（5）胸廓局部隆起：常见于心脏明显扩大、大量心包积液、幼年时期发生的风湿性心脏瓣膜病、主动脉瘤及胸内或胸壁肿瘤等。也可见于肋骨及胸骨的冷脓肿、皮下气肿。此外，还可见于肋软骨炎和肋骨骨折等，此时局部常有压痛。肋骨骨折时，若前后挤压胸廓，于骨折处可查到骨摩擦音。

（6）脊柱畸形引起的胸廓改变：脊柱异常，尤其是胸椎畸形可引起胸部变形。如严重的脊柱前凸、后凸等，使胸廓不对称、肋间隙增宽或变窄、胸腔内器官与胸壁表面标志关系发生改变，同时可造成胸腔内脏位置发生改变，引起呼吸循环功能障碍。常见于脊柱结核、发育畸形等。

第二节　肺脏

人体有左、右两个肺脏，每个肺有分叶，左二右三，共五叶。肺经肺系（指气管、支气管等）与喉、鼻相连，故称喉为肺之门户，鼻为肺之外窍。

肺脏的解剖结构：肺上端钝圆称肺尖，向上经胸廓上口突入颈根部，肺底部位于膈上面，对向肋和肋间隙的面为肋面，朝向纵隔的面为内侧面，该面中央的支气管、血管、淋巴管和神经出入处称肺门，出入肺门的结构被结缔组织包裹在一起称肺根。左肺由斜裂分为上、下2个肺叶，右肺除斜裂外，还有一水平裂将其分为上、中、下3个肺叶。肺脏是以支气管反复分支形成的支气管树为基础构成的。

肺脏的检查方法包括视诊、触诊、叩诊和听诊。

一、视诊

（一）呼吸运动类型：男性以腹式呼吸为主，女性以胸式呼吸为主。

（二）呼吸深度：正常人呼吸运动均匀，两侧对称。

（三）呼吸频率：正常人16～18次 /min。

（四）呼吸节律：成年人呼吸节律规整。

（五）有无受限或吸气性呼吸困难等。

二、触诊

（一）呼吸运动触诊：检查者面对受检者，两手指展开，分别置于受检者胸廓两侧对称部位，拇指在前正中线相遇。嘱受检者做深呼吸，比较两侧胸廓运动是否正常。

（二）触觉语音震颤检查：检查者用两手掌或手掌尺侧缘，轻轻平贴于胸壁对称部位，嘱受检者拉长声音说“一”，自上至下，从内到外比较两侧相应部位语音震动感的异同，注意有无增强或减弱。

（三）胸膜摩擦感检查法：以手掌紧贴前胸下部或胸侧壁下部，嘱受检者做深呼吸运动。纤维素性胸膜炎时有如皮革相互摩擦样的感觉。

三、叩诊

（一）比较叩诊：叩诊部位应自上而下，由前面、侧面到后面，做左右两侧对称部位比较叩诊，同时注意音响的变化。

叩前胸、侧胸、肩胛下区时，板指（左手中指的第一、二节）平贴肋间隙，与肋骨平行；叩肩胛间区时，板指与脊柱平行。

（二）肺界叩诊：

肺上界叩诊：肺尖宽度，又称 Kronig 峡。

肺下界叩诊：一般沿锁骨中线、腋中线、肩胛线进行。正常人肺下界分别为6、8、10肋骨水平。

（三）肺下界移动度：正常人上下移动约6～8cm。

四、听诊

嘱受检者微张口，做较深而均匀的呼吸，但不发声。

（一）呼吸音：按顺序由上到下，从外向内，由前到后，左右对称、部位对比。

注意肺泡呼吸音的异常改变：包括肺泡呼吸音减弱、消失、增强；呼气音延长；断续呼吸音，呼吸音增粗等异常的呼吸音。

（二）啰音：是呼吸音以外的附加音。分干啰音（分为鼾音、哨笛音）和湿啰音（即水泡音）。

（三）语音共振（听觉语音）检查：嘱受检者按平时说话的声音说“一、二、三”，检查者用听诊器在受检者胸壁上可听到柔和、模糊的声音，即为听觉语音。

若听到响亮、字音清晰的声音，称支气管语音。

（四）胸膜摩擦音：正常胸膜表面光滑，呼吸时不产生音响。当胸膜由于炎症、纤维素渗出而变得粗糙时，随呼吸可听到壁层与脏层胸膜摩擦发出的声音，即胸膜摩擦音。

在吸气末或呼吸开始时较易听到，停止呼吸时消失，深呼吸及听诊器加压时，声音常更清楚。

第三节 心脏

心脏位于胸腔内，膈肌的上方二肺之间，约2/3在中线左侧。心脏如一倒置的、前后略扁的圆锥体，像一个桃子。心尖钝圆朝向左前下方，与胸前壁邻近，其体表投影在左胸前壁第五肋间隙锁骨中线内侧0.5～1.0cm 处，在此处可看到或摸到心尖搏动。心脏心底部较宽，有大血管由此出入，朝向右后上方，与食管等后纵隔的器官相邻。

心脏的检查方法包括视诊、触诊、叩诊和听诊。

一、视诊

（一）心前区隆起：主要见于先天性心脏病，风湿病伴右室增大及心包积液受检者。

（二）心尖搏动：观察其位置、强弱、范围、有无负性心尖搏动。

大多数正常人位于左第5肋间隙锁骨中线内侧0.5～1cm 处，范围约为2～2.5cm 直径。部分正常人看不到其心尖搏动。

（三）心前区及其他部位的异常搏动：

胸骨左缘3、4肋间搏动，见于右心室肥大。

剑突下搏动见于肺气肿或肺气肿伴右心室肥大，也可由腹主动脉搏动引起。

鉴别方法：让受检者行深呼吸，在深吸气时，如搏动增强为右室搏动，减弱为腹主动脉搏动。

二、触诊

（一）心尖搏动及心前区搏动：用触诊进一步证实视诊所见。以确定心尖搏动的准确位置、强度、有无抬举性。

（二）震颤：用手掌或手掌尺侧小鱼际平贴于心前区各个部位，以触知有无细小震动感，即猫喘。如有震颤，应注意其部位及时期。

（三）心包摩擦感：心包炎时，两层粗糙的心包膜相互摩擦产生振动，在心前区即胸骨左缘第4肋间处可触到连续性摩擦感。

受检者坐位及深呼气末易触及，收缩期明显。

三、叩诊

（一）体位：平卧位或坐位。

（二）叩诊方法：轻叩法。

当受检者取坐位时，板指与肋间垂直；平卧位则板指与肋间平行。以听到声音由清变浊来确定心浊音界。

（三）叩诊顺序：先左界，后右界，由下而上，由外向内。

左侧在心尖搏动外2～3cm 处开始，逐个肋间向上，直至第2肋间。

右界叩诊时先叩出肝上界，然后于其上一肋间由外向内，逐一肋间向上叩诊，直至第2肋间。

对各肋间叩出的浊音界逐一做出标记，测量距离，做出心脏大小是否正常的结论。

四、听诊

（一）听诊顺序：二尖瓣区（心尖部）、肺动脉瓣区（胸骨左缘第2肋间）、主动脉瓣区（胸骨右缘第2肋间）、主动脉瓣第二区（胸骨左缘第3肋间）、三尖瓣区（胸骨体下端左缘，即胸骨左缘第4、5肋间）。

（二）检查前准备

1. 保持环境安静、温暖。

2. 受检者取坐位或仰卧位，充分暴露胸部。

3. 听取低频心音或杂音采用钟形体件，听取高频心音或杂音采用鼓形体件。

（三）听诊内容：心率、心律、心音、额外心音、杂音、心包摩擦音。

1. 心率：指每分钟心搏次数。正常成人60～100次 /min；幼儿150次 /min。成人心率超过100次 /min 为心动过速。心率低于60次 /min 为心动过缓。

2. 心律：指心脏跳动的节律。正常成人心律基本规则。部分青年人可出现随呼吸改变的心律，表现为吸气时心率增快，呼气时心率减慢，称为窦性心律不齐，一般无临床意义。

3. 心音：正常心音分为一、二、三、四心音。在儿童及青少年时期，有时可听到第三心音，第四心音一般听不到。

注意心音强度、性质改变、有无心音分裂，以及呼吸对其影响。额外心音：奔马律、开瓣音、肿瘤扑落音、喷射音等。

正常心音：第一心音（S_1）、第二心音（S_2）、第三心音（S_3）或有第四心音（S_4）。注意 S_1、S_2 增强、减弱，增强和减弱交替在各瓣膜区的变化。

4. 杂音：听诊杂音时注意部位、时期、性质、强度、传导、体位呼吸和运动对杂音的影响。

（1）定义：心脏杂音是指心音和额外心音之外，在心脏收缩或舒张过程中产生的异常声音。听到心脏杂音，应注意杂音的最响部位、传导方向、时期、性质、强度等。

（2）性质：喷射样、叹气样、吹风样、隆隆样、机器声样等。

5. 心包摩擦音

（1）定义：在脏、壁两层心包之间，由于生物性或理化因素造成纤维蛋白沉积，以致两层心包在心脏搏动时互相摩擦而产生的声音。

（2）性质：在心前区或胸骨左缘第3、4肋间听到最响亮，性质粗糙、高音调、搔抓样、较表浅，似纸张摩擦的声音。心包摩擦音不属于心脏杂音。

第四节　腹部

体格检查中界定的腹部包括顶部为膈肌，底部为经耻骨联合上缘和骶骨胛的横面，四周是腹壁，中间为腹腔。常用九区法将腹部分为上腹部、中腹部、下腹部。腹部九区法是指用两条水平线和两条垂直线将腹部划分成9个区。上水平线为两侧肋弓下缘最低点的连线，下水平线为两侧髂前上棘连线。左、右两条垂直线是在髂前上棘至腹正中线的水平线的中点所作的垂直线。腹部检查的方法包括视诊、触诊、叩诊和听诊。

一、视诊

（一）腹部外形：正常人腹部外形平坦对称；弥漫性全腹膨隆见于腹水、胃肠胀气或巨大卵巢囊肿等；局部膨隆见于肿块或肿大的脏器等；腹部凹陷如舟状者见于恶病质及严重脱水；局限性凹陷见于手术瘢痕收缩。

（二）腹部呼吸运动：男性和小儿以腹式呼吸为主；正常人腹式呼吸运动自如；腹式呼吸运动减弱见于腹膜炎症、腹水、急性腹痛、腹腔内巨大肿物或妊娠；腹式呼吸运动消失见于急性腹膜炎或膈麻痹。

（三）腹壁静脉：正常人一般不显露，腹壁静脉怒张见于肝硬化及上、下腔静脉梗阻，通过血流方向鉴别。

（四）胃肠型和胃肠蠕动波：正常人腹壁静脉一般看不到胃肠蠕动波；幽门梗阻者上腹部可见胃型或胃蠕动波；肠梗阻者可见肠型或肠蠕动波。

（五）上腹部搏动：可见于正常较瘦者；病理情况见于腹主动脉瘤、右心室肥大、肝血管瘤。

（六）腹壁其他情况：皮疹、色素、腹纹、瘢痕、疝、脐部和腹部体毛。

二、触诊

（一）触诊方法

1. 浅触诊法：用以检查腹壁的紧张度及有无压痛、肿块、搏动感。

2. 深部触诊法

（1）深部滑行触诊法：用以检查腹腔脏器或肿块，触诊肝脾时尤其注意与呼吸运动的配合；

（2）双手触诊法：主要用于肾脏的触诊，也可用于脾脏触诊；
（3）深压触诊法：用于检查压痛及反跳痛；
（4）冲击触诊法：用于有腹水的受检者检查腹腔内肿大的脏器或肿块；

（二）触诊内容：

1. 腹壁紧张度：正常腹壁柔软，紧张度增加见于腹膜炎、血腹、大量腹水、胀气；
2. 压痛及反跳痛：正常人无压痛及反跳痛，当腹腔脏器炎症未波及壁腹膜时仅有压痛，若波及壁腹膜即可引起反跳痛，腹膜炎三联征包括腹肌紧张度增加、压痛及反跳痛。

三、叩诊

（一）肝脏叩诊

1. 肝上界叩诊：由右锁骨中线各肋间从上至下叩诊，叩诊音由清音转为浊音即肝上界。正常人位于第5肋间，正常肝浊音区（右锁骨中线）为9～11cm。当触及肝下缘时，应叩肝上界明确肝脏是否真正肿大。

2. 肝下界叩诊：肝下界与结肠、胃等空腔脏器重叠，叩诊准确性差。

3. 肝区叩击痛：可见于肝脓肿、肝炎。

（二）胃泡鼓音区叩诊：位于左前胸下部，呈半圆形的鼓音区，为胃内含气所致；此区缩小或消失见于脾肿大、左侧胸腔积液、心包积液、肝左叶肿大及急性胃扩张或溺水受检者。

（三）脾脏叩诊：正常在左腋中线9～11肋间为脾浊音区，前缘不超过腋前线，宽度为4～7cm。

（四）肾脏叩诊：正常无肾脏叩击痛，当肾炎、肾盂肾炎、肾结石、肾结核及肾脏周围炎症时，可有不同程度叩击痛。

（五）膀胱叩诊：一般从脐下叩至耻骨联合上方，了解膀胱充盈度。

（六）移动性浊音叩诊：根据游离腹水随体位转换而发生浊音区的改变，用来检查有无腹水的存在，一般在1000ml 以上才能叩出。

四、听诊

（一）肠鸣音：正常人为4～5次 /min；超过10次 /min 为肠鸣音活跃，同时伴响亮、高亢、金属音为肠鸣音亢进；肠鸣音少于正常为肠鸣音减弱；持续听诊3～5min 未听到肠鸣音，且刺激腹部仍无肠鸣音，为肠鸣音消失；故要求听诊至少3～5min。

（二）血管杂音：腹主动脉瘤可听到收缩期杂音；肾动脉狭窄可于脐左右处听到收缩期吹风样杂音；肝癌肿块压迫肝动脉或腹主动脉，可听到收缩期吹风样杂音；腹壁怒张静脉可听到连续的静脉嗡鸣音。

（三）摩擦音：脾梗塞，肝脾周围炎症，可在深吸气时于各相应部位听到摩擦音。

（四）搔弹音：可协助测定肝下缘、微量腹水及扩张的胃界。

第五节　肝脏

正常成人的肝脏，一般在肋缘下触及不到。腹壁松软的瘦长体形者，于深吸气时可于肋弓下触及肝下缘，但在1cm 以内；在剑突下可触及肝下缘，多在3cm 以内，但腹上角较锐的瘦长体形者剑突根部下可达5cm；正常人的肝脏质软、质韧（中等硬）和质硬。如触之柔软似口唇者为质软；正常肝脏表面光滑，边缘整齐，且薄厚一致；正常肝脏无压痛，不伴有搏动。

一、肝脏触诊

（一）体位

被检查者仰卧位，两膝关节屈曲，腹壁放松。检查者立于受检者右侧。

（二）方法

触诊时，受检者处于仰卧位，两膝关节屈曲，使腹壁放松，并做较深腹式呼吸以使肝脏上下移动。检查者立于受检者右侧用单手或双手触诊。单手触诊法较为常用，检查者将右手四指并拢，掌指关节伸直，与受检者肋缘大致平行地放在受检者右侧腹部估计肝下缘的下方或叩诊肝浊音界的下方，随受检者呼气时，手指压向腹壁深部，吸气时，手指缓慢抬起，朝肋缘向上触摸下移的肝缘。如此反复进行，手指逐渐向肋缘移动，直到触及肝缘或肋缘为止，需在右锁骨中线上及前正中线上，分别触诊肝缘并在平静呼吸时分别测量其与肋缘或剑突根部的距离，以厘米表示。双手触诊法是，检查者右手位置同单手法，而用左手放在受检者右背部第12肋骨与髂嵴之间脊柱旁肌肉的外侧，触诊时左手向上推，使肝下缘紧贴前腹壁，并限制右下胸扩张，以增加膈下移的幅度，这样吸气时下移的肝脏就更易碰到右手指，提高触诊效果。

（三）临床意义

肝脏异常包括肝脏下缘的位置和肝脏的质地、边缘、表面及搏动等异常。

1. 肝脏下移常见于内脏下垂、肺气肿、右侧胸腔大量积液导致膈肌下降时。

2. 弥漫性肝脏肿大见于肝炎、肝瘀血、脂肪肝、早期肝硬化、Budd-Chiari 综合征、白血病、血吸虫病、华支睾吸虫病等。

3. 局限性肝脏肿大常可看到或触及到局部膨隆，见于肝脓肿、肝肿瘤及肝囊肿（包括肝包囊虫病）等。

4. 质地

（1）肝脏的质地触之似鼻尖者为质韧（中等硬），见于肝炎、脂肪肝及肝瘀血时；

（2）触之硬如额头者为质硬，见于肝硬化、肝癌。

（3）肝脓肿或囊肿有液体时呈囊性感，大而表浅者可能触到波动感。

5. 肝脏边缘：肝脏边缘的位置异常改变有以下几种。

（1）肝脏边缘钝圆常见于脂肪肝或肝瘀血。

（2）肝脏表面不光滑，呈不均匀的结节状，边缘厚薄不一致者见于肝癌、多囊肝。

（3）肝脏表面呈大块状隆起者，见于巨块型肝癌、肝脓肿和肝包囊虫病。

（4）肝脏呈分叶状似香蕉者，见于肝脏梅毒。

二、肝脏叩诊

应用叩诊确定肝脏的上、下界。匀称体型者的肝脏在右锁骨中线上，上界为第5肋间，下界位于右肋弓下缘，两者之间距离为肝上下径，约9～11cm；在右腋中线上，其上界为第7肋间，下界相当于第10肋骨水平；在右肩胛线上，其上界为第10肋间。矮胖体型者肝上、下界均可高出一个肋间，瘦长体型者则低一个肋间。

（一）叩诊方法

1. 确定肝上界：一般是沿右锁骨中线、右腋中线和右肩胛线，由肺区向下叩向腹部。叩指用力要适当，勿过轻或过重。当由清音转为浊音时，即为肝上界。此处相当于被肺遮盖的肝顶部，称为肝相对浊音界。再向下叩1～2肋间，则浊音变为实音，此处的肝脏不再为肺遮盖而直接贴近胸壁，称肝绝对浊音界（亦为肺下界）。

2. 确定肝下界：一般是由腹部鼓音区沿右锁骨中线或正中线向上叩，由鼓音转为浊音处即是肝下界。但因肝下界与胃、结肠等重叠，很难叩准，故多用触诊与叩诊相结合来确定，一般叩得的肝下界约比触得的肝下缘上移2～3cm，但若肝缘明显增厚，则两项结果较为接近。

（二）临床意义

肝上、下界改变有以下几种变化。

1. 肝浊音界扩大：见于肝癌、肝脓肿、肝炎、肝瘀血和多囊肝等。

2. 肝浊音界缩小：见于急性重型肝炎、急性肝坏死、肝硬化和胃肠胀气等。

3. 肝浊音界消失代之以鼓音者，多由于肝表面覆有气体所致，是急性胃肠穿孔的一个重要征象，但也可见于腹部大手术后数日内、人工气腹后、间位结肠（结肠位于肝与横膈之间）、全内脏转位等。

4. 肝浊音界向上移位：见于右肺纤维化、右下肺不张、气腹及肠胀气等。

5. 肝浊音界向下移位：见于肺气肿、右侧张力性气胸等。

三、肝脏听诊

一些巨大的肝癌，可以压迫或扭曲肝总动脉或腹腔动脉，导致肝区出现吹风样血管杂音，是肝癌的特殊体征。血管杂音的发生率国内报道较低，而国外报道则较高。

（一）肝癌：肝区听诊时，出现吹风样血管杂音。

（二）鉴别

1. 良性头部杂音：是一种轻微的连续性血管杂音，位于头部上方，常为双侧性，多见于10岁以下的儿童，一般是生理性杂音。

2. 眼球杂音：在一侧或两侧眼球部进行听诊，若闻及心室收缩期的血管杂音，多为眼球杂音，多发生于对侧颈动脉梗阻，其早期表现除眼球杂音外，常有感觉异常及视觉异常。

3. 颈静脉营营音：又称颈静脉“嗡嗡”音，在受检者两侧锁骨上下或锁骨上窝内侧，可听到一柔和音调低至中等的吸气时或舒张期增强的连续性杂音。

4. 锁骨上动脉杂音：又称颈脉杂音。

5. 锁骨下动脉杂音：多见于健康儿童青年及贫血受检者，在运动后出现或加重。

6. 甲状腺杂音：甲状腺功能亢进受检者由于血管增多增粗，血流增快，在上下叶外侧可闻及低调的连续性静脉“嗡鸣”音或收缩期动脉杂音并可触及震颤。

7. 胸膜粘连性杂音：又称胸膜粘连内血管性杂音。

8. 乳房杂音：受检者取坐位或仰卧位，用听诊器在其胸骨两旁听诊，若闻及音调低、响度弱、柔和的收缩期杂音或连续性杂音为乳房杂音。

9. 左上腹血管杂音：受检者取平卧位，用听诊器在其左上腹部进行听诊，可闻及一短促的收缩期杂音即为血管杂音。此杂音较局限，一般不远传。此杂音的产生是由于胰体尾癌压迫腹腔动脉的分支，尤其是压迫脾动脉所致。是胰体尾癌早期重要特征性表现，亦可见于脾动脉瘤，需借助血管造影术加以鉴别。

10. 肝区动脉杂音　在上腹部或偏右肿大的肝脏部位，闻及收缩期吹风样杂音，传导范围与肝脏肿大的程度有关。肝脏愈大传导范围愈广，有时在脐周脾区右侧背部均可听到。距肝脏愈远杂音愈弱，这种杂音对原发性肝癌有一定的诊断意义，但亦可见于其他肝脏疾患，该杂音的产生系肝癌压迫肝动脉或腹主动脉所致，亦可来自癌瘤本身的血管或肝动脉本身的疾患。

11. 肝区静脉杂音　可见于以下情况：

（1）克 - 鲍综合征：本征系肝硬化或其他原因引起门静脉压力过高时，使出生后闭锁的脐静脉及脐静脉重新开放，与胸腹壁静脉形成侧支循环，当血流从压力较高的门静脉注入迂曲的静脉内形成湍流，在剑突部及脐周围可闻及连续性的静脉营营音，深吸气及压迫脾脏后杂音增强，卧位或立位听诊较坐位明显，听诊器逐渐加压时则杂音逐渐减弱至消失，在杂音最响处可触及震颤。

（2）肝海绵状血管瘤：在肿块上可听到静脉营营音，用手按压杂音可明显减弱或消失。

（3）门 - 腔静脉吻合术后亦可闻及肝区静脉杂音。

12. 肾动脉狭窄杂音　约50%～70%的肾动脉狭窄受检者可出现血管性杂音，多数在上腹部腹中线两侧可闻及，亦可在侧腹部背部肋脊角出现，其杂音一般呈连续性或在收缩期出现，音响强弱不等，与血压高低成正比，与肠鸣音强弱成反比。

13. 腹主动脉及其分支受压杂音

（1）胰腺癌：脾动脉直接分布于胰腺体上面，当胰体尾癌压迫此分支时，在左上腹可出现短促的收缩期杂音。

（2）腹主动脉受压综合征：由于肠内侧弓状韧带或腹腔神经节病变，压迫腹主动脉，上腹部可闻及收缩期杂音，伴有间歇性上腹痛。

14. 来源于腹主动脉及其分支的杂音

（1）腹主动脉瘤：在上腹部可触及如小儿拳头大小的搏动性肿块，肿块上可闻及滚筒样杂音。

（2）脾动脉瘤：左上腹可闻及收缩期杂音。

（3）肝动脉瘤：在胆囊区可触及震颤闻及收缩期杂音。

15. 妊娠杂音

（1）胎心音：妊娠四个月以后可听到胎心音，位置视胎儿的大小和胎位而定，听诊时需将听诊器体件深压在脐左或右方，或使用特殊的产科听诊器。

（2）胎盘鸣音：妊娠后期在孕妇的腹壁可听到胎盘音，相当于母体心脏收缩期的静脉“营营”音，其部位与胎盘的部位对应。

16. 脊肋角血管杂音

用听诊器在左或右侧肋脊角处听诊，若闻及响度较低、高音调、持续时间较长的连续性收缩期杂音，即是肋脊角血管性杂音。该杂音对诊断肾动脉狭窄有较重要意义。

17. 动静脉瘤

（1）先天性动静脉瘤多见于青少年，发生在四肢患处，表面静脉常有曲张现象，在较大血管上可闻及连续性血管杂音。

（2）后天性动静脉瘤大多发生在动脉及其平行的静脉同时受伤后，听诊时有连续性杂音，并可触及连续性震颤。若将近侧静脉压住则搏动尚存在，但杂音消失。

18. 动脉瘤

导致周围血管动脉瘤发生的主要原因是外伤和动脉粥样硬化，动脉瘤一般呈球形或卵圆形，表面光滑紧张而有弹性，常伴有与心脏收缩同步的膨胀性搏动，可听到间断的与心脏收缩同时期的杂音，此杂音常沿着动脉向远侧传导，压迫近侧动脉则杂音和搏动均消失，动脉瘤缩小紧张度亦减低。反之，若压迫远侧动脉，则一切征象增强。

19. 血管瘤

（1）毛细血管瘤；

（2）海绵状血管瘤；

（3）蜿蜒状血管瘤：境蜒状血管瘤好发于四肢，呈多条状扩大的血管，呈吹风样杂音。

第六节　脾脏

脾脏为富于血供的实质性脏器，质软而脆。位于左季肋区后外方肋弓深处，与9～11肋相对，长轴与第10肋一致。膈面与膈肌和左肋膈窦相邻，前方有胃，后方与左肾、左肾上腺相邻，下端与结肠脾沟相邻，脾门与胰尾相邻。脾脏为腹膜内位器官，由胃脾韧带、脾肾韧带、膈脾韧带和脾结肠韧带与邻近器官相连。一般认为脾脏长10～12cm，宽6～8cm，厚3～4cm，重110～200g。正常情况下不能触及脾脏。

一、触诊

（一）方法

1. 浅部触诊法：脾脏肿大明显且又表浅时，用右手单手触诊，轻用力即可触及肿大的脾脏。

2. 双触诊法：脾脏肿大位置较深时，应用双手触诊法进行检查。嘱受检者屈膝仰卧位或右侧卧位，检查者左手在脾脏背后的第7～10肋处向前托，并尽可能使胸廓固定。嘱受检者做腹式深呼吸运动，检查者右手平放于腹部，手的长轴与左肋弓呈垂直方向，然后逐渐自下而上接近左侧肋弓，手指末端稍弯曲，轻轻压入腹壁，当受检者深吸气时，脾脏下降而碰到触诊的手指，即可触及脾脏下缘。轻度肿大而仰卧位不易触到时，可嘱受检者改用右侧卧位，受检者右下肢伸直，左下肢屈髋、屈膝进行检查，则较易触到轻度肿大的脾脏。

3. 冲击触诊法：用于腹水受检者触诊脾脏时。

4. 反击触诊法：此法通过检查脾脏的移动度，来判断脾脏有无粘连。方法与双手触诊法相似，一手按在前腹壁的脾脏表面，固定不动；另一手在背部骶棘肌外侧的肋骨下方的间隙内，向前腹壁的方向顶动冲击，可反复数次。如前腹壁的手有冲击感，说明脾脏周围无粘连。

触诊内容：包括脾脏的大小、表面情况、质地、边缘、有无压痛以及摩擦感等。

（二）脾肿大的测量方法

1. 通常用三条线来表示："1"线（又称甲乙线）指左锁骨中线左肋缘至脾下缘的距离（以厘米表示）。脾轻度肿大时只作第1测量。"2"线和"3"线，脾明显肿大时，应加测"2"线（甲丙线）和"3"线（丁戊线），前者系指左锁骨中线与左肋缘交点至脾最远点的距离（应大于"1"线），后者指脾右缘与前正中线的距离。如脾高度增大向右越过正中线，则测量脾右缘至正中线的最大距离，以"+"表示；未超过正中线则测量脾右缘与正中线的最短距离，以"–"表示。

2. 脾肿大的分度：一般将增大的脾脏分为轻度、中度、高度3种。深吸气时，脾缘不超过肋下2cm，为轻度肿大；超过2cm至脐水平线以上，为中度肿大；超过脐水平线或前正中线则为高度肿大，亦称巨脾。

二、叩诊

脾脏叩诊检查是用于检查腹部脾脏是否正常的一项辅助检查方法。或在左肋下触到很小的脾缘时，宜用脾脏叩诊进一步检查脾脏大小。

（一）方法

脾脏浊音区的确定宜采用间接叩诊法，受检者取仰卧或右侧卧位，沿左腋中线上进行叩诊。正常时在左腋中线第9～11肋之间叩到脾浊音，其长度约为4～7cm，前方不超过腋前线。脾肿大时，脾浊音区明显扩大。有时在左季肋下触不到脾，而叩诊脾浊间界增大，有助于临床诊断。

（二）临床意义

脾浊音区改变：脾浊音区扩大见于各种原因所致的脾肿大。见于伤寒。肝硬化、慢性粒细胞性白血病等各种原因所致。脾浊音区缩小或消失见于左侧气胸、胃扩张、肠胀气等。

（三）注意事项

1. 环境要安静和温暖。被检查者裸露部位不应感到寒冷。检查者手要温暖。

2. 被检查者应保持适当体位，如胸部叩诊，可取坐位或仰卧位，腹部叩诊常取仰卧位。少量腹水时，嘱被检查者侧卧位或膝胸位。

3. 叩诊要按一定顺序进行，从上到下，从前到后，并做两侧对比，注意对称部位音响的异同。

第七节　神经系统

神经系统（nervous　system）是机体内对生理功能活动的调节起主导作用的系统，主要由神经组织组成，分为中枢神经系统和周围神经系统两大部分。中枢神经系统包括脑神经和脊髓神经，周围神经系统包括脑神经和脊神经。

一、脑神经检查

脑神经共12对，通常用罗马字母依次命名。第Ⅰ对、第Ⅱ对（嗅、视）脑神经在颅内部分是其2级和3级神经元的神经纤维束，其余10对脑神经与脑干联系，脑干中包含其神经核，运动核的位置多靠近正中线，感觉核在其外侧。第Ⅺ对脑神经（副神经）的一部分是从颈脊髓的上几节前角发出的。脑神经有感觉纤维和运动纤维，主要支配头、面部。第Ⅰ、Ⅱ、Ⅷ对为感觉神经，第Ⅲ、Ⅳ、Ⅵ、Ⅺ、Ⅻ对为运动神经，第Ⅴ、Ⅶ、Ⅸ、Ⅹ对为混合神经。此外，第Ⅲ、Ⅶ、Ⅸ、Ⅹ含副交感神经纤维。除两对（第Ⅶ、Ⅻ对脑神经核的下部）外，所有脑神经运动核的核上神经支配均为双重支配。脑神经检查对颅脑损害的定位诊断极有意义。检查12对脑神经应按先后顺序进行，以免重复和遗漏。

（一）嗅神经检查（olfactory nerve examination）

嗅神经检查是判断受检查能否正确分辨所嗅到的气味的一种检查方法。嗅球、嗅束、嗅丝的损害及创伤、前颅凹占位病变、颅底脑膜结核、鼻黏膜炎症或萎缩可用此法检查出。嗅觉的灵敏度可通过问诊了解。

1. 检查方法：检查时嘱受检者闭目，用手指压塞一侧鼻孔，检查者用不同的挥发气味试液（如松节油、薄荷水、樟脑等）置于受检者鼻孔下，让其说出所闻到的气味，然后再测试另一侧。

2. 临床意义：嗅觉障碍时可表现为一侧或双侧的嗅觉减退或消失，偶有嗅觉过敏或嗅觉倒错。凡发现嗅觉障碍时应检查鼻腔，排除鼻内病患。一侧神经性的嗅觉缺失，见于嗅束的损害，如额叶底部的肿瘤或外伤。

3. 注意事项：受检者检查前保持正常饮食和作息时间，检查当天禁食刺激性强的食物，如辣椒、大蒜等。

（二）视神经检查

视野正常，眼球向内、上、下方向活动自由，眼球向下及外展运动正常。

1. 检查方法

（1）视力检查（vision examination）：略

（2）视野检查（visual field examination）：视野是指受检者正视前方，眼球不动时所能看到的范围。方法：一般可先用手试法，分别检查两侧视野。嘱受检者背光与检查者对坐，相距约为60～100cm，各自用手遮住相对眼睛（受检者遮左眼，检查者遮右眼），对视片刻，保持眼球不动，检查者用手指分别自上、下、左、右由周边向中央慢慢移动，注意手指位置应在检查者与受检者之间，如检查者视野正常，受检者应与检查者同时看到手指，如受检者视野变小或异常时应进一步作视野计检查。

（3）眼底检查（ocular fundus examination）：略

①动眼神经检查（oculomotor nerve examination）：动眼神经支配提睑肌、上直肌、下直肌、内直肌及下斜肌的运动，检查时如发现上睑下垂，眼球向内、上、下方向活动受限，均提示有动眼神经麻痹。

②滑车神经检查（trochlear nerve examination）：滑车神经支配眼球的上斜肌，如眼球向下及外展运动减弱，提示滑车神经有损害。

2. 临床意义：视野的异常改变提示视神经通路的损害；检查时如发现上睑下垂，眼球向内、上、下方向活动受限，均提示有动眼神经麻痹；如眼球向下及外展运动减弱，提示滑车神经有损害。需要检查的人群：视野发生异常的受检者。

3. 注意事项：保持正常的饮食和作息时间。

（三）动眼神经检查

动眼神经支配提上睑肌、上直肌、下直肌、内直肌及下斜肌的运动，对动眼神经功能检查的称为动眼神经检查。

正常情况，眼球向内、上、下方向活动自由。

临床意义：检查时如发现上睑下垂，眼球向内、上、下方向活动受限，均提示有动眼神经麻痹。

（四）滑车神经检查

滑车神经支配眼球的上斜肌，通过眼球向下及外展运动的情况来检查滑车神经是否损害的方法称为滑车神经检查。

1. 检查方法：检查时嘱受检查坐位，检查者立其前，一手固定其头，不使头随眼转动，另一手伸出食指于其眼前40cm左右，按序作水平向外，外上。外下、水平向内、向上、向下，共6个方向的动作，嘱受检者双眼跟随注视此手指动作，但头不动。检查者手指动作每次都应从中位出发（两眼向正前方注视时的位置为中位），而不是将6个方向动作连结起来画一圆圈。

2. 临床意义：眼球向下及外展运动减弱，提示滑车神经有损害。

3. 注意事项：检查前要选择一处安静的环境，检查前一晚不要熬夜。

（1）双眼跟随注视此手指动作，但头不动。

（2）检查者手指动作每次都应从中位出发（两眼向正前方注视时的位置为中位），而不是将6个动作连结起来画一圆圈。

（五）外展神经检查

外展神经是指第6对脑神经，属于运动神经，纤维起自脑桥外展神经核，在桥延沟中线两旁出脑，向前行经眶上裂入眼眶，支配眼的外直肌。此神经受损时，患眼不能向外转动，出现内斜视。

（六）三叉神经检查（trigeminal examination）

三叉神经分3支，具有运动与感觉两种功能。主要传导头面部的触觉、痛觉和温度觉。检查内容包括面部感觉检查、运动功能检查、角膜反射检查及下颌反射检查。

1. 检查方法

（1）感觉检查：主要是检查三叉神经所支配的颜面部皮肤的感觉，它是由三叉神经感觉支分布，三叉神经感觉根粗大，胞体集中在三叉神经半月节内，从半月神经节发出三个大而粗的干，包括上颌支、眼支、下颌支。

（2）运动检查：检查咬肌、颞肌、翼外肌、翼内肌的运动情况，由于咀嚼肌群止于下颌骨，在三叉神经运动支的支配下，运动颞颌关节，参与咀嚼运动、言语，并且在一定程度上参与表情的表达，如果是咀嚼肌发生病变，可以发生下颌变形偏斜、面部偏侧肥大等颜面症状表现。

（3）反射检查：因为三叉神经的机能非常的复杂，但是最基本的活动方式为反射，而人体内具有很多的反射，如三叉神经感觉核发出许多二级纤维。

2. 临床意义：所检查的内容出现阳性反应表明三叉神经中枢神经系统出现病损。

（七）面神经检查（facial nerve examination）

面神经主要支配面部表情和分管舌前2/3味觉。面神经是混合神经，于延髓脑桥沟的外侧部附于脑，经内耳门入内耳道，穿过颞骨岩部骨质内弯曲的面神经管，最后出茎乳孔离颅。面神经含：（1）特殊内脏传出纤维主要支配表情肌；（2）一般内脏传出纤维；（3）特殊内脏传入纤维；（4）一般内脏传入纤维；（5）一般躯体感觉纤维。面神经检查（facial nerve examination）包括运动和味觉检查两部分。

1. 检查方法

（1）运动检查：检查面部表情肌时，首先观察两侧面部是否对称，包括前额皱纹、眼裂、鼻唇沟和口角是否相等。然后嘱受检者作抬额、皱眉、闭眼、露齿，鼓腮和吹哨等随意动作。上述动作如有障碍，称为面神经麻痹。一侧周围性面神经损害引起的面神经麻痹，表现为同侧额纹消失、眼裂开大不能紧闭，鼻唇沟变浅或消失，口角变低或歪向健侧。露齿、鼓腮及吹哨动作时均可发现肌肉瘫痪。由一侧皮质延髓束损害引起的中枢性面神经麻痹，主要表现为下半部面肌瘫痪。即只有鼻唇沟变浅和口角变低，露齿、鼓腮和吹哨时表现肌肉瘫痪，而皱额及闭眼仍属正常，或可较对侧稍无力，这是因为上部面肌受两侧大脑皮层支配。

（2）味觉检查：准备不同的试液（如糖水、盐水、醋酸溶液等），嘱受检者伸舌，检查者以棉签分别依次蘸取上述试液，轻涂于受检者舌面上，让其辨别味道。每试一侧后即需漱口，两侧分别试之。

2. 临床意义：面神经麻痹分为中枢型麻痹和周围型麻痹两种类型。

（1）中枢型麻痹：为核上组织（包括皮质、皮质脑干纤维、内囊、脑桥等）受损时引起，出现病灶对侧颜面下部肌肉麻痹。从上到下表现为鼻唇沟变浅，露齿时口角下垂（或称口角歪向病灶侧），不能吹口哨和鼓腮等。多见于脑血管病变、脑肿瘤和脑炎等。

（2）周围型麻痹：为面神经核或面神经受损时引起，出现病灶同侧全部面肌瘫痪。从上到下表现为不能皱额、皱眉、闭目，角膜反射消失，鼻唇沟变浅，不能露齿、鼓腮、吹口哨，口角下垂（或称口角歪向病灶对侧）。多见于受寒、耳部或脑膜感染、神经纤维瘤引起的周围型面神经麻痹。此外，还可出现舌前2/3味觉障碍等。需要检查的人群是有面神经麻痹和味觉减退症状的受检者。

3. 注意事项

（1）味觉检查前不要吃刺激性过强的食物，如辣椒、大蒜等。

（2）味觉检查前要准备好不同的试液，如糖水、盐水、醋酸溶液等，试液的温度要适宜。

4. 检查时要求

（1）味觉检查时要向检查者说出尝到的味道。

（2）味觉检查时，为了防止试液之前的味道相互影响，每试完一种试液后要漱完口才可进行下一试液的检查。

（八）位听神经检查

位听神经是由传导听觉控制的蜗神经和传导空间定向冲动、控制平衡的前庭神经组成。位听神经检查包括听力检查和前庭功能检查，它是用于判断耳蜗及前庭神经是否发生病变的检查。听力检查包括听力的音叉试验检查、表声试验、韦伯试验检查法、任内试验；或用电测听仪进行听力测试。前庭功能检查包括闭目行走试验、行走试验、变位性眼震检查法、闭目难立征、眼震检查、指指试验、旋转试验、原地踏步试验。

1. 检查方法

（1）听力检查：粗略的检查可用耳语、表音或音叉，准确的检查需借助电测听仪器（也称为听力计）。听力的音叉试验检查、表声试验　韦伯试验检查法、任内试验。

（2）前庭功能检查：询问受检者有否眩晕，夜行困难；观察受检者有否眼球震颤等，若有以上症状需考虑耳蜗及前庭神经病变。闭目行走试验、行走试验、变位性眼震检查法、闭目难立征、眼震检查、指指试验、旋转试验。

2. 听力正常：能正确分辨所听到的声音，眼球不震颤、闭目行走试验、行走试验、变位性眼震检查均正常且闭目可以站立。

3. 临床意义：检查内容出现异常应考虑耳蜗及前庭神经病变。

4. 注意事项

（1）检查前禁忌：检查前要做好膝盖及手腕等部位的防护且要选择光滑的地面进行，防止做前庭功能低下的检查时跌倒扭伤或擦伤。

（2）检查时要求：听力的音叉试验时，音叉的音要适宜，不可过大。前庭功能检查时要防止跌倒受伤。

（九）舌咽神经检查

舌咽神经的舌支是由孤束核上部核发出的神经，控制舌后1/3的味觉和黏膜感觉。舌咽神经检查是通过受检者的发音及轻触双侧咽后壁时的反应判断舌咽神经是否受到损害。正常情况下，当触及双侧咽后壁时，正常的反应为软腭上升、有恶心反射（咽反射）。

1. 检查方法：注意受检者说话有无鼻音、声音嘶哑或失音、吞咽困难、饮水呛咳等。检查咽部肌肉有无萎缩，悬雍垂的位置及软腭高低是否对称。嘱受检者发“啊”的声音，注意悬雍垂垂是否居中，两侧软腭高度是否一致。检查咽反射，以压舌板分别轻触双侧咽后壁，正常的反应为软腭上升、恶心呕吐。

2. 临床意义

（1）舌咽神经受损时，发音嘶哑，说话带鼻音，吞咽困难，饮水咳呛，咽部感觉丧失，咽反射消失；软腭运动受限，一侧麻痹较轻，张口时可见到瘫痪一侧的软腭弓较低，悬雍垂向健侧偏，作“啊”的发音时健侧软腭上抬正常，病侧受限，腭垂向健侧偏，病侧咽部感觉缺失，咽反射消失。

（2）舌咽神经损害，而无长束征，常提示脑神经病变。单侧皮质延髓束病变无舌咽神经及迷走神经麻痹表现，因舌咽神经、迷走神经核均为双侧皮质延髓束支配。双侧皮质延髓束病损出现假性球麻痹（假性延髓性麻痹）的症状体征。

需要检查的人群：有发音嘶哑、说话带鼻音、吞咽困难、咽部感觉丧失、咽反射消失、软腭运动受限等症状的受检者。

3. 注意事项：

（1）检查前压舌板要消毒。

（2）检查时受检者配合好检查者发“啊”的音及做吞咽、饮水等动作。

（十）迷走神经检查

迷走神经支配呼吸、消化两个系统的绝大部分器官以及心脏的感觉、运动以及腺体的分泌。迷走神经与舌咽神经密切结合。这二对神经的运动纤维共同支配腭、咽、喉部的肌肉运动，其感觉纤维分布于咽喉部并控制舌后1/3味觉。因此，常合并一起检查。迷走神经检查是通过受检者的发音及触及双侧咽后壁时的反应判断迷走神经是否受到损害。当触及双侧咽后壁时，正常的反应为软腭上升、恶心呕吐（咽反射）。当一侧迷走神经麻痹此反射消失。

1. 检查方法：同舌咽神经检查方法。

2. 临床意义

（1）临床上一侧或两侧迷走神经或其核受损时，受检者出现构音障碍，吞咽困难，饮水咳呛，咽部感觉丧失，咽反射消失，称真性球麻痹（即周围性延髓麻痹），见于脑干炎，多发性神经根神经炎及鼻咽癌转移等。

（2）因舌咽神经、迷走神经核均为双侧皮质延髓束支配。双侧皮质延髓束受损亦可出现上述征象，但咽反射亢进，称假性球麻痹（即中枢性延髓麻痹），见于两侧脑血管病变和脑炎等。需要检查的人群及注意事项同舌咽神经检查人群和注意事项。

（十一）副神经检查

副神经主要支配胸锁乳突肌和斜方肌，前者主要作用是向对侧转颈，后者作用为耸肩。副神经检查时，需注意观察胸锁乳突肌和斜方肌有无萎缩，有无斜颈及垂肩等。

正常情况下，向对侧转颈时无斜颈及垂肩，作对抗性抬肩动作时力量不会减弱。

1. 检查方法：检测肌力：检查者将一手置于受检者腮部，嘱受检者向该侧转头以测试胸锁乳突肌的收缩力，然后将两手放在受检者双肩上下压，嘱受检者作对抗性抬肩动作。若力量减弱见于副神经损伤、肌萎缩、脊髓侧索硬化、后颅凹肿瘤等。

2. 临床意义：对抗性抬肩动作的力量减弱由副神经损伤、肌萎缩、脊髓侧索硬化、后颅凹肿瘤等引起。

3. 注意事项

（1）检查前禁忌：检查前3天不宜做剧烈的运动或太劳累，以免肩部酸痛而影响检查结果。

（2）检查时受检者配合好检查者的口令做转头及抬肩动作。

（十二）舌下神经检查

舌下神经支配舌肌运动。其作用是伸舌向前，并推向对侧。检查时嘱受检者伸舌，观察有无舌偏斜，舌缘两侧厚薄不相等及颤动等。正常情况下，伸舌时舌无偏斜、舌缘两侧厚薄不相等及颤动等现象。

1. 检查方法：检查时观察舌在口腔内的位置及形态，令受检者伸舌，观察有无偏斜、肌萎缩及肌束颤动、并分别向左右两侧运动，隔着腮顶住检查者的手指，比较两侧肌力。不论是核上性、核性或核下性的舌下神经损害，一侧损害者，舌在口腔中及伸出时常偏向瘫痪侧，两侧损害时，舌的运动功能完全丧失，同时语言不清，构音困难，食物在口内的移动发生障碍而致吞咽困难，但核性及核下性舌下神经损害，瘫痪肌常有萎缩，核性损害并可有肌束颤动。

2. 临床意义：舌偏斜，舌缘两侧厚薄不相等及颤动时提示舌下神经核病变，舌向一侧偏斜常见于脑血管病变。

3. 注意事项

（1）检查前保持正常饮食，调整好情绪。检查时受检者伸舌时防止咬伤舌头。

（2）检查时口腔内不得有食物。

二、运动功能检查

（一）随意运动与肌力

随意运动是指意识支配下的动作，随意运动功能的丧失称为瘫痪。由于表现不同，在程度上可分为完全性及不完全性（轻）瘫，在形式上又可分为单瘫、偏瘫、截瘫及交叉瘫痪。随意运动检查就是检查确定瘫痪的形式。

肌力是指肢体作随意运动时肌肉收缩的力量。检查方法是嘱受检者上下肢依次作各关节伸、屈运动，并观察检查者所给的阻力，观察受检者肌力是否正常、减退或瘫痪，并注意瘫痪部位。一般上肢作上臂的外展、内收，前臂伸屈，腕的伸屈，手指的外展、内收、握拳。下肢作屈髋、小腿伸屈，足跖及背屈等。根据需要对受检者有关的每个肌肉肌力进行分别检查。

1. 检查方法

检查时令受检者作肢体伸缩动作，检查者从相反方向给予阻力，测试受检者对阻力的克服力量，并注意两侧比较。根据肌力的情况，一般将肌力分为0～5级共6个级别（度）：

0级　完全瘫痪，测不到肌肉收缩。

1级　仅测到肌肉收缩，但不能产生动作。

2级　肢体能在床上平行移动，但不能抵抗自身重力，即不能抬离床面。

3级　肢体可以克服地心引力，能抬离床面，但不能抵抗阻力。

4级　肢体能做对抗外界阻力的运动，但不完全。

5级　肌力正常。

2. 临床意义

不同程度的肌力减退可以分为完全瘫痪和不完全瘫痪（轻瘫）。根据病变的部位不同瘫痪分为上运动元性瘫痪（中枢性瘫痪和下运动元性瘫痪（周围性瘫痪）。二者在肌张力、肌萎缩、腱反射病理反射方面不同。不同部位或不同组合的瘫痪形式分别命名为：①单瘫：单一肢体瘫痪，多见于脊髓灰质炎；②偏瘫：为一侧肢体（上、下肢瘫痪），常伴有一侧颅神经损害，多见于颅内损害或脑卒中；③交叉性偏瘫：为一侧肢体瘫痪及对侧颅神经损害，多见于脑干病变；④截瘫：为双下肢瘫痪，是脊髓横贯性损伤的结果，多见于脊髓外伤，炎症。

（二）肌张力检查

肌张力检查是检查肌肉静止松弛状态下的紧张度。

1. 检查方法

在受检者肌肉松弛时，检查者的双手握住受检者肢体，用不同的速度和幅度，反复作被动的伸屈和旋转运动，感受到的轻度阻力就是这一肢体有关肌肉的张力。以同样方法进行各个肢体及关节的被动运动，并作两侧比较。其次，用手触摸肌肉，从其硬度中亦可测知其肌张力。

2. 临床意义

（1）肌张力增高：肌肉坚硬，被动运动阻力增大，关节运动范围缩小。可表现为痉挛性或强直性。①痉挛性肌张力增高：在被动运动开始时阻力较大，终末时突感减弱，称为折刀（clasp knife）现象，见于锥体束损害。②强直性肌张力增高：指一组拮抗肌群的张力均增加，作被动运动时，伸肌与屈肌的肌张力同等增强，如同弯曲铅管，故称铅管样强直，见于锥体外系损害。如在强直性肌张力增强的基础上又伴有震颤，当作被动运动时可出现齿轮顿挫样感觉，称齿轮强直（cogwheel rigidity）。

（2）肌张力减弱：肌肉弛缓松软，被动运动时阻力减退或消失，关节运动范围扩大，有时呈过度屈伸现象。见于周围神经、脊髓前角灰质及小脑病变等。需要检查的人群：怀疑患有肌张力异常的受检者。

（三）肌容积

检查肌肉容积主要观察肌肉是否萎缩或肥大，一般用软尺测量，并记录部位、分布以及范围，以确定周围神经支配区或是关节活动范围。

1. 肌萎缩

（1）神经源性肌萎缩：常见的原因为废用、营养障碍、缺血和中毒。前角病变、神经根、神经丛、周围神经的病变等均可引起神经兴奋冲动的传导障碍，从而使部分肌纤维废用，产生废用性肌萎缩。另一方面当下运动神经元任何部位损害后，其末梢部位释放的乙酰胆碱减少，交感神经营养作用减弱而致肌萎缩。

（2）肌源性肌萎缩：是由肌肉本身疾病，可能还包括其他一些因素，如肩带或面肩肱型的肌营养不良受检者，通过形态学检查证实为脊髓型肌萎缩。用微电极技术检查患肌营养不良的动物，显示机能性失神经肌纤维者约占1/3。

2. 假性肥大：是由于结缔组织和类脂质增生所致的肌容积变大，肌纤维本身无增生，故称假性肥大。见于进行性肌营养不良等疾病。

（四）不随意运动

不随意运动（involuntary movement）亦称不自主运动。指受检者不能随意控制的无目的的异常动作。不随意运动检查主要用于判断锥体外系是否病变。

1. 检查方法及内容：不自主运动的检查主要依靠视诊。应着重注意其部位、时间、幅度及节律、运动形式是均匀一致还是变化多端等。并直接观察或询问随意运动、情绪紧张、姿势、睡眠、转移注意力、安静休息、疲劳等因素对不自主运动的影响，进而确定其不自主运动的类型。

2. 常见类型：不自主运动的表现类型见有肌束颤动、震颤、手足搐搦、手足徐动症、舞蹈样运动、摸空症、扭转痉挛、肌阵挛等。

（1）肌束颤动（fasciculation）指受检者身体某处肌肉出现细小快速的或蠕动样的颤动。可用叩诊槌轻度叩打肌肉诱发。它是下运动神经元损害的重要体征，常作为神经原性肌萎缩与肌原性肌萎缩的鉴别依据。可见于下运动神经元变性所致的继发肌萎缩，如肌萎缩性侧束硬化症、进行性脊肌萎缩症，进行性延髓麻痹等。亦可见于其他各种下运动神经元疾患，如脊髓空洞症、脊髓灰质炎、髓内或髓外肿瘤。

（2）震颤（tremor）一种不自主而有节律、交替的细小抖动。根据震颤与随意运动的关系分为：

①静止性震颤：指受检者在清醒安静状态下，身体某部分有一系列不随意的较有规律的抖动，睡眠时震颤消失。静止性震颤时手可呈搓丸样震颤动作，情绪紧张时加重，此种震颤可与其他类型的震颤共同出现。典型的静止性震颤见于帕金森病及综合征，肝豆状核变性、特发性震颤等。

②动作性震颤：为姿势性震颤或意向性震颤，前者受检者在保持某个姿势时出现震颤，静止时则消失；后者在动作时出现，在动作终末，愈近目的物时愈明显。见于小脑疾患、扑翼样震颤及酒精、汞、烟酸等药物中毒。亦可见于慢性肝病、早期肝昏迷。

③老年性震颤：常表现为点头或摇头动作，一般不伴有肌张力的改变。与震颤麻痹相似，

多见于老年动脉硬化受检者。另外，手指的细微震颤，常见于甲状腺功能亢进。

（3）手足搐搦（tetany）：发作时手足肌肉呈紧张性痉挛，在上肢表现为腕部屈曲、手指伸展、指掌关节屈曲、拇指内收靠近掌心并与小指相对，形成“助产士手（obstetrician hand）”。在下肢时表现为踝关节与趾关节呈屈曲状。在发作间隙时可作激发试验，即在受检者前臂缠以血压计袖带，然后充气使水银柱达舒张压以上，持续10min出现搐搦时称为陶瑟（Trousseau）征阳性。见于低钙血症和碱中毒。

（4）手足徐动（athetosis）：又称“指划动作（point at movements）”。检查时，令受检者肢体作随意运动，肢体远端出现有规律的、重复的、缓慢而持续的扭曲动作，表现为各种程度的屈曲、伸直、外展、内收相混合的蠕虫样运动及各种奇特姿态，可重复出现且较有规则，睡眠时消失。此症是纹状体病变引起的综合征，可见于：①先天性及婴儿期疾病，如先天性双侧手足徐动症、婴儿大脑性瘫痪。②症状性手足徐动症，如脑炎、肝豆状核变性、脑动脉硬化伴脑软化、核黄疸、麻痹性痴呆症、脑穿通畸形等。

（5）舞蹈样运动（chorea）：为肢体的一种快速、不规则、无目的、不对称的运动，持续时间不长，在静止时可以发生，可因外界刺激、精神紧张而引起发作。睡眠时发作较轻或消失。面部可表现为噘嘴、眨眼、举眉、伸舌等，四肢表现为不定向地大幅度运动，如上肢快速伸屈和上举，与其持续握手过程中，可感到时松时紧。多见于儿童的脑风湿病变。

（6）摸空症（carphology）：表现为上肢以肘、腕、手关节为主的一种无意识摸索动作。见于脑膜炎、伤寒及败血症的高热期有意识障碍者和肝昏迷受检者。

（7）扭转痉挛（torsion dystonia）：又称“扭转性肌张力障碍”。指肢体或躯干顺纵轴呈畸形扭转的不随意动作。临床上以肌张力障碍和四肢、躯干甚至全身的剧烈而不随意的扭转为特征。扭转时肌张力增高，扭转停止时肌力正常。原发性扭转痉挛原因不明，部分为遗传性。症状性扭转痉挛，可见于流行性脑脊髓膜炎，一氧化碳中毒，肝豆状核变性。痉挛性斜颈可为扭转痉挛的一种症状。

（8）肌阵挛（myoclonus）：指受检者出现个别肌肉或多组肌肉群突发的、短促而快速、不规则不自主的收缩。阵挛可出现某一局部，或分布弥散，或面颌、舌及咽喉部。其机制可能与大脑皮质、齿状核、结合臂、纹状体、中央顶盖束等病变有关。见于急慢性脑炎、脑膜炎、脑血管疾病、脑瘤及肌阵挛性癫痫。正常人入睡过程中亦可偶发，但无病理性意义。

（五）共济运动

机体任意动作的完成都必须有一定的肌群参加，如主动肌、对抗肌、协调肌和固定肌等，这些肌群的协调一致主要靠小脑的功能，前庭神经、视神经、深感觉、锥体外系等均一起参与，动作才能协调准确无误。

1. 检查法有指鼻试验、对指试验、轮替动作、跟膝胫试验、起坐试验、罗姆伯格（Romberg's）试验即闭目难立征、反击征等。

2. 临床意义：正常人动作协调，稳准，如动作笨拙和不协调时，称为共济失调。根据病损部位分为小脑性、感觉性及前庭性共济失调。

三、感觉功能检查

（一）浅感觉检查

浅感觉检查指对皮肤及黏膜的痛觉、温度觉及触觉有否异常的检查。

1. 痛觉（algesia）：通常用大头针的针尖以均匀的力量轻刺受检者皮肤，让受检者立即陈述具体的感受。为了避免主观或暗示作用，受检者应闭目接受测试。测试时注意两侧对称部位的比较，检查后记录感觉障碍的类型（正常、过敏、减退、消失）和范围。

2. 温度觉（thalposis）：通常用盛有热水（40℃～50℃）及冷水（5℃～10℃）的试管测试，让受检者回答自己的感受（冷或热）。正常人能明确辨别冷热的感觉。温度觉障碍见于脊髓丘脑侧束损伤。

3. 触觉（thigmesthesia）：用棉签轻触受检者的皮肤或粘膜，让受检者回答有无一种轻痒的感觉。正常人对轻触感很灵敏。触觉障碍见于后索病损。

正常情况下，痛觉检查时，正常人疼痛感觉正常。温度觉检查时正常人能辨别出相差10℃的温度。触觉检查时正常人对轻触感很灵敏。

临床意义：

（1）痛觉检查如为局部疼痛，则为炎性病变影响到该部位末梢神经所致。如为烧灼性疼痛则见于交感神经不完全损伤。

（2）温度觉障碍见于脊髓丘脑侧束损伤。

（3）触觉障碍见于后索病损。需要检查的人群：有浅感觉障碍的受检者。

（二）深感觉检查

深感觉是指感受肌肉、肌腱、关节和韧带等深部结构的本体感觉，包括震动觉和关节觉（位置觉）。即肌肉是处于收缩或舒张状态；肌腱和韧带是否被牵拉以及关节是处于屈曲还是伸直的状态等的感觉。躯干、肢体的深感觉传导通路第一级神经元的细胞体位于脊神经节内，其树突分布于肌肉、肌腱及关节内，轴突随脊神经根进入脊髓后，在同侧后索内上行组成薄束和楔束，终止于延髓的薄束核和楔束核，在此更换第二级神经元后，纤维交叉到对侧，组成内侧丘系。再上行经脑干到达丘脑，并在丘脑外侧核的腹后部更换第三级神经元。换元后的纤维参与组成丘脑皮质束，经内囊投射至中央后回、中央前回上2/3处和下肢运动感觉区。

1. 检查方法

（1）震动觉检查：用C128Hz或C256Hz振动音叉柄端，放置于受检者肢体骨突起处（如内外踝、膝盖、髂前上棘、腕骨或脊柱棘突等处）以试验受检者能否察觉。注意感受的时限，两侧对比。

（2）位置觉检查：嘱受检者闭目，移动受检者一肢的大多数关节，塑成一种姿势，嘱受检者保持之，然后嘱受检者用对侧的一肢模仿。

（3）运动觉检查：轻移受检查的手指和足趾向上及向下，嘱受检者说出移动的方向。

（4）关节觉检查：让受检者闭目将其肢体放置于某一位置，然后说出肢体所处的位置及被动屈伸时的感觉。

2. 临床意义

（1）位置觉障碍、运动觉障碍说明传导深感觉的神经纤维或大脑感觉中枢病损。

（2）震动觉障碍见于脊髓后索损害。

（三）复合感觉检查

复合感觉检查包括皮肤定位感觉检查、两点辨别感觉检查、图形觉及实体觉检查。这些感觉是大脑综合、分析、判断的结果，故也称皮质感觉。

1. 检查方法

（1）皮肤定位觉（skin topethesia）：是测定触觉定位能力的检查，检查者用手指轻触皮肤某处，让受检者用手指出被触位置。皮肤定位觉障碍见于皮质病变。

（2）两点辨别感觉（two-point discrimination）：受检者闭目，用分开的双脚规同时放置于皮肤上，如受检者有两点感觉，再将两脚规距离缩短，直到受检者感觉为一点为止。身体各部对两点辨别感觉灵敏度不同，以舌尖、鼻端、手指最明显，四肢近端和躯干最差。如触觉正常而两点辨别觉障碍，见于额叶病变。

（3）图形觉（graphesthesia）：嘱受检者闭目，检查者用竹签或笔杆在受检者皮肤上画一几何图形（圆形、方形、三角形等）或数字，看受检者能否辨别。如有障碍，提示为丘脑水平以上的病变。

（4）实体觉（stereognosis）：是测试手对实体物的大小、形状、性质的识别能力。检查时嘱受检者闭目，将物体如铅笔、橡皮、钥匙等置于受检者手中，让其触摸后说出物体的名称。检查时应先测患侧。实体觉缺失时，受检者不能辨别出是何物体，可见于皮质病变。

正常情况下，皮肤定位觉检查正常人能用手准确指出被触的位置。两点辨别感觉检查时正常人的辨别的阈值较小。图形觉检查时正常人能正确辨别皮肤上所画出的图形。实体觉检查时正常人能正确辨别手上实体物的大小、形状、性质。

2. 临床意义

（1）皮肤定位觉障碍见于皮质病变。

（2）两点辨别觉障碍见于额叶病变。

（3）图形觉障碍提示为丘脑水平以上的病变。

（4）实体觉缺失时，受检者不能辨别出是何物体，可见于皮质病变。

四、神经反射检查

反射（reflex）是指机体对内在或外在刺激有规律的反应。可分为先天性反射和后天习得性反射两种，通常称为非条件反射和条件反射。

（一）浅反射

浅反射是刺激皮肤或黏膜所引起的反射。常用的浅反射有角膜反射、咽反射、腹壁反射、提睾反射、跖反射、肛门反射。其传入神经起自体表感受器，经周围神经感觉纤维传入脊髓，与前角细胞发生突触，再经周围神经的运动纤维终于肌肉。

1. 检查方法

（1）角膜反射检查方法：嘱受检查向内上方注视，检查者用细棉签毛由角膜外轻触受检者的角膜。正常时可见受检查眼睑迅速闭合，称为直接角膜反射。如刺激一侧角膜，对侧也出现眼睑闭合反应，称为间接角膜反射。直接角膜反射消失见于患侧面瘫，直接及间接反射皆消失，见于患侧三叉神经（眼支）病变及深昏迷受检者。

（2）腹壁反射检查方法：嘱受检者仰卧，两下肢稍屈以使腹壁放松，然后用火柴杆或钝头竹签按上、中、下三个部位轻划腹壁皮肤。正常人在受刺激的部位可见腹壁肌收缩。

（3）提睾反射检查方法：用火柴杆或钝头竹签由下向上轻划股内侧上方皮肤，在正常人可引起同侧提睾肌收缩，使睾丸上提。

（4）跖反射检查：嘱受检者仰卧，髋及膝关节伸直，检查者以手持受检者踝部，用钝头竹签由后向前划足底外侧至小趾掌关节处再转向趾侧，正常表现为足跖向足跖面屈曲，反射中枢在骶髓1～2节。

（5）肛门反射检查：检查者用棉花签轻划或用大头针轻刺受检者肛门周围会阴部皮肤，正常时，即刻见肛门收缩。若上述反应迟缓或不发生反应，即为肛门反射减弱或消失。

2. 临床意义

（1）腹壁反射属于正常反射，如腹壁反射异常，则对许多疾病有诊断价值。①一侧腹壁反射减弱或消失：见于锥体束损害，如一侧大脑半球病变、多数硬化症等。②一侧腹壁反射亢进：见于偏侧型舞蹈病。③双侧腹壁反射亢进：见于帕金森病、舞蹈病等锥体外系统疾患，偶见于精神紧张或神经质者。④双侧腹壁反射减弱或消失：多无病理意义，可见于老年人、经产妇、腹壁脂肪过多、腹壁松弛或某些腹腔疾患，如腹膜炎、腹水等。

（2）如双侧提睾反射减弱或消失，提示有腰髓损伤，也可见于老年人。一侧提睾反射减弱或消失可见于锥体束病变，也可用于某些外科疾患（如斜疝、精索静脉曲张等）的诊断。

（3）跖反射的传入、传出神经为胫神经，中枢为骶髓1～2节。足跖反射减弱或消失，提示上述反射弧有损害。

（4）肛门反射减弱或消失说明有双侧锥体束或马尾神经损害。

（二）深反射检查

刺激骨膜、肌腱引起的反射称为深反射。深部反射检查是通过深部感觉器完成的检查，临床上包括肱二头肌反射、肱三头肌反射、桡骨膜反射、膝反射、踝反射（跟反射）等。

1. 检查方法

（1）肱二头肌反射：受检者前臂曲肘90°，手掌朝下，检查者以左手托住该臂肘部，左拇提置于肱二头肌肌腱上，右手持叩诊锤叩击左手拇指，正常反应为肱二头肌收缩，前臂快速屈曲。反射中枢在颈髓5～6节。

（2）肱三头肌反射：受检者上臂外展，前臂半屈，检查者左手托住受检者肘关节，然后叩诊锤直接叩击鹰嘴上方的肱三头肌肌腱，反应为肱三头肌收缩，前臂稍伸展。反射中枢在颈髓6～7节。

（3）桡骨膜反射：受检者的前臂半屈半旋前位，检查者用叩诊锤轻叩其桡骨茎突。正常反应为屈肘、前臂的旋前。反射中枢在颈髓5～6节。

（4）膝反射：受检者取坐位时，小腿完全松弛下垂与大腿成直角。仰卧位时检查用左手托起两则膝关节使小腿屈成120°，然后用右手持叩诊锤叩击股四头肌肌腱。正常反应为小腿伸展。若受检者精神过于紧张，反射不出时，可嘱受检者两手扣起，用力拉紧再试即可引出。反射中枢在腰髓2～4节。

（5）踝反射：受检者取仰卧位时，髋及膝关节稍屈曲，下肢取外旋外展位，检查者用左手轻托受检者足底，使足呈过伸位，右手持叩诊锤叩击跟腱。正常反应为腓肠肌收缩，足向跖面屈曲。如卧位不能测出时，可嘱受检者跪于椅面上，双足空悬椅边，然后轻叩跟腱，反应同前。反射中枢在骶髓1～2节。

2. 临床意义

（1）肱二头肌反射的传入、传出神经皆为肌皮神经。中枢为颈髓5～6节。肱二头肌反射异常，提示上述反射弧有损害。

（2）肱三头肌反射的传入、传出神经皆为桡神经，中枢为颈髓6～7节。肱三头肌反射异常，提示上述反射弧有损害。

（3）桡骨膜反射倒错是特殊的反射表现。由于主动肌瘫痪收缩力变小，刺激传入脊髓前角后发生扩散，同时引起拮抗肌的收缩；或由于主动肌的瘫痪，引起拮抗肌的牵张反射所致。见于颈髓5～6节的病变。

（4）膝反射的传入、传出神经皆为股神经，中枢为腰髓2～4节。膝反射减弱或消失最常见于脊髓或周围神经性病变，是下运动神经元瘫痪的体征之一，多见于小脑及椎体外系疾病。反射亢进为上运动神经元瘫痪的体征，见于甲亢、破伤风、低钙抽搐，精神过度紧张也可出现。

（5）踝反射的传入、传出神经皆为胫神经，中枢为腰髓5节、骶髓1～2节。踝反射极度亢进时常伴有踝阵挛，提示有锥体束病变。当坐骨神经受损、腰椎间盘脱出、坐骨神经炎、胫神经麻痹时踝反射减弱或消失。

（三）病理反射

中枢神经系统损害时出现的异常反射即呈现为踝和拇指背伸的现象称为病理反射。病理反射的出现是锥体束损害的确证，说明锥体束失去了对脑干和脊髓的抑制功能。1岁半以内的婴幼儿因锥体束尚未发育完善，可出现上述反射现象，且多为两侧。成年人若出现上述反射现象则为病理反射。病理反射检查临床常用检查方法有：Babinski（巴宾斯基）征、Oppenheim（奥本海姆）征、Gordon（戈登）征、Chaddock（查多克）征、Hoffmann（霍夫曼）征等。

1. 检查方法

（1）巴宾斯基征：检查方法同跖反射。阳性表现为拇趾背伸，其余四趾呈扇形散开。

（2）奥本海姆征：检查者用拇、食两指沿受检者胫骨前缘由上向下加压推移，阳性表现同巴宾斯基征。

（3）戈登征：检查者用拇指和其他四指分置于受检者腓肠肌部位，然后以适度的力量捏压，阳性表现同巴宾斯基征。

（4）查多克征：用钝头竹签在外踝下方从后向前划至趾跖关节处，阳性表现同巴宾斯征。以上4种测试方法不同，但阳性结果表现及临床意义相同，一般情况下，在锥体束疾患时较易引出巴宾斯基征，但在表现可疑时应测试其余几种以协助诊断。

（5）霍夫曼征：检查者用左手托住受检者腕关节上方，以右手中指和食指夹持受检者中指第二节，稍向上提，使腕部处于轻度过伸位，然后用拇指迅速弹刮受检者中指的指甲，若出现受检者拇指及其他四指屈曲动作为阳性表现。此征为上肢锥体束征，但一般较多见于颈髓病变。

2. 临床意义

出现病理反射阳性说明锥体束有损害。

（四）阵挛

阵挛指用外力使骨骼肌伸展时，其间出现节律性的伸张反射，因而骨骼肌反复收缩，称为阵挛，属于牵张反射亢进现象。当它与病理反射同时存在，或仅出现于单测时，才有病理意义。当锥体路发生损伤，从而解除了对反射中枢的抑制，或是由于中枢的兴奋性异常增高时则出现此种现象。常见的有髌阵挛（Patella clonus）和踝阵挛（ankle clonus）

1. 髌阵挛

（1）检查方法：受检者仰卧，下肢伸直，检查者用拇食两指夹住髌骨上缘，突然向下方推动，并维持不放松，附着在髌骨上缘的股四头肌肌腱被拉长，当膝反射增高时引起股四头肌肌收缩，肌腱继续拉长，髌骨即出现连续上、下有节律的颤动。

（2）临床意义：髌阵挛是腱反射高度增强的指征，可发生在任何有腱反射增强的状态，也包括神经系统无器质性病变时。在神经官能症和全身生理反射亢进时的阵挛和器质性病变的阵挛不同，前者通常不恒定，两侧表现程度一般相等，不伴有器质性症状。两侧反射不对称，则表示有器质性疾病。在神经根或脊髓灰质中的反射弧损坏，或者一侧反射增强，说明锥体束损害。

2. 踝阵挛（ankle clonus）

（1）检查方法：检查时嘱受检者仰卧，髋关节与膝关节稍屈，检查者一手持受检者小腿，另一手持住受检者足的远端，用力使踝关节背屈，则踝关节呈节律性伸屈运动。

（2）临床意义：常见于高血压脑出血、反射性躯体神经病、黏脂贮积症Ⅳ型、神经系统先天性疾病等。

（五）脑膜刺激征

脑膜刺激征（Meningeal irritation）为脑膜受激惹的表现，脑膜病变导致脊髓膜受到刺激并影响到脊神经根，当牵拉刺激时引起相应肌群反射性痉挛的一种病理反射。见于脑膜炎，蛛网膜下腔出血和颅内压增高等。脑膜刺激征主要表现为不同程度的颈强直，尤其是伸肌。颈强直也可见于颈椎疾病和颈部炎症，引起一系列症状，如头痛、呕吐、颈强直、克匿格（Kernig）征等。

1. 检查方法

（1）颈项强直：受检者仰卧，检查者以手托扶受检者枕部作被动屈颈动作，以测试颈肌抵抗力。若下颏不能贴近前胸且有阻力时，提示为颈项强直。颈项强直表现为被动屈颈时抵抗力增强，此为伸肌在患病时最易受刺激所致。除见于上述颅内疾患外，当患有颈椎病、颈椎关节炎、颈椎结核、骨折、脱位、肌肉损伤等也可以出现颈项强直。

（2）抬腿试验：受检者仰卧，先将一侧髋关节屈成直角，再用手指抬高小腿，正常人可将膝关节伸达135°以上。阳性表现为伸膝受限，并伴有疼痛与屈肌痉挛。

（3）布鲁津斯基（Brudzinski）征：受检者仰卧，下肢自然伸直，检查者一手托受检者枕部，一手置于受检者胸前，然后使头部被动前屈；阳性表现为两侧膝关节和髋关节屈曲。

2. 临床意义

（1）颈项强直是脑膜刺激病征，有重要诊断价值。由于颅后窝处的脑膜受到刺激，进而累及颈髓1～4及相应的颈神经根，使其支配的颈部深层肌肉、斜方肌和胸锁乳突肌过度紧张挛缩而致。多见于各种脑膜炎或脑膜刺激性病变，如蛛网膜下腔出血。还可见于颅内压增高、颅后窝病变、破伤风、颈部疾患，如颈椎病、结核、外伤、畸形等。正常婴儿因全身屈肌张力比伸肌高，故可出现颈项强直征，无病理意义。

（2）抬腿试验阳性见于各种原因的脑膜炎、脑膜脑炎、蛛网膜下腔出血、脑膜白血病、脑膜肿瘤、枕骨大孔疝、软脊髓膜炎等脊神经根受到刺激时。其疼痛范围较广，不仅限于腰部与下肢、胸背部也有疼痛。坐骨神经痛患侧抬腿试验阳性，健侧抬腿试验阴性，疼痛限于腰部与患肢。

（3）布鲁津斯基（Brudzinski）征阳性多见于急性（化脓性）软脑膜炎、结核性脑膜炎等。需要检查的人群为患有各种累及脑膜、脊髓膜的疾病与损伤，腰椎骨质增生，椎间盘脱出等累及腰骶神经的受检者。

（六）拉塞格征

拉塞格（Lasegue）征又称直腿抬高加强试验。阳性时为神经根受刺激的表现。

1. 检查方法：检查时嘱受检者仰卧，两下肢伸直，检查者一手置于膝关节上，使下肢保持伸直，另一手将下肢抬起。正常人可抬高70°以上，如抬高不到30°，即出现股后肌群由上而下的放射性疼痛，为直腿抬高试验阳性。以同样的方法再检查另一侧。

2. 临床意义：拉塞格征阳性见于坐骨神经痛、腰椎间盘突出或腰骶神经根炎等。为增加坐骨神经牵拉强度可被动使踝关节背屈，如有椎间盘突出症时，坐骨神经的串痛将明显加剧。

五、自主神经功能检查

心身疾病的发病，一般说来，与自主神经的不稳定性有关，且大多数心身疾病均发生在自主神经支配的器官上。因此 . 自主神经功能检查对心身疾病的诊断有一定的帮助。常用的检查方法有眼心反射、卧立试验、竖毛反射、组胺试验、体位变换试验等。

1. 检查方法

（1）眼心反射：嘱受检者仰卧，闭眼，检查者用右手中指及食指置于受检者眼球两侧，逐渐加压一侧眼球，但不可使受检者感到疼痛，加压20～30s 后计数1min 脉搏次数，正常每分钟脉搏可减少10～20次，减少12次 /min 以上提示迷走神经功能增强，减少18～24次 /min 提示迷走神经功能明显亢进。如压迫后脉率不减少反而增加，称为倒错反应，提示交感神经功能亢进迷走神经兴奋性减低。

（2）卧立试验：平卧位计数1min 脉率，然后起立站直，再计数1min 脉率。如由卧位到立位脉率增加超过10～12次 /min 为交感神经兴奋性增强。

（3）竖毛反射：搔划或以冰块刺激受检者的颈、胸等部位的皮肤，正常人于4～5s 后出现竖毛反应（可见竖毛肌收缩，毛囊处隆起如鸡皮状），7～10s 时最明显，15～20s 消失。

（4）组胺试验：试验前停用降压药、镇静剂、麻醉剂及麻醉性镇痛剂2～3日。受检者安静平卧至血压稳定，或于冷压试验后待血压恢复到基础水平时进行试验，记录稳定后的血压作为对照。先静脉滴注生理盐水保持液路通畅，然后取组胺基质0.025～0.05mg（磷酸组胺0.07～0.14mg），溶于0.5ml 生理盐水中从输液管快速注入。注入组胺后，于对侧上臂测量血压，每30s 测1次，连续测5min，以后改为每分钟测1次，再测10min，或血压恢复到基础水平为止。收集注射组胺前后各1h 的尿，测儿茶酚胺含量。

结果判定：a. 注射组胺后血压较基础值升高 >8.0/5.3kPa，持续时间 >5min。b. 注射组胺后血压较冷压试验的最高值升高 >2.5/1.5KPa，持续时间 >5min。c. 出现典型症状。具备上述 a、c 两项或 b、c 两项为试验阳性。

（5）体位变换试验

a. 卧立反射：受检者平卧休息20min，每3～5min 测量上臂血压与脉搏1次，或用多导记录仪同步记录血压、心率、心电图。待血压、心率稳定后，令受检者突然站立，继续监测上述参数，直至血压恢复到原水平。站立后收缩压下降2～2.67kPa（15～20mmHg），或心率增加达24次 /min 为阳性；低于上述值为阴性。站立后收缩压下降 >2.67kPa （20mmHg），或心率增加 >24次 /min，或有晕厥发作为强阳性。

b. 立卧反射：受检者直立，监测参数与方法同上，待稳定后突然平卧，继续监测上述参数，直至血压稳定或恢复到立位水平。卧倒后脉搏减少8～12次 /min 为阳性，>12次 /min 为强阳性。

（6）皮肤划纹征

自主神经系统是调节内脏活动的神经组织，又称植物神经系统、内脏神经系统，是神经系统的重要组成部分，由交感神经和迷走神经两大系统组成，主要支配心肌、平滑肌、内脏活动及腺体分泌，受大脑皮质和下丘脑的支配和调节，不受意志所控制，所以称为自主神经。人体在正常情况下，功能相反的交感和迷走神经处于相互平衡制约中，在这两个神经系统中，当一方起正作用时，另一方则起负作用，平衡协调和控制身体的生理活动是自主神经的功能。当自主神经系统的平衡被打破，会出现各种各样的功能障碍。皮肤划纹反射是皮肤科常用的物理检查方法，是通过观察局部毛细血管的舒缩反应来了解自主神经功能的检查法。用于检查过敏性皮肤病如荨麻疹、药疹、异位性皮炎等。

皮肤血管舒缩反应受交感神经和迷走神经支配，皮肤受刺激时，交感神经使血管收缩。

白色划纹征是用钝头竹签轻而快速划过皮肤，观察8～10s，出现白色划纹，正常时可持续1～5min 即自行消失，如果超过5min 为阳性。表示皮肤血管收缩反应增强，提示交感神经兴奋性增高，引起血管收缩所致。红色划纹征是用钝头竹签稍加压力划过皮肤，经5～10s 后局部出现红色划纹，正常人可持续7～8min，如果持续时间较长，而且基底逐渐增宽或皮肤隆起、水肿表示皮肤血管扩张反应增强，提示迷走神经兴奋性增高，引起血管扩张所致。

2. 临床意义

（1）眼心反射超过12次 /min 提示迷走神经功能增强，迷走神经麻痹则无反应。如加压一侧眼球后脉率非但不减慢反而加速，则提示交感神经功能亢进。

（2）卧立试验如由卧位到立位脉率增加超过10～12次 /min 为交感神经兴奋性增强。

（3）竖毛反射受交感神经节段性支配，即颈8～胸3支配面部和颈部，胸4～7支配上肢，胸8～9支配躯干，胸10～腰2支配下肢。根据竖毛反射反应的部位可协助交感神经功能障碍的定位诊断。

（4）组胺试验 a. 正常人组胺试验阴性。b. 嗜铬细胞瘤，多呈阳性反应，阳性率可达50%～80%。注入组胺后先有短暂的血压轻度下降，然后迅速上升，多于2min 达到高峰，并出现临床症状。此时如注射苄胺唑啉，血压又迅速下降，对诊断更有帮助。注射组胺后尿儿茶酚胺含量较注射前明显增加。c. 部分嗜铬细胞瘤受检者组胺试验可反复多次阴性，可能与使用降压药有关。

（5）体位变换试验 a. 交感神经功能亢进：卧立反射心率增加 >24次 /min，或心率达100～120次 /min 以上。b. 迷走神经功能亢进：立卧反射心率减少 >12次 /min。

直立性低血压：卧立反射阳性。①直立时收缩压与舒张压均下降，心率变化较轻，提示由中枢神经系统调节功能异常所致。②直立时收缩压下降，舒张压上升，提示末梢血管扩张，回心血量减少，心排血量下降所致。

第六章　外科检查

外科检查主要包括皮肤黏膜、浅表淋巴结、头颈、甲状腺、乳腺、脊柱、四肢关节、男性生殖器、肛诊等检查。

第一节　皮肤黏膜

皮肤黏膜检查包括对皮肤、汗腺、毛发以及可见黏膜的检查。主要通过视诊进行，必要时配合触诊检查。检查时应在良好的自然光线下进行。

一、颜色

（一）苍白：主要由贫血、血管痉挛或充盈不足引起。见于寒冷、休克、雷诺氏病。

（二）发红：毛细血管扩张，血流加速和增多以及红细胞增多所致。如饮酒、运动、发热疾病、某些中毒，如阿托品、一氧化碳中毒等。

（三）发绀：缺氧引起，如心力衰竭、肺心病等。

（四）黄染：主要见于黄疸，由胆红素代谢障碍引起。

（五）色素沉着：表皮基底细胞的黑色素增多导致部分或全身皮肤颜色加深。如老年斑、妊娠纹、慢性肾上腺皮质功能减退症等。

（六）色素脱失：皮肤的络氨酸酶减少引起皮肤细胞的黑色素合成障碍所致，如白斑、白癜、白化症。

二、皮疹

皮疹是一种皮肤病理性变化。可有皮肤颜色改变、皮肤表面隆起或形成水疱等多种表现形式。其种类和发病原因较多，需要根据不同情况进行诊断。常见的皮疹：

（一）斑疹：只有局部皮肤颜色变化，既不高出皮面，也无凹陷的皮肤损害，见于斑疹伤寒，丹毒，风湿性、多形性红斑等，包括由于血管扩张而发红的红斑（猩红热、麻疹、药疹等），发生皮下出血的紫斑等。紫斑又分为直径在5mm 以下的点状出血或称瘀点和直径在5mm 以上的瘀血斑或称紫癜。这些斑疹，常由红色或紫色再变为褐色、黄色，直至最后消失。从出疹到消失，大约10～14d。

（二）丘疹（Papules）：是一种较小的实质性皮肤隆起伴有颜色改变的皮肤损害，见于药物疹、麻疹、猩红热、湿疹等。

（三）玫瑰疹（roseola）：多胸腹部出现，鲜红色、小的（直径多为2～3mm）圆形斑疹，压之褪色。对伤寒具有重要诊断价值。

（四）斑丘疹（maculopapular）：在斑疹的底盘上出现丘疹为斑丘疹，见于猩红热、风疹及药疹等。

（五）荨麻疹（urticaria）：又称风团，是局部皮肤暂时性的水肿性隆起，大小不等，形态不一，颜色或苍白或淡红，消退后不留痕迹，是皮肤速发型变态反应所致，见于异种蛋白性食物、药物或其他物质过敏、虫咬伤等。

三、皮肤出血点

皮肤出血点（cutaneous petechia）是指广泛性或局限性皮肤、黏膜下出血，形成皮肤、黏膜的红色或暗红色色斑，直径约3～5mm。

四、蜘蛛痣

蜘蛛痣（spider angioma）是一种特发性毛细血管扩张症，为皮肤小动脉分支末段扩张所形成。痣体有一个中心点，周围有呈辐射形的小血管分支，形态似蜘蛛，故而称为蜘蛛痣。易发生于上腔静脉分布的区域，如面部、颈部、上胸部、肩部及上肢部等。可见于肝硬化、急性肝炎等肝病受检者，也可见于健康者，如儿童、孕妇等人群。

五、肝掌

肝掌（liver palm）指患慢性肝炎特别是肝硬化后，在手掌拇指和小指的根部，大小鱼际处皮肤出现片状充血，或是红色斑点、斑块，加压后呈苍白色。肝掌为慢性肝炎、肝硬化的重要体征，但也可见于少数健康人。

六、水肿

组织间隙过量的体液潴留称为水肿（edema），通常指皮肤及皮下组织液体潴留，体腔内体液增多则称积液。根据分布范围，水肿可表现为局部性或全身性，全身性水肿时常同时有浆膜腔积液，如腹水、胸腔积液和心包腔积液。全身性水肿主要有心源性水肿、肾源性水肿、肝源性水肿、营养不良性水肿、黏液性水肿、特发性水肿、药源性水肿、老年性水肿等。

根据水肿的程度可分为轻、中、重度水肿。

轻度水肿：仅见于眼睑、眶下软组织，胫骨前、踝部的皮下组织，指压后可见组织轻度凹陷，体重可增加5%左右。

中度水肿：全身疏松组织均有可见性水肿，指压后可出现明显的或较深的组织凹陷，平复缓慢。

重度水肿：全身组织严重水肿，身体低垂部皮肤张紧发亮，甚至可有液体渗出，有时可伴有胸腔、腹腔、鞘膜腔积液。

七、皮肤其他检查

湿度与出汗、弹性、溃疡、皮下结节和毛发等检查。

第二节　浅表淋巴结

一、浅表淋巴结分布

浅表淋巴结呈组群分布，每一组群淋巴结接受一定部位的淋巴液。
（一）耳、乳突区的淋巴结接受来自头皮的淋巴液。
（二）颌下淋巴结群接受口底、颊黏膜、齿龈等处淋巴液。
（三）颏下淋巴结群收颏下三角区内组织、唇和舌部的淋巴液。
（四）颈深部淋巴结收集鼻咽、喉、气管、甲状腺等处淋巴液。
（五）右锁骨上淋巴结接受气管、胸膜、肺等处淋巴液。
（六）左锁骨上淋巴结接受食道、胃肠等器官的淋巴液。
（七）腋窝淋巴结收集躯干上部、乳腺、胸壁等处淋巴液。
（八）腹股沟淋巴结收集下肢、会阴、外生殖器等处淋巴液。

二、检查顺序

耳前、耳后、乳突、枕下、颌下、颏下、颈后三角、颈前三角、锁骨上窝、腋窝、滑车上、腹股沟、腘窝等。

三、检查内容

一般用浅部触诊法，触诊时应注意肿大淋巴结的部位、数目、大小、质地、压痛、活动度、有无粘连、局部皮肤有无红肿、破溃、瘢痕等。

四、检查方法

（一）颈部淋巴结检查：检查时，嘱受检者头稍低，或偏向检查侧，肌肉放松，便于触诊。检查者手指紧贴检查部位，由浅及深进行滑动触诊，检查颈后三角、颈前三角。

（二）腋窝淋巴结检查：检查腋窝时面对受检者，检查者应一手将受检者前臂稍外展，以右手触诊受检者左侧腋窝，左手检查右侧腋窝，检查腋窝两侧由浅及深至腋窝顶部。

（三）锁骨上淋巴结检查：受检者取坐位或仰卧位，头部稍向前屈，检查者用左手触受检者右侧，右手触受检者左侧，由浅部逐渐触摸至锁骨后深部。

（四）腹股沟淋巴结检查：受检者平卧，检查者站在受检者右侧，右手四指并拢，以指腹触及腹股沟，由浅及深滑动触诊，先触摸腹股沟韧带下方水平组淋巴结，再触摸腹股沟大隐静脉处的垂直组淋巴结，对左右腹股沟淋巴结检查进行比较。

第三节　头颈部

一、头部

头部检查包括头发、头皮、头颅等。一般以视诊为主，结合触诊。

（一）头发头皮

头发检查包括头发的颜色、疏密度、脱发的类型及特点。头皮检查包括头皮的颜色、有无头皮屑、头皮癣、验证、外伤和瘢痕等。

（二）头颅

头颅检查包括头颅大小、外形和运动情况。头颅的大小以头围表示。头围测量时以眉心向后经枕骨粗隆一周。头颅在发育期的变化，胎儿期脑发育居全身各系统的领先地位，故出生时头相对大，为34cm，与体重、身长相似，出生第一年前3个月头围的增长约等于后9个月头围的增长。1岁时头围为46cm；生后第二年头围增长减慢，约为2cm，2岁时头围48cm；2～15岁头围仅增加6～7cm. 因此，头围的测量在2岁以内最有价值。

头颅的大小异常或畸形是某些疾病的典型特征。

1. 小颅（microcell halid）：小儿囟门多在12～18个月内闭合，如过早闭合可形成小头畸形，同时伴有智力发育障碍。

2. 尖颅（oxycephaly）：亦称塔颅（tower skull），头顶部尖突高起，造成与颜面的比例异常，这是由于矢状缝与冠状缝过早闭合所致。见于先天性疾患尖颅并指（趾）畸形（acto-cephalosyndactylia），即ApeI’s 综合征。

3. 方颅（squared skull）：前额左右突出，头顶平坦呈方形，见于小儿佝偻病或先天性梅毒。

4. 巨颅（1arge skull）：额、顶、颞及枕部突出膨大呈圆形，颈部静脉充盈，对比之下颜面很小。由于颅内压增高，压迫眼球，形成双目下视，巩膜外露的特殊表情，称落日现象（setting sun．phencDmenon），见于脑积水。

5. 长颅（delichocephalia）：自颅顶至下颌部的长度明显增大，见于 Manfan 综合征及肢端肥大症。

6. 变形颅（deformirig skull）：发生于中年人，以颅骨增大变形为特征，同时伴有长骨的骨质增厚与弯曲，见于变形性骨炎（paget 病）。

二、头部器官

（一）眼

1. 眉毛：正常人眉毛的疏密不同。如稀疏或脱落，见于黏液性水肿、麻风病等。

2. 眼睑：正常眼睑与眼球接触，泪小管前浸在泪湖中。睑裂宽度：当眼睛睁开，平向前平视，上睑常覆盖角膜上缘2mm 左右；下睑位于角膜下缘水平，睑裂的宽度为6～10mm，从外眦角到内眦角大约28～30mm。

检查方法：一般是在自然光线下采用视诊和触诊检查。也可在手电筒下观察或裂隙灯下观察，检查时应注意双眼对比。

临床意义：

（1）眼睑有无先天异常，如眼睑缺损、睑裂狭窄、上睑下垂等。

（2）眼睑皮肤异常，如红、肿、热、痛、皮下气肿、肿块等。

（3）眼睑的位置异常，如比较双侧睑裂的宽窄，有无睑内、外翻。

（4）睑缘及睫毛异常，如倒睫、乱睫等。

3. 结膜：结膜为一透明的菲薄黏膜，柔软光滑且富弹性，覆盖于眼睑内面（睑结膜）、部分眼球表面（球结膜）以及睑部到球部的反折部分（穹隆结膜）。这三部分结膜形成一个以睑裂为开口的囊状间隙，称结膜囊。

（1）检查方法：检查睑结膜和穹隆结膜时，须翻转眼睑。翻下睑比较容易，有拇指或食指将下睑往下牵拉，同时让受检者向上看，下睑结膜即可以完全露出。

（2）临床意义：

①颜色：有无出血、贫血或充血、色素增生或银沉着。球结膜充血有两种：深层者名睫状充血，又称角膜周围充血；浅层者名结膜充血，又称球结膜周边充血。

②表面情况：有无异物、水肿、干燥、滤泡、结节、溃疡、睑裂斑、翼状胬肉、淋巴管扩张或肿瘤。

4. 巩膜：是眼球纤维膜的后5/6部分。前方连接角膜，后方与视神经的鞘膜延续。巩膜在视神经穿出部附近最厚，愈前愈薄，在肌腱附着处又增厚（巩膜厚度：后极部1mm，赤道部0.4～0.5mm，直肌附着处0.3mm）。其与角膜交界处，外面有环形的角膜沟，深部有巩膜静脉窦。小儿的巩膜为浅蓝色，成年为白色，老年因脂肪沉着而带黄色。巩膜结构坚韧，有支持和保护眼内组织的作用。

（1）巩膜检查法：拇指食指捏起上睑向外下方牵拉并翻转，嘱令受检者向下内看，或按下睑，受检者向上看，以观察各部巩膜颜色，最好在自然光线下进行检查。

（2）临床意义：首先应注意巩膜是否有变色改变，正常为白色，可发生黑色素斑、银染症、贫血或黄疸；老年人的巩膜稍发黄，小儿者稍发蓝，蓝色巩膜乃表示巩膜菲薄，透见深部色素所致。此外，尚应注意有无结节样隆起，患巩膜炎时，结节一般发生在角膜周围，并呈紫蓝色充血。由于巩膜组织变薄，可以出现巩膜葡萄肿。有高眼压的受检者，应特别注意有无前部或赤道部隆起的葡萄肿。前部者应鉴别是睫状部的葡萄肿或是间插葡萄肿。

5. 角膜：指位于眼球壁前端1/6，无血管的透明纤维膜，又称角膜。正常角膜高度透明，表面光滑，前凸后凹，形如凸凹透镜，边缘与巩膜似表壳相接。从后面看是圆形，从正前面看是横圆形，这是因为前面角膜的上下缘受巩膜和结膜的伸展被覆多于水平两侧之故。角膜分为角膜本部和角膜缘部。组织学上由前向后分五层：上皮细胞层、前弹性层、基质层、后弹性层和内皮细胞层。但在裂隙灯活体显微镜下可看到泪膜、上皮、前弹性层、基质、后弹性膜、内皮六层。

（1）检查方法：感觉检查时可将一小块消毒棉花搓成一尖形，用其尖端轻触角膜表面；

要注意应从眼的侧面去触，不要使受检者从正前面看到检查者的动作，以免发生防御性的眨眼，影响检查结果。如果感觉正常时，当触到角膜后，必然立刻出现反射性眨眼运动。如果反射迟钝，就表示有感觉减低，如果感觉完全消失，触后无反应。两眼对比检查。

（2）临床意义：在弥散的自然光线下尚可观察角膜弯曲度之情况，如果怀疑呈圆锥形，则可嘱受检者向下看，此时角膜的顶点就可将下睑中央部稍为顶起，由此更可以证明是圆锥角膜。同时也应注意是否为球形角膜、扁平角膜、角膜膨隆或角膜葡萄肿。

6. 虹膜：是眼球壁中层的扁圆形环状薄膜。位于角膜和晶状体之间，透过角膜可以看到，俗称“黑眼球”。中央有一个小圆孔，称瞳孔，光线由此进入眼内。虹膜主要由结缔组织构成，内含色素、血管、平滑肌。虹膜的颜色因含色素的多少和分布的不同而异，一般有黑色、蓝色、灰色和棕色等几种。虹膜可以发生炎症、水肿、外伤等。

7. 瞳孔：瞳孔检查包括瞳孔外观以及瞳孔反射的检查。外观检查包括瞳孔的大小、形态、数目、位置以及边缘是否整齐，检查时应两侧对比。

正常的瞳孔为圆形，黑色透明，两侧等大，直径约2.5mm，除了生理调节变化外，若瞳孔直径小于1.5mm或大于5mm，边缘不规则，色泽异常，对光反应迟钝或消失等，常常提示瞳孔有病变存在。

（1）检查方法：

①直接对光反应：嘱受检者对光而坐，两眼向正前方5m以外远处直看，检查者用手掌遮盖受检者的双眼，去除一手的遮盖而观察该眼瞳孔是否收缩，再遮盖此眼而去除另一手以观察另一瞳孔是否收缩，并比较两瞳孔收缩的快慢及程度。

②间接对光反应或称同感反应：嘱受检者对光而坐，遮盖受检者的一眼，在撤开遮盖时，观察另一眼瞳孔的收缩情况。

（2）临床意义：瞳孔呈白色见于白内障、虹膜睫状体炎、青光眼、眼外伤、高度近视，或全身性疾病如糖尿病。瞳孔呈青绿色常见于青光眼。

8. 眼球

（1）眼球突出：见于眼眶的炎症、水肿、肿瘤或外伤，海绵窦血栓形成或眼球增大等可引起一眼或两眼眼球突出。甲状腺功能亢进征时，表现Joffroy征，上视时无额纹出现、Stellwag征：瞬目减少；Graefe征：眼球下转时上睑不能相应下垂；Mobius征：表现为集合运动减弱，即目标由远处逐渐移近眼球时，两侧眼球不能适度内聚。

（2）眼球下陷：双侧见于严重脱水，单侧下陷见于Horner综合征，是由于颈交感神经麻痹引起，有瞳孔缩小，眼球内陷等症状。眶骨骨折所致，眼睑皮下气肿，有捻发音，眼球内陷。

（3）眼球运动检查：眼球运动状态的检查，眼球运动是由3条（第Ⅲ、Ⅳ、Ⅵ）颅神经支配下，12条眼外肌的平行协调运动。眼球活动异常一般可通过单眼及双眼的运动与正常运动范围比较，判断是共同性斜视的运动相对亢进或不足，还是麻痹性斜视的运动障碍。

检查方法：受检者头位正直仅眼球跟随目标转动，检查者手持聚光电筒位于受检者前方约0.5m处，除了观察眼球向各方位运动时是否达到正常范围外，还要观察点光源在角膜反光点的位置是否保持在瞳孔中心。对于能配合者可结合遮盖法了解各注视眼位是否均保持正位或斜视度数是否一致。

正常情况下，眼球沿X轴、Z轴的转动为随意运动，沿Y轴的旋转为不随意运动。检查时，可用手指引导受检者的两眼自原眼位向上、下、左、右、颞上方、颞下方、鼻上方、鼻下方运动，检查眼球运动是否正常。

临床意义：麻痹性斜视的眼球运动障碍不但在单眼运动时出现，同样也表现在双眼运动的不平衡上。

眼球震颤（nystagmus；NY）是一种不自主、有节律性、往返摆动的眼球运动。方向分为水平型、垂直型、旋转型等，以水平型为常见，通常以快相方向表示眼球震颤方向，快相为代偿性恢复注视位的运动。

（4）眼压：眼压指眼球内部的压力，简称为眼压。是眼内容物对眼球壁施加的均衡压力。正常人的眼压稳定在一定范围内，以维持眼球的正常形态，使各屈光介质界面保持良好的屈光状态。正常眼压的范围为10mmHg～21mmHg（1.33kPa～2.80kPa）。

指测眼压法：嘱受检者双眼自然向下看，检查者以两食指尖由睑板上缘之上方轻触眼球，两食指尖交替轻压，根据传达到指尖的波动感，估计眼球压力的高低。一般正常为 Tn，眼压高为 T+1、2、3，眼压低为 T-1、2、3。

眼压计测量法：必要时用眼压计测量法，分为压陷式和压平式两种。

临床意义：眼压增高以青光眼多见。

（二）耳

1. 耳廓检查

视诊：观察耳廓大小、形状、位置，有无畸形、缺损，有无增厚、红肿，两侧是否对称，耳周、乳突尖部有无异常。

触诊：检查者两手以同等压力触压受检者两侧乳突部及周围淋巴结，注意有无触压痛及肿块，波动感等。指压耳屏或牵拉耳廓有无疼痛。

2. 外耳道检查

是将额镜反光的焦点先投射到受检者的外耳道口处进行耳廓和外耳道检查，观察外耳道是否有异物，损伤，细菌感染。

3. 鼓膜检查

检查方法：是通过检查鼓膜色泽，活动度，形态位置，穿孔来判读鼓膜情况。受检耳朝向检查者，检查者坐定后调整额镜，使额镜的反光焦点投照于受检外耳道口，然后检查者一手将耳廓向后、上、外方轻轻牵拉，使外耳道变直；另一手食指将耳屏向前推压，使外耳道口扩大，以便看清外耳道及鼓膜。

临床意义：白色斑块为鼓膜炎，鼓膜后上部有脓疱为大疱性鼓膜炎，鼓膜穿孔。

4. 乳突：乳突因其位置隐蔽，结构复杂，投照难度高，可采用 CT 检查，了解是否存在中耳乳突炎。观察局部有时出现皮肤红肿，乳突压痛，有时可见瘘管或瘢痕。

5. 听力：详见“耳鼻咽喉科检查”一章。

（三）鼻

1. 外鼻观

检查方法：对受检者先检查鼻外形有无畸形、前鼻孔狭窄，鼻梁有无偏曲、塌陷、肿胀、增宽，皮肤色泽是否正常。再以拇指和食指检查外鼻有无触痛，鼻骨有无塌陷、移位、骨摩擦感。并注意讲话时有无闭塞性或开放性鼻音，鼻分泌物性质及有无特殊臭味。然后进行鼻窦表面检查，观察面颊部、内眦及眉根附近皮肤有无红肿，局部有无隆起，眼球有无移位及运动障碍，面颊、眼内上角处有无压痛，额窦前壁叩痛等。

临床意义：鼻梁歪斜和凹陷，除先天发育畸形外，主要是由于外伤和萎缩性鼻炎所引起。如果外伤引起一侧鼻骨骨折往往导致鼻梁歪斜，二侧同时骨折可见鼻梁正中凹陷呈马鞍状。萎缩性鼻炎起病于童年期者可影响鼻部发育而呈鞍鼻。另外高度鼻中隔偏曲者，鼻梁也可能显著歪斜。增殖体肥大的儿童可见鼻翼发育不良和前鼻孔狭窄。巨大和多发性鼻息肉可使鼻梁变宽，外鼻扁平，鼻背饱满，形似蛙背，称作蛙鼻。少数萎缩性鼻炎受检者具有特殊的鼻部外形，鼻梁宽而平，鼻尖上方轻度凹陷，鼻翼掀起。外鼻皮肤青紫瘀肿多由于外伤引起血管破裂，血液瘀积于皮下形成。外鼻部皮肤潮红油润或毛细血管扩张、皮肤增厚、粗糙不平呈橘皮样多为酒渣鼻。鼻唇间皮肤脱屑或皲裂多为变态反应或慢性鼻窦炎脓液刺激所引起。患急性上颌窦炎时，有时可见面颊部皮肤红肿；急性筛窦炎时，眶内角近内眦部皮肤可能红肿；急性额窦炎时，则眶内上角、眉根部皮肤可能红肿。鼻窦囊肿有时可见面部膨隆或压之有乒乓球的感觉。

2. 鼻腔

鼻腔检查包括鼻前庭检查、前鼻镜检查和间接鼻咽镜检查。

检查方法：

（1）鼻前庭检查法：瞩受检查者头稍后仰，以手指将鼻尖抬起，再左右推动，借额镜反射的光线观察鼻前庭皮肤有无充血、肿胀、皲裂、溃疡、疖肿、隆起及结痂，有无鼻毛脱落等。

（2）前鼻镜检查法：检查者一手执鼻镜，以拇指及食指捏住前鼻镜的关节，左手持前鼻镜，先将前鼻镜的两叶合拢，与鼻底平行伸入鼻前庭，不可越过鼻阈。右手扶持受检者头部，随检查需要变动头位。缓缓张开镜叶，依次检查鼻腔各部。先使受检者头位稍低（第一位置），由下至上顺序观察鼻底、下鼻道、下鼻甲、鼻中隔前下部，再使受检者头后仰30°（第二位置），检查中鼻道、中鼻甲及嗅裂和鼻中隔中部，再使受检者头后仰至60°（第三位置），观察鼻中隔上部、鼻堤、中鼻甲前端等。注意鼻甲有无充血、贫血、肿胀、肥厚、萎缩，中鼻甲有无息肉样变，各鼻道及鼻底有无分泌物及分泌物的性状，鼻中隔有无偏曲、穿孔、出血、血管曲张、溃疡糜烂或黏膜肥厚，鼻腔内有无新生物、异物等。如下鼻甲肥大，可用1%麻黄碱生理盐水收缩后再进行检查。检查完毕，取出前鼻镜时勿将镜叶闭拢，以免钳夹鼻毛。有时见下鼻甲瘦小，但色泽正常，可瞩受检查者卧于下鼻甲较小一侧约5min，起立后立即再做前鼻子镜检查，如下鼻甲体积不变大，须考虑为早期下鼻甲萎缩。

（3）后鼻镜检查法，见间接鼻咽镜检查法。

正常情况下，鼻前庭皮肤无肿胀、糜烂、溃疡、结痂及鼻毛无脱落。鼻黏膜呈淡红色，无腺体样增值或残留，表面光滑湿润；如以卷棉子轻触下鼻甲，可觉粘膜柔软而有弹性，各鼻道均无分泌物积聚。

临床意义：鼻前庭检查有丘疹伴疼痛见于鼻前庭疖肿，若有皲裂、结痂、鼻毛稀少、瘙痒等。前鼻镜检查急性炎症时黏膜呈鲜红色，有黏性分泌物。慢性炎症时黏膜呈暗红色，下鼻甲前端有时呈桑葚状，分泌物为黏脓性，变应性鼻炎的黏膜苍白水肿或呈淡紫色，分泌物水样清稀。萎缩性鼻炎黏膜萎缩、干燥，失去正常光泽，被覆脓痂，下鼻甲缩小，中鼻甲偶见肥厚或息肉样变。中鼻道有脓性分泌物系前组鼻窦病变所致，嗅沟有脓性分泌物则为后组鼻窦病变所致。后鼻镜检查正常标志物不清楚，黏膜色泽异常，腺体样增值或残留，有溃疡、新生物及分泌物等。

3. 鼻窦

鼻窦又称鼻旁窦、副鼻窦。鼻腔周围多个含气的骨质腔。它们所处位置较深，上颌窦位于鼻腔两旁、眼眶上面的上颌骨；额窦在额骨内；筛窦位于鼻腔上部的两侧，由筛管内许多含气小腔组成；蝶窦在鼻腔后方的喋骨内。它们均以小的开口与鼻腔相通。鼻窦除参与湿润和温暖吸入的空气外，还对人的脸部造型、支撑头颅内部、减轻头颅重量等方面起重要作用。

检查方法：

（1）上颌窦：检查者双手固定于受检者的两耳后，将拇指分别置左右颧部向后按压，询问有无压痛，并比较两侧压痛有无区别。也可用右手中指指腹叩击颧部，并询问有否叩击痛。

（2）额窦：一手扶持受检者枕部，用另一拇指或食指置于眼眶上缘内侧用力向后向上按压。或以两手固定头部，双手拇指置于眼眶上缘内侧向后、向上按压，或用另一拇指或食指置于眼眶上缘内侧用力向后向上按压。询问有无压痛，两侧有无差异，也可用中指叩击该区，询问有无叩击痛。

（3）筛窦：双手固定受检者两侧耳后，双侧拇指分别置于鼻根部与眼内眦之间向后方按压，询问有无压痛。

（4）蝶窦：因解剖位置较深，不能在体表进行检查。

临床意义：可见于急性鼻窦炎、慢性鼻窦炎。

（四）口

1. 口唇：注意口唇颜色，有无疱疹、口角糜烂及歪斜。

2. 口腔黏膜：正常为粉红色。注意麻疹黏膜斑等。

3. 牙齿：注意有无龋齿、残根、缺牙和义齿等。

4. 牙龈：正常牙龈为粉红色，质坚韧且与牙颈部紧密贴合。检查时注意有无出血和溢脓等。

5. 舌：检查时注意舌质、舌苔、舌的活动状态。正常人舌质淡红、湿润、柔软，活动自如，伸舌居中，无震颤，舌苔薄白。

6. 咽部及扁桃体

检查方法：检查者让受检者口张大并发“啊”音。用压舌板在舌的前2/3与后1/3交界处迅速下压，此时软腭上抬，在照明的配合下即可见软聘、腭垂、软腭弓、扁桃体、咽后壁等。

临床意义：咽部黏膜充血、水肿见于急性咽炎；咽后壁簇状淋巴滤泡增生呈鹅卵石样见于慢性鼻炎、鼻窦炎。检查扁桃体有无充血、肿大和脓性分泌物，了解扁桃体肿大的分度（不超过咽腭弓为Ⅰ度肿大；超过咽腭弓为Ⅱ度肿大；达到或超过咽后壁中线为Ⅲ度肿大）。

7. 喉：位于喉咽之下，喉下为气管。喉由软骨、肌肉、韧带、纤维组织及黏膜组成的一个管腔结构，是发音的主要器官。但声音的协调和语言的构成还需肺、气管、咽部、口腔、鼻腔、鼻窦等配合才能完成。上述任何组织发生病变，都会使声音变异。急性嘶哑或失音，常见于急性咽喉炎，慢性失音考虑喉癌。

8. 口腔气味：健康人口腔无特别气味，某些疾病可以引起口腔的特殊气味。如牙龈炎腥臭味、糖尿病酮症酸中毒烂苹果味等。

（五）腮腺

腮腺位于耳屏、下颌角及颧弓所构成的三角区内，正常时不能触及。腮腺肿大见于化脓性腮腺炎、颈部及耳前淋巴结炎、病毒所引起的腮腺炎、腮腺肿瘤等。

三、颈部

（一）颈部外形和分区

正常人颈部直立时两侧对称，廋者较细长，矮胖者比较粗短。男性甲状软骨突出，形成喉结。女性较平坦，转头时可见胸锁乳突肌突起。

颈前三角区：上界为下颌骨下缘，内侧界为颈前正中线，外侧界为胸锁乳突肌内缘。颈后三角：位于锁骨上缘、斜方肌前缘及胸锁乳突肌后缘之间。

（二）颈部运动

正常人坐位时颈部伸屈、运转自如。病理情况下见于严重消耗性疾病、进行性肌萎缩、斜颈、颈肌外伤等。

（三）颈部包块

颈部包块原因较多，如颈部淋巴结炎性肿大、肿瘤淋巴结转移等。

（四）颈部血管

1. 颈静脉：正常人立位或坐位时颈外静脉不显露，平卧位时稍见充盈，但仅限于锁骨上缘至下颌角距离的2/3处，若超过上述水平或半卧位45° 时颈静脉充盈、胀大、饱满，则称颈静脉怒张。颈静脉怒张表明静脉压增高，可以反映右心房压力变化及容量变化。由于右侧颈静脉较左侧颈静脉短，并且为上腔静脉的直接延续，所以右侧颈静脉较左侧更能反映右心房的压力变化。

检查方法：受检者取卧位时，检查者检查其颈静脉，看看充盈度是否超过锁骨上缘至下颌角距离的下2/3处。或取立位与坐位观察有无明显静脉充盈。它多见于右心衰、心包疾患及上腔静脉综合征。颈静脉搏动柔和，范围弥散，触诊时无搏动感，见于三尖瓣关闭不全。

临床意义：检查时发现其卧位时颈静脉充盈度超过锁骨上缘至下颌角距离的下2/3处，或立位与坐位可见明显静脉充盈，可能是患有右心衰，心包疾病及上腔静脉综合征。颈静脉怒张伴有正性颈静脉搏动多见于严重充血性右心衰竭伴重度三尖瓣关闭不全时（功能性或器质性），同时可见受检者四肢尖端（如手指）的静脉有随心脏收缩的收缩期搏动。颈静脉怒张而无肝脏瘀血肿大及（或）下肢水肿者应考虑上腔静脉梗阻。

2. 颈动脉检查嘱受检者取坐位或者仰卧位。视诊有没有颈动脉搏动，正常人颈动脉搏动不明显，只有在剧烈活动后才可见颈动脉的微弱搏动。触诊颈动脉，以拇指置于甲状软骨水平胸锁乳突肌内侧，触摸颈动脉搏动，并且比较出两侧颈动脉搏动有无差别。

3. 颈部血管听诊一般让受检者取坐位，用钟型听诊器听诊，如发现异常杂音，应注意其部位、强度、性质、音调、传播方向和出现时间，以及受检者姿势改变和呼吸等对杂音的影响。如在颈部大血管区听到血管性杂音，应考虑颈动脉或椎动脉狭窄。颈动脉狭窄的典型杂音来自颈动脉分叉部，并向下颌部放射，出现于收缩中期，呈吹风样高音调性质。这种杂音提示颈动脉血流加快和颈动脉粥样硬化狭窄，但也可见于健侧颈动脉，可能是代偿性血流增快的关系。若在锁骨上窝处听到杂音，则可能为锁骨下动脉狭窄，见于颈肋压迫。颈静脉杂音最常出现于右颈下部，它随体位变动、转颈、呼吸等改变其性质，与动脉杂音不同。如在右锁骨上窝听到低调、柔和、连续性杂音，则可能为颈静脉流入上腔静脉口径较宽的球部所产生，这种静脉音是生理性的，用手指压迫颈静脉后即可消失。

第四节　甲状腺

一、甲状腺检查

甲状腺位于颈部甲状软骨下方，气管两旁。

（一）甲状腺视诊

观察甲状腺的大小和对称性。正常人甲状腺外观不明显，女性在青春发育期可略增大。检查时嘱被检查者做吞咽动作，可见甲状腺随吞咽动作而向上移动。

（二）甲状腺触诊

1. 甲状腺峡部：甲状腺峡部位于环状软骨下方第二至第四气管环状软骨前方。检查者站于受检者前面用拇指或站于受检者后面用食指从胸骨上切迹向上触摸，嘱受检者做吞咽动作，甲状腺在手指下滑动，判断有无肿块和异常。

2. 甲状腺侧叶：前面触诊：一手拇指施压于一侧甲状软骨，将气管推向对侧，另一手食指、中指在对侧胸锁乳突肌后缘向前推挤甲状腺侧叶，拇指在胸锁乳突肌前缘触诊，配合吞咽动作，可触及被推挤的甲状腺。用同样方法检查另一侧甲状腺。后面触诊：类似前面触诊。一手食指、中指施压于一侧甲状软骨，将气管推向对侧，另一手拇指在对侧胸锁乳突肌后缘向前推挤甲状腺，食指、中指在其前缘触诊甲状腺。配合吞咽动作。用同样方法检查另一侧甲状腺。

二、甲状腺肿大的分度

（一）轻度（Ⅰ度）肿大：颈部看不到，但触诊可以摸到甲状腺。

（二）中度（Ⅱ度）：颈部可以看到肿大的甲状腺，而且触诊可以摸到肿大的轮廓，但甲状腺没有超过胸锁乳突肌的后缘。

（三）重度（Ⅲ度）：视诊和触诊都可以发现甲状腺肿大，甲状腺超出了胸锁乳突肌的后缘。

三、甲状腺肿大的原因

（一）单纯型甲状腺肿。
（二）甲状腺功能亢进。
（三）甲状腺癌。
（四）慢性淋巴性甲状腺炎。
（五）结节性甲状腺肿。
（六）甲状腺瘤。

第五节　乳房

乳房位于前胸壁，乳头位置相当于锁骨中线第4肋间，左右各一个。妇女在青春期由于性激素的刺激乳房逐渐长大。成年妇女的乳房呈半球形，乳头呈圆柱形，中央部分的皮肤呈淡红色，有皮脂腺称乳晕。

一、检查乳房的时间

女性在月经第7～10d（自月经第1d算起）。

二、乳房的分区

乳房分6个区：①内上象限；②内下象限；③外下象限；④外上象限；⑤乳晕区；⑥乳腺尾叶及腋窝区。

三、检查方法

体位：平卧位或坐立位。
方法：手指并拢，以指腹轻压，左手查右乳，右手查左乳，不应抓捏。
顺序：按内上象限、内下象限、外下象限、外上象限顺序检查。

四、检查内容

（一）视诊

1. 在光线良好处，面对镜子，双手自然下垂。
2. 仔细观察两边乳房有无大小不对称，乳头是否在同一水平线上，乳头是否回缩或凹陷，有无糜烂。皮肤有无轻微凹陷，水肿或“橘皮样”变化。

（二）触诊

1. 查左乳时，左手放置头后部，平躺时左肩垫高，以右手检查左乳。查右乳时反之。

2. 手指轻压，注意乳房有无压痛，肿块部位、大小、形状、硬度、活动度，表面是否光滑，边界是否清楚，有无粘连等。

3. 检查腋下有无淋巴肿大。

4. 轻挤乳头，注意有无异常分泌物。

五、临床意义

病理情况下可以引起乳腺外形、质地、表面改变，如乳腺炎症、乳腺肿瘤。

第六节　肾脏

肾脏是人体的重要器官，它的基本功能是生成尿液，清除体内代谢产物及某些废物、毒物，同时经重吸收功能保留水分及其他有用物质，如葡萄糖、蛋白质、氨基酸、钠离子、钾离子、碳酸氢钠等，以调节水、电解质平衡及维护酸碱平衡。肾脏同时还有内分泌功能，生成肾素、促红细胞生成素、活性维生素 D_3、前列腺素、激肽等，又为机体部分内分泌激素的降解场所和肾外激素的靶器官。肾脏的这些功能，保证了机体内环境的稳定，使新陈代谢得以正常进行。

肾脏的位置：肾位于脊柱两侧，紧贴腹后壁，居腹膜后方。左肾上端平第11胸椎下缘，下端平第2腰椎下缘。右肾比左肾低半个椎体。左侧第12肋斜过左肾后面的中部，右侧第12肋斜过右肾后面的上部。右肾门正对第二腰椎横突，左侧正对第一腰椎横突，右肾由于肝脏的位置比左肾略低1～2cm。正常肾脏上下移动均在1～2cm 范围以内。体检时，除右肾下极可以在肋骨下缘扪及外，左肾则不易摸到。

临床上常将腰大肌外侧缘与第12肋之间的交点称为肾区（肋腰点），当肾脏有病变时，触压或叩击该区，常有压痛或震痛。

一、肾脏触诊

正常情况下，肾脏一般不易触及，有时可触到右肾下极。身材瘦长者，游走肾，肾下垂，或肾代偿性增大时，肾较易触到。

（一）方法

1. 双手触诊法：如触诊右肾时，受检者仰卧，两腿稍屈起，检查者位于受检者右侧，右手掌放在受检者右季肋部肋弓的下方，左手掌顶住受检者右后腰部。随着受检者呼吸运动将右手逐渐压向腹腔深部，同时用左手将后腹壁顶向前方，当两手相互配合触诊时即可触及肾脏。如未触到，让受检者深吸气，使肾脏下降，如果肾脏大部分能被触及，则可以将其在两手间夹住，有时仅能触及肾脏下极。

2. 反击触诊法：用双手触诊时，腹部上的手深按住肿块不动，在后腰部的手有节律地向前冲击，在腹部的手可有硬而有弹性的肾脏冲动的感觉。

3. 侧卧位触诊法：受检者侧卧，上侧的腿屈曲，下侧的腿伸直，检查者触诊手法同上，当受检者深吸气时，两手相对触诊。

4. 坐位触诊法：受检者坐在靠背椅上，腹肌放松，双手抱肩。检查者一手握住腰部，以拇指顶住下垂肾的上极，另一手进行触诊。

5. 浮沉触诊法：受检者站立位或坐位。检查者一手置于其腹部，另一手置于腰部，当腰部之手突然上抬时，腹部之手感觉有肿块冲动。此法适用于未发生粘连的肾盂积脓性肿块。

（二）临床意义

正常肾脏不易触及。触及肾脏时的可能病变：肾下垂、游走肾、肾肿大或肿块。

1. 肾下垂及游走肾：在深吸气时能触到1/2以上的肾即为肾脏下垂。有时右侧肾下垂易误认为肝肿大，左侧肾下垂易误认为脾肿大，应注意鉴别。如肾下垂明显并能在腹腔各个方向移动时称为游走肾。

2. 肾肿大：见于肾盂积水或积脓、肾肿瘤、多囊肾等。当肾盂积水或积脓时，肾的质地柔软而富有弹性，有时有波动感。多囊肾为不规则形增大，有囊性感。肾肿瘤则表面不平，质地坚硬。肾肿大的特征如下：

（1）肾肿大的外形仍保持肾形，即驼背的外缘和钝圆的上下极。既无脾切迹，也无锐利的舌形边缘。

（2）肾前方皆为肠管，故其前方叩诊为鼓音。肝、胆囊及脾表面与腹壁间无肠管，故表面叩诊为浊音。

（3）在腰背部，肾浊音区向内延及脊柱浊音区；肾浊音区向外，与脾或卵巢囊肿浊音区间，隔有一条纵行的狭长的结肠鼓音区。

（4）肾肿大除向前向下发展外，特点是向外侧即腰部发展，使正常人所具有的腰部凹陷曲线消失或外突。其他脏器肿块都少有此特点。

（5）右肾肿大有时可向上发展，顶向右膈穹窿，引起肝脏旋转，即肝后缘上升，肝前下缘下降，而覆盖于右肾的前方。

（6）肿大的肾能随呼吸运动而上下移动，也可稍被推动，除非因炎症等浸润而固定。

（7）在腹前部，右肾浊音区与肝浊音区间隔以结肠鼓音区。

（8）肿大的肾脏及盆腔内的肿块，与季肋之间的空隙仍存在，且可伸入手指。而肝脏、胆囊、脾脏之肿大或肿块，与季助间无间隙存在。

（9）肾脏肿大多为向下发展，但罕见达髂窝（除非巨大肾盂积水和包虫囊肿），更不会伸入盆内。相反，盆内肿块为自盆内向上发展，在肛门或阴道指诊时，仍可触及其盆内部分。

当肾脏和尿路有炎症或其他疾病时，可在一些部位出现压痛点。常见的有：

1. 季肋点（前肾点）：在两侧腹直肌外缘与肋弓交点处，右侧位置稍低，相当于肾盂位置。

2. 上输尿管点：在脐水平线上腹直肌外缘。

3. 中输尿管点：在髂前上棘水平腹直肌外缘，相当于输尿管第二狭窄处。

4. 肋脊点：背部第12肋骨与脊柱的夹角（肋脊角）的顶点。

5. 肋腰点：第12肋骨与腰大肌外缘的夹角（肋腰角）顶点，当肾脏或输尿管发生病变时，上述压痛点常出现不同程度的压痛。

（三）注意事项

1. 为避免受检者腹肌紧张，检查者可先将手掌置于腹壁上，使受检者适应片刻，再行触诊检查。
2. 检查时可同时与受检者交谈，转移其注意力，减少腹肌紧张。
3. 各种触诊法应结合不同的检查部位，灵活应用。

二、肾脏叩诊

肾脏叩诊了解肾区有无叩击痛。肾脏正常时肾区无叩击痛。当有肾炎肾盂肾炎、肾结石及肾周围炎症等病变，肾区有不同程度的叩击痛。

叩诊方法：用手指、手掌、拳头等叩击受检者肾区部位，使之震动而产生音响，根据其特点判断有无异常或有无疼痛，了解肾脏有无病变。

（一）方法

受检者采取立位、坐位或侧卧位，检查者用左手掌平放在受检者的肾区，右手握拳，用由轻到中等强度的力量向左手背进行叩击。叩诊时应嘱受检者充分暴露被检部位，肌肉放松。

（二）临床意义

肾区叩诊检查时出现叩击痛，见于肾炎、肾盂肾炎、肾结石及肾周围炎等病变。

需要检查的人群：常规体检项目，腹部异常者。

（三）注意事项

1. 环境安静和温暖。受检者裸露部位不应感到寒冷。检查者手要温暖。
2. 受检者应保持适当体位，如坐位、仰卧位、俯位。
3. 叩诊要按一定顺序进行，从上到下，从前到后，并作两侧对比。

叩诊时应嘱受检者充分暴露被检部位，肌肉放松。肾脏叩诊多用于确定肾脏的边界。

第七节 四肢

四肢检查以视诊、触诊为主。注意软组织的状态、肢体位置、形态及活动度等有无异常。

一、形态异常

（一）腕关节变形

1. 腱鞘囊肿：发生于腕部的背侧和桡侧。

2. 腱鞘滑膜炎：发生于腕关节的背面或掌面，见于类风湿关节炎、结核性病变引起。

3. 腱鞘纤维脂肪瘤：发生于腕关节的背面。

（二）指关节变形

类风湿关节炎引起，关节呈梭形，常为双侧。手指关节呈鸟爪形，见于尺神经损伤、脊髓空洞症等。

（三）膝关节变形

见于急性风湿性关节炎发作期，可有关节腔积液，大量积液出现浮髌现象。

浮髌试验，嘱受检者腿膝关节伸直，放松股四头肌，检查者一手挤压髌上囊，使关节液积聚于髌骨后方，另一手食指轻压髌骨，如有浮动感觉，即能感到髌骨碰撞股骨髁的碰击声；松开后则髌骨又浮起，则为阳性。

浮髌试验确定膝关节损伤时是否出现关节腔积液。正常膝关节腔内有液体约5ml，当关节腔积液达到或超过50ml时，浮髌试验为阳性，提示关节腔内有中等量积液。如果积液量太多，会出现髌骨下沉。

（四）杵状指

杵状指（clubbing digits）亦称鼓槌指，表现为手指或足趾末端增生、肥厚、呈杵状膨大。其特点为末端指（趾）节明显增宽增厚，指（趾）甲从根部到末端呈拱形隆起，使指（趾）端背面的皮肤与指（趾）甲所构成的基底角≥180°。杵状指（趾）可见于多种疾病：

1. 发绀型先天性心脏病：如法洛四联症，完全性肺静脉畸形引流、肺动静脉瘤、亚急性细菌性心内膜炎、感染性心肌炎、风湿性心脏病、慢性充血性心力衰竭、心包炎等。

2. 呼吸系统疾病：如支气管肺癌、支气管扩张、慢性肺脓肿、脓胸、肺气肿、肺结核、肠结核、特发性肺纤维化等。在肺部疾病中，杵状指常见于肺部肿瘤和慢性脓毒性疾病、肺内分流也可引起杵状指。

3. 消化系统疾病：如吸收不良综合征、克罗恩病、慢性溃疡性结肠炎、肠结核、慢性细菌性痢疾、阿米巴痢疾、蛔虫感染、结肠多发性息肉等。

4. 其他：可见于特发性骨关节病、脊髓空洞症、先天性梅毒，某些中毒如砷、磷、酒精等中毒。

5. 营养障碍性疾病：可见于肝硬化。

（五）匙状甲

匙状甲：又称反甲、凹甲，其甲板中央凹陷，四周外翻、跷起，称为匙状甲。在甲侧面观察更明显。所有甲板均可受累，常侵犯数个指甲，尤其是拇指指甲，趾甲受累较少。

匙状甲常见于缺铁性贫血、梅毒、甲状腺功能异常，偶见于风湿热及甲癣。儿童趾甲常见匙状甲，但这种匙状甲可自行消失，与缺铁有明显的关系。缺铁本身不引起甲畸形，缺铁时甲内胱氨酸含量低于正常，可造成匙状甲。此种匙状甲可发生于实验室检查有血清铁改变之前。匙状甲可能的发生机理：甲母指远端较近段明显低，这可能由于甲母指远端结缔组织缺氧和萎缩所致。远端指甲轻度膨大可产生向上的力而形成匙状甲。

（六）膝内翻、外翻

1. 膝内翻：又称 O 型腿。以两下肢自然伸直或站立时，两足内踝能相碰而两膝不能靠拢为主要表现的畸型疾病。

走路外八字脚、稍息姿势站立、长期穿高跟鞋、盘坐、跪坐、蹲马步等，增加膝关节外展的力量，该力牵拉膝关节外侧副韧带，长期处于此状态，导致膝关节外侧副韧带松弛。

膝关节内外侧副韧带是膝关节内外侧角度的稳定结构。当外侧副韧带松弛的情况下，内侧副韧带偏大的力量就会牵拉小腿胫骨向内侧旋转，形成膝内翻。

2. 膝外翻：也称为 X 型腿。指两足并立时，两侧膝关节碰在一起，而两足内踝无法靠拢。

正常的膝关节，压力是平均分布在关节面上的。而 X 型腿的人，由于膝关节外翻，身体重量过多集中于膝关节外侧关节面上，同时下肢力线不良，髌骨及股骨之间的摩擦增多，易导致髌骨软化。过度的压力和摩擦力，会导致膝关节外侧软骨面磨损，胫骨平台塌陷，继发骨性关节炎。

（七）足内翻、外翻

正常人当膝关节固定时，足掌可向内翻、外翻达35°。如足掌呈固定形内翻内收畸形，称足内翻；足掌呈固定形外翻、外展畸形，称足外翻。它们见于先天性畸形和脊髓灰质炎后遗症。

（八）肢端肥大

软组织、骨骼及韧带增生致使指端异常粗大，称指端肥大。见于垂体分泌生长激素过多所致。

二、运动功能障碍

运动功能障碍指随意运动兴奋、抑制或不能由意志控制，常见于神经系统疾病、精神障碍、外伤等。运动功能有随意运动和不随意运动两类。随意运动是有意识的，能随自己的意志进行的运动，又称自主运动。不随意运动指内脏运动神经和血管运动神经所支配的心肌、平滑肌的运动，是不经意识、不受自己意志控制的运动。一般所说运动指随意运动而言。运动神经系统指锥体系统、锥体外系（纹状体－苍白球系统）和皮质－脑桥－小脑系统，而由周围运动神经元发出冲动控制骨骼肌的活动

（一）神经、肌肉组织的损害

可出现不同程度的随意运动障碍。检查四肢的屈、伸、内收、外展、旋转及抵抗力。肢体随意运动的障碍称为瘫痪。

（二）关节的损害

关节病变可使关节的主动运动、被动运动出现障碍。

第八节　脊柱

脊柱检查通常以视、触、叩诊相互结合，其主要内容包括脊柱的弯曲度，有无畸形，脊柱的活动度及有无压痛、叩击痛等。

一、脊柱的弯曲度

健康成人脊柱存在四个生理性弯曲：颈椎前突、胸椎后突、腰椎明显前突、骶椎后突。检查时，用手指沿棘突以适当的压力从上向下划压，皮肤出现一条红色充血线，了解脊柱有无侧凸。

（一）脊柱后凸（kyphosis），即脊柱过度后弯，多发生于胸段，也称驼背（gibbus）。检查时可发现胸部塌陷，腹部向前凸出。脊柱胸段后凸原因由胸椎锥体结核引起，病变常发生在下胸部，由于锥体破坏，棘突向后明显突出，称为成角畸形。青少年胸段下部及腰段均于后凸，多为发育期姿势不良或患脊椎骨软骨炎的后果。成年人胸段成弧形（或弓形）后凸，见于强直性脊柱炎，脊柱强直固定，仰卧位脊柱亦不能伸平。老年人脊柱后凸，多发生在胸段上半部，为骨质退行性变、胸椎锥体被压缩而成。外伤性胸椎骨折后，可在任何年龄组中发生脊柱后凸。

（二）脊柱前凸（lordosis），即脊柱过度向前弯曲，发生在腰椎部分时，又称挺腰畸形，可见于妊娠等生理情况，也可因大量腹水、脊椎滑脱症、先天性髋关节脱位或炎症所致的髋关节屈曲畸形所致。在侧面尚可观察脊柱的屈伸活动范围及弯腰时活动的中心部位。腰前屈时，正常脊柱可弯曲成C形，而病态脊柱的活动度明显减少，主要活动中心在髋关节。

（三）脊柱侧凸（scoliosis），应记录侧凸的方向及部位C形、反C形、S形或反S形；两肩是否等高，双髂嵴上方是否水平。上身移向何侧，可从第7颈椎棘突垂一条直线来估计移位的程度。脊柱侧凸可分为：

1. 姿势性侧凸，见于儿童发育期坐位姿势不良、椎间盘脱出症、脊髓灰质炎后遗症等，如站立位有侧弯而在坐位或卧位消失时，可因两下肢不等长所致。

2. 器质性侧凸，见于枸偻病、慢性胸膜增厚、胸膜粘连及肩部畸形等病变，改变体位不能使侧凸得到纠正。

二、脊柱活动度

嘱受检者作前屈后伸，左右侧弯及旋转运动，其正常活动度为：颈椎：前屈后伸：35°～45度°，左右侧弯45°；胸椎：前屈30°，后伸20°，左右侧弯20°，腰椎：前屈75°～90°，后伸30°，左右侧弯20～35°。检查中无异常疼痛。

三、脊柱压痛与叩击痛

叩击痛可采用两种方法检查：

（一）直接叩诊法：是以叩诊锤或手指直接叩击各个脊椎棘突。椎体如患结核或脊椎炎时，叩打局部，出现深部疼痛，而压痛不明显或较轻。

（二）间接叩击法：嘱受检者取端坐位，检查者用左手掌面放在受检者的头顶，右手半握拳以小鱼际肌部叩击左手，观察受检者有无疼痛，正常人脊椎无叩击痛。如脊椎有病变，在受损部位可产生叩击痛。叩击痛阳性可见于脊椎结核、骨折及椎间盘突出。

第九节　肛门

一、视诊

肛门视诊观察肛门周围皮肤有无增厚、红肿、血性、脓性分泌物、皮疹及瘘管等病变。

（一）检查方法

让受检者背向光线站立，上身向前弯曲匍匐床一侧，使髋部弯曲成90° 姿势，检查者站在受检者侧面，用双手拇指将臀部肌肉轻轻分开，暴露肛门。该体位适用于门诊或轻症受检者。

（二）临床意义

1. 肛门炎或脓肿时可见肛门周围皮肤增厚、红肿、血性、脓性分泌物、皮疹及瘘管等改变。

2. 外痔及脱出的内痔（紫红色柔软肿块），应记录其部位，记录方法按时针面，尾骨端为12点。

3. 肛门皲裂（肛门黏膜狭长裂伤）。

4. 直肠脱垂，检查时嘱受检者取蹲位，用力屏气做排便动作，如在肛门外看到紫红突出物，即为直肠部分脱垂（直肠黏膜脱垂）或直肠完全脱垂（直肠壁全层脱垂）。

重点检查肛门周围皮肤增厚、红肿、血性、脓性分泌物、皮疹及瘘管等肛门病变相关症状者。

二、触诊

（一）检查体位

根据受检者情况，可采用仰卧位、左侧卧位或膝胸位。

（二）检查方法

肛门直肠指检可分为肛外指检和肛内指检两部分。肛外指检的方法是：戴好手套后，用食指触及肛门周围有无硬结、肿物和压痛，有无波动感，并检查肛外皮下有无瘘管、索条及走向等。医师右手食指戴指套或手套，并涂以润滑剂，如肥皂液、凡士林、液状石蜡后，将食指置于肛门外口轻轻按摩，等受检者肛门括约肌适应放松后，再徐徐插入肛门、直肠内。

（三）临床意义

1. 直肠癌：在肠壁上可摸到高低不平的硬块，其表面可有溃疡，肠腔常狭窄，指套上往往染有脓血和黏液。

2. 直肠息肉：可摸到质软而可推动的肿块，指套上常染有血迹。

3. 内痔：一般内痔是柔软的，即使摸到也不能分辨其大小和多少，但如有血栓形成，则可摸到光滑的硬结。

4. 肛瘘：可摸到索状物，有时在肛瘘内口可扪到小硬结或凹陷。

5. 肛门直肠周围脓肿：骨盆直肠间隙脓肿及直肠后间隙脓肿，在直肠内可摸到压痛性肿块，表面较光滑。其他间隙脓肿可用拇、食指作双指触诊检查，即食指放在直肠内，拇指放在肛周皮肤上，拇、食指触诊，可以发现肛管前深、后深间隙脓肿、坐骨直肠间隙脓肿或肛周脓肿。

6. 肛乳头瘤：可摸到质地中等而可推动的、长蒂肿物，指套干净。

第十节　男性外生殖器

男性的性器官具有性交功能，并有排尿和射精作用。阴茎主要由两个阴茎海绵体和一个尿道海绵体组成，外面包以基筋膜和皮肤。

一、阴茎检查

了解有无包茎。包茎是指包皮包住阴茎头，不能退至冠状沟，不能露出阴茎头甚至覆盖尿道口。

如果包皮包住阴茎头，但向上捋可退至冠状沟，称之为包皮过长。包皮过长，特别是包茎，容易使阴茎头、冠状沟内堆积污垢和细菌产物，长期刺激可致阴茎结节症，在阴茎头近冠状沟处可见有结节，触之有硬结。如果进一步发展可引起阴茎肿瘤，称之为阴茎癌。

二、阴囊及睾丸检查

正常情况下，两侧阴囊对称，睾丸大小相等，表面光滑，无结节及肿物。

如阴囊肿大、睾丸疼痛或出现结节或肿物，应进一步检查。

阴囊上方有蚯蚓样的隆起条索，可能是精索静脉曲张。

一侧阴囊肿大，睾丸鞘膜积液，用手电筒在一边照射，对面可透过光来；腹股沟斜疝，不能透光，同侧腹股沟偏内隆起并与阴囊肿物相连，平卧位或按压肿物，疝内的东西可还纳入腹而变小或消失；

睾丸若摸到结节有可能是附睾结核。

三、精囊

位于前列腺外上方，柔软，直肠指诊不能触到。精囊病变常常继发于前列腺、表现为精囊炎，或精囊结核。

第七章　妇科检查

妇科检查包括全身检查、腹部检查、盆腔检查和女性生殖器官检查，如检查外阴、阴道、子宫颈和子宫、输卵管、卵巢及宫旁组织和骨盆腔内壁的情况。对妇科疾病作出早期民现、早期诊断以及早期治疗。

第一节　外阴

视诊观察阴毛的多少和分布，阴蒂的大小、长短，大小阴唇有无畸形或水肿、炎症、湿疹、白癍、溃疡、赘生物、损伤等情况。

第二节　阴道、子宫颈

一、窥阴器检查

将窥阴器两叶并拢，侧向沿阴道后侧壁缓慢放入阴道内，然后向上向后推进，同时将窥阴器转平并张开两叶，暴露宫颈与阴道壁。观察宫颈大小、颜色、外口形状，有无糜烂、腺体囊肿、息肉、肿瘤或接触性出血，并注意阴道黏膜颜色、皱襞多少，有无炎症、畸形、肿瘤以及分泌物的量、性质、颜色、有无臭味等。

二、双合诊检查（阴道腹部联合检查）

（一）检查阴道

检查者一手戴无菌手套，以食、中二指沾无菌肥皂液少许后放入受检者阴道内，触摸阴道的弹性、通畅度，有无触痛、畸形、肿物、后穹窿结节及饱满感。

触及宫颈大小、软硬度、活动度，有无痒痛、肿物或接触性出血等。正常宫颈周边隆起，中间有孔。正常子宫呈倒梨形，长7～8cm，宽4～5cm，厚2～3cm，多数呈前倾前屈位，质地中等硬度，活动度好。

（二）检查子宫及附件

用阴道内手指将子宫颈推向后上方，使子宫体向前移位，同时另一手的四指放置耻骨联合上方向盆腔内按压，将子宫夹在两手之间，来回移动，可查清子宫的位置、大小、形状、软硬度、活动度及有无压痛。

然后将阴道内二指移向侧穹窿，在下腹部的手也移向盆腔的一侧，在内外两手之间检查宫旁组织、卵巢、输卵管，正常输卵管难以触及，卵巢有时可触及，压之有酸胀感。注意附件有无增厚、压痛或肿块，如有肿块，应进一步了解肿物的大小、形状、软硬度、活动度、有无压痛以及与子宫的关系。

三、女性阴道检查最佳时间

一般说来，妇科检查的最佳时间是月经干净3～7d之间进行，此时旧的子宫内膜已经脱落干净，新的子宫内膜刚刚开始生长，子宫内膜的厚度适中。这时进行操作，不至于损伤子宫内膜引起出血。

四、女性阴道检查前的准备工作

（一）检查前1d不可同房。阴道炎受检者在进行阴道检查的前一天不可同房。如没有使用安全套，男性精液很容易流入要抽取的切片样本中，影响检查结果；如使用安全套，其上面的的润滑剂也会一定程度上破坏阴道内的酸碱度，影响检查结果。

（二）检查前不可使用阴道药物。

第三节 白带常规

白带是女性从阴道里流出来的一种带有黏性的白色液体，它是由前庭大腺、子宫颈腺体、子宫内膜的分泌物和阴道黏膜的渗出液、脱落的阴道上皮细胞混合而成。女性正常的白带呈白色、絮状，高度黏稠，不黏附于阴道壁，多沉积于后穹窿部，无腥臭味。

白带常规检查是妇科常见的检查，主要检查内容包括阴道pH值、阴道清洁度、阴道微生物等，判断女性是否存在白带异常。

一、检查内容

（一）阴道pH值：正常阴道pH值为4～4.5，呈弱酸性，可防止致病菌在阴道内繁殖。

（二）阴道清洁度：阴道清洁度可分为4级：I度：显微镜下见到大量阴道上皮细胞和大量阴道杆菌。II度：镜下见有阴道上皮细胞，少量白细胞，有部分阴道杆菌，可有少许杂菌或脓细胞。III度：镜下见有少量阴道杆菌，有大量脓细胞与杂菌。IV度：镜下未见到阴道杆菌，除少量上皮细胞外主要是脓细胞与杂菌。I～II度属正常，III～IV度为异常白带，表示阴道有炎症。

（三）阴道微生物：正常情况：无。一般会有真菌、滴虫、淋球菌等项，如果有，则在结果上标示“+”（阳性），没有就是“-”（阴性）。

（四）胺试验：又称胺臭味试验，是诊断细菌性阴道疾病的方法。细菌性阴道炎者白带可发出鱼腥味，由于厌氧菌产生的胺遇氢氧化钾释放氨气所致。

（五）线索细胞：是细菌性阴道炎的最敏感、最特异的体征，根据胺试验阳性及有线索细胞即可做出细菌性阴道炎的诊断。

二、临床意义

（一）阴道 pH 值 >5～6时，可能为滴虫性或细菌性阴道炎。

（二）阴道清洁度为Ⅲ～Ⅳ度时，提示为阴道炎。

（三）阴道微生物检查出念珠菌、滴虫呈阳性，可提示有阴道炎。

（四）白带性状异常，如呈黄色或黄绿色伴臭味时，可能为滴虫性阴道炎；白带呈豆腐渣样，可能提示为真菌性阴道炎。

三、注意事项

（一）在进行白带检查前的24h 内，避免同房。

（二）检查前避免进行盆浴、阴道灌洗及局部用药。

（三）不宜在行经前后、妊娠期、应用雌激素药物后进行白带检查。

第四节　宫颈细胞学涂片检查

宫颈细胞学涂片检查（E.C）是一种宫颈细胞病变的筛查方法，在显微镜下检查有无异常细胞。一般采用阴道窥器通过从宫颈的鳞状上皮和柱状上皮交界处刮取细胞，在显微镜下进行细胞学检查。检查目的是对脱落细胞的形态观察，筛查阴道及宫颈感染、宫颈病变、宫颈癌。

一、注意事项

（一）检查最好安排在非月经期进行。

（二）若有妇科急性炎症或感染（比如淋病、滴虫感染、衣原体感染等），最好先治疗感染，待炎症消退后，再进行涂片检查。

（三）检查前24～48h 内不要冲洗阴道或使用置入阴道的栓剂，也不要进行阴道内诊检查。

二、宫颈涂片巴氏Ⅴ级分类法

目前所采用的细胞学诊断标准是巴氏Ⅴ级分类法：

巴氏Ⅰ级：正常细胞。

巴氏Ⅱ级：有不正常细胞，宜寻找可能发炎之病因，并接受治疗。

巴氏Ⅲ级：有可疑的癌细胞，必须重新再做一次子宫颈涂片检查，必要时必须做病理切片检查。

巴氏Ⅳ级：极为可疑的癌细胞，必须做病理切片检查证实。

巴氏Ⅴ级：确定有癌细胞，须做病理切片检查，观察癌症细胞侵犯程度

三、方法

宫颈涂片就是从子宫颈部取少量的细胞样品，放在玻璃片上，然后在显微镜下观察是否异常，是一种检查方法，定期检查宫颈涂片可以预防和早期发现宫颈癌。

四、临床意义

宫颈细胞学涂片检查查找癌细胞，是筛查宫颈癌和癌前病变的重要手段，可作为妇科门诊受检者的常规检查项目，也用于高危人群宫颈病变筛查和普通已婚女性宫颈病变定期普查。有助于发现生殖系统的其他病变和并发症，有利于针对性治疗。宫颈涂片是无创性检查，便于实施，便于接受，可用于宫颈病变治疗后的随诊和复查。

第八章　眼科检查

眼科检查包括眼附属器和眼前段检查。眼附属器检查包括眼睑、结膜、泪器、眼球位置和眼眶的检查。眼科检查可以评估眼的功能，常用的视功能检查包括视觉心理物理学检查（如视力、视野、色觉、暗适应、立体视觉、对比敏感度）和视觉电生理检查。视力、视野等检查需要检查者利用适当的设备进行检查并由受检者经过心理活动作出判断，故称为视觉心理物理学检查。

第一节　眼部一般检查

一、眼睑

一般是在自然光线下用视诊和触诊检查。主要观察内容：

（一）眼睑有无先天异常，如眼睑缺损、睑裂狭窄、上睑下垂等。

（二）眼睑皮肤有无异常，如红、肿、热、痛、皮下气肿、肿块等。

（三）眼睑的位置有无异常，如比较双侧睑裂的宽窄，有无睑内外翻。

（四）睑缘及睫毛有无异常。

二、泪器

泪器包括泪腺、泪道两部分。检查泪腺区有无肿块，注意泪点位置有无内外翻及闭塞，泪囊区有无红肿、压痛和瘘管，挤压泪囊时有无分泌物自泪点溢出，并通过器械检查泪液的分泌量，泪道是否狭窄及阻塞。

三、结膜

见本章第五节。

四、眼球前段

包括角膜、巩膜前段、前房、虹膜、瞳孔、晶体的检查。

五、角膜

注意角膜的大小、透明度、表面光滑度、新生血管、弯曲度和感觉。巩膜检查：注意巩膜有无黄染、结节、充血和压痛。前房检查：注意前房深浅，房水有无混浊、积血、积脓、异物等。

六、虹膜

注意虹膜颜色、纹理，有无新生血管、萎缩、结节、囊肿、粘连，有无虹膜根部离断、缺损和震颤现象。瞳孔检查：注意瞳孔的大小、位置、形状，瞳孔区有无渗出物、机化膜及色素，瞳孔的直接对光反射、间接对光反射、近反射是否存在。

七、晶体

注意晶体透明度、位置和晶体是否存在。

第二节　视力

视力是指视网膜分辨影像的能力。视力的好坏由视网膜分辨影像能力的大小来判定。

一、检查方法

（一）一般检查视力的距离为5m，视力表的1.0行与受检者的眼睛位于同一高度。

（二）照明充足，两眼分别检查，一般是先右后左（先检查裸眼视力，后检查矫正视力）。检查一眼时，须以遮眼板将另一眼完全遮住。但注意勿压迫眼球。

（三）检查时，让受检者先看清最大一行标记，如能辨认，则自上而下，由大至小，逐级将较小标记指给受检者看，直至查出能清楚辨认的最小一行标记。受检者读出每个视标的时间不得超过5s。如估计受检者视力尚佳，则不必由最大一行标记查起，可酌情由较小字行开始。

（四）如果受检者仅能辨认表上最大的“0.1”行E字缺口方向，就记录视力为“0.1”；如果能辨认“0.2”行E字缺口方向，则记录为“0.2”；如此类推。能认清“1.0”行或更小的行次者，即为正常视力。倘若对某行标记部分能够识别，部分不能辨认，如“0.8”行有3个字不能辨认，则记录“0.8–3”，如该行只能认出3个字，则记录为“0.7+3”，余类推。或0.1～0.4每行有1个看不清则记录为上一行的视力。0.5～0.8每行允许看错1个，如果看错两个记为上一行的视力。1.0～1.2每行允许看错两个，视力在1.5以上每行允许看错3个。

（五）如受检者在5米距离不能辨认出表上任何字标时，可让受检者走近视力表，直到能辨认表上“0.1”行标记为止。此时的计算方法为：视力 =0.1× 受检者所在距离（m）/5（m）.举例；如4米处能辨别出0.1的开口方向，则记录“0.08”（0.1×4/5=0.08）；同样如在2m 处辨别出0.1的开口方向，则为“0.04”（0.1×2/5=0.04）。

（六）如受检者在1m处尚不能看清“0.1”行标记，则让其背光数检查者手指，记录能清的最远距离，例如在30cm处能看清指数，则记录为“30cm指数”或“CF/30cm”。如果将检查者手指移至最近距离仍不能辨认指数，可让其辨认是否有手在眼前摇动，记录其能看清手动的最远距离，如在10cm处可以看到，即记录为“手动10cm”或“HM/10cm”。

（七）对于不能辨认眼前手动的受检者，应测验有无光感。光感的检查是在5m长的暗室内进行，先用手巾或手指遮盖一眼，不得透光。检查者持一烛光或手电在受检者的眼前方，时亮时灭，让其辨认是否有光。如5m处不能辨认时，将光移近，记录能够辨认光感的最远距离。无光感者说明视力消失，临床上记录为“无光感”。有光感者，为进一步了解视网膜机能，尚须检查光定位，方法是嘱受检者注视正前方，在眼前1m远处，分别将烛光置于正前上、中、下，颞侧上、中、下，鼻侧上、中、下共9个方向，嘱受检者指出烛光的方向，并记录之，能辨明者记“+”，不能辩出者记“–”并注明眼鼻、颞侧。

二、参考值

多数人认为只要视力能达到1.0以上就是正常。实际上，1.0的视力只能说明人的部分视力正常。视力正常的标准还包括以下内容：（1）中心视力，（2）周围视力，（3）立体视力。

三、临床意义

视力异常可以见于近视、远视、弱视等疾病。

四、视力表

（一）视力表是用于测量视力的图表。国内使用的视力表有国际标准视力表、对数视力表、兰氏（Landolt）环视力表。从功能上分有近视力表、远视力表。视力表是根据视角的原理制定的。检查视力一般分为远视力和近视力两类，远视力多采用国际标准视力表，该表为14行大小不同开口方向各异的“E”字所组成；测量从0.1～1.5（或从4.0～5.2）；每行有标号，受检者的视视力表操作方法线要与1.0的一行平行，距离视力表5米。

（二）种类与功能

1. 国际标准视力表：国际标准远视力表和我国徐氏设计的近视力表为广大医务工作者普遍地使用。国际标准视力表是以E字为视标，其笔画宽度与间隔均为1分视视角，视标E的边宽为5分视角，缺口宽度为3分视角，视标排列共12行，视标的递增率为调合集数，视力为等差级数（0.1～1.0），以小数记录。

2. 兰氏环形视力：兰氏环形视力表是采用7.5mm正方形中有1.5mm宽度的环，环上有1.5毫米宽的缺口，呈C字形。标准视力以小数记录为1.0。如视力为N，表示在5m处能看见兰氏环缺口是毫米方形中有毫米宽的缺口。兰氏环视标按等差级数计算，增率为0.1、0.2……2.0，记录采用小数法。

3. 对数视力表：对数远、近视力表是我国缪天荣在1958年提出设计的，又称5分制对数视力表。将视力分成5个等级，视标为E字或C字、共14行。对数远视力表，是以5m距离测试，能辨第11行，为标准视力，记以5.0。

第三节　辨色力

人的眼与脑联合具有惊人的灵敏性，空间的分辨能力最小可分辨出的视角约为1的两条分离线条。人对颜色的分辨力，可以分辨出大约1000万种不同的颜色，但必须同时置于同一视场来分辨。如果是先看了一个颜色样品后，即使仅隔几分钟后再观察另一个相似的颜色样品，观察者就不可能精确地仅凭记忆来分辨这样两个样品的颜色差别，除非这两个样品的颜色差别非常大时才有可能。有人估计，人类凭记忆来识别颜色的话，能分辨出约300种不同的颜色。

一、色盲

先天性色觉障碍通常称为色盲，它不能分辨自然光谱中的各种颜色或某种颜色；而对颜色的辨别能力差的则称色弱，色弱者，虽然能看到正常人所看到的颜色，但辨认颜色的能力迟缓或很差，在光线较暗时，有的几乎和色盲差不多，或表现为色觉疲劳，它与色盲的界限一般不易严格区分。色盲与色弱以先天性因素多见。男性受检者多于女性受检者。

（一）病因

一般认为，红绿色盲决定于X染色体上的两对基因，即红色盲基因和绿色盲基因。由于这两对基因在X染色体上是紧密连锁的，因而常用一个基因符号来表示。红绿色盲的遗传方式是X连锁隐性遗传。男性仅有一条X染色体，因此只需一个色盲基因就表现出色盲。女性有两条X染色体，因此需有一对致病的等位基因才会表现异常。一个正常女性如与一个色盲男性婚配，父亲的色盲基因可随X染色体传给他们的女儿，不能传给儿子。女儿再把父亲传来的色盲基因传给她的儿子，这种现象称为交叉遗传。

（二）临床表现

色盲分为全色盲和部分色盲（红色盲、绿色盲、蓝黄色盲等）。色弱包括全色弱和部分色弱（红色弱、绿色弱、蓝黄色弱等）。

1. 全色盲：属于完全性视锥细胞功能障碍，与夜盲（视杆细胞功能障碍）恰好相反，受检者尤喜暗、畏光，表现为昼盲。仅有明暗之分，而无颜色差别，而且所见红色发暗、蓝色光亮。此外，还有视力差、弱视、中心性暗点、摆动性眼球震颤等症状。它是色觉障碍中最严重的一种，较少见。

2. 红色盲：又称第一色盲。受检者主要是不能分辨红色，对红色与深绿色、蓝色与紫红色以及紫色不能分辨。常把绿色视为黄色，紫色看成蓝色，将绿色和蓝色相混为白色。

3. 绿色盲：又称第二色盲，受检者不能分辨淡绿色与深红色、紫色与青蓝色、紫红色与灰色，把绿色视为灰色或暗黑色。临床上把红色盲与绿色盲统称为红绿色盲，较常见。平常说的色盲一般就是指红绿色盲。

4. 蓝黄色盲：又称第三色盲。受检者蓝黄色混淆不清，对红、绿色可辨，较少见。

5. 全色弱：又称红绿蓝黄色弱。其色觉障碍比全色盲程度要低，视力无任何异常，也无全色盲的其他并发症。在物体颜色深且鲜明时则能够分辨；若颜色浅而不饱和时则分辨困难，临床比较少见。

6. 部分色弱：有红色弱（第一色弱）、绿色弱（第二色弱）和蓝黄色弱（第三色弱）等，其中红绿色弱较多见，受检者对红、绿色感受力差，照明不良时，其辨色能力近于红绿色盲；但物质色深、鲜明且照明度佳时，其辨色能力接近正常。

（三）检查方法

色盲和色弱的检查大多采用主观感觉检查，一般在较明亮的自然光线下进行，常用检查方法如下：

1. 假同色图：通常称为色盲本，它是利用色调深浅程度相同而颜色不同的点组成数字或图形，色觉障碍者辨认困难，错或不能读出，可按照色盲表规定确认属于何种色觉异常。

2. 色线束试验：是把颜色不同、深浅不同的毛线束混在一起，令受检者挑出与标准线束相同颜色的线束。此法颇费时间，且仅能大概定性不能定量，不适合于大面积的筛选检查。

3. 颜色混合测定器：它可以定量地记录红绿光匹配所需的量，以判定红绿色觉异常，此法既能定性又能定量。

二、色弱

色弱（color weakness）亦称“异常三色视觉”，颜色视觉缺陷，能辨认颜色但感受性较低的轻度色盲。色弱受检者对颜色辨别能力较差，只在颜色比较饱和时才能看到颜色；只在波长有较大差别时才能区分色调的变化。较常见的是红色弱（甲型）和绿色弱（乙型），蓝色弱极为少见。红色盲对红色的辨别能力较差；绿色盲对绿色的辨别能力较差。色弱受检者多为男性。

三、临床意义

色盲和色弱统称为色觉障碍，分为先天性和后天性两大类。先天性色觉障碍最多见红绿色盲，而这种色盲是遗传疾病，是通过性连锁隐性遗传。也就是有色盲的男性将遗传基因（X 染色体）经过女儿传给外孙（男性）一代，也就是说，外公表现出红绿色盲，传给女儿但女儿不表现为色盲但带有遗传因子传给她的儿子即外孙表现为色盲。只有携带色觉障碍基因的母亲和患有色盲的父亲生出的女儿才表现出色盲。因此，人群中男性表现出色盲的发生率高于女性，为女性的5倍。

先天性色盲或色弱是遗传性疾病，且与性别有关。临床调查显示，男性色盲占4.9%，女性色盲仅占0.18%，男性受检者人数大大超过女性，这是因为色盲遗传基因存在于性染色体的 X 染色体上，而且采取伴性隐性遗传方式。通常男性表现为色盲，而女性却为外表正常的色盲基因携带者，因此，色盲受检者男性多于女性。

先天性色觉障碍终生不变，目前尚缺乏特效治疗，可以针对性地戴用红或绿色软接触眼镜来矫正。有人试用针灸或中药治疗，据称有一定效果，但仍处于临床研究阶段。由于色盲和色弱是遗传性疾病，可传给后代，因此避免近亲结婚和婚前调查对方家族遗传病史，及采取措施，减低色盲后代的出生率，不失为一有效的预防手段。

少数色觉异常亦见于后天性者，如某些眼底病、青光眼等，这类眼病引起的色觉障碍程度较轻，且随着原发性眼病的恢复而消失。

第四节　外眼

外眼检查主要观察眼球、眼眶、眼睑、泪器、结膜、角膜、巩膜、前房、虹膜、瞳孔、晶状体等部位，有时需借助手电筒（或检眼灯）、裂隙灯等。

一、检查方法

检查眼眶时应注意有无眶缘缺损与压痛，注意眶压是否正常。比如说泪器检查法，当泪液分泌不足或过多时，应做 Schirmer 试验；观察泪点位置如何，泪点是否闭塞，挤压泪囊部是否有黏液或脓性分泌物自泪点流出，如有则是泪囊炎的象征。

二、临床意义

（一）观察眼睑有无水肿、红肿、眼瞳，有无泪囊炎问题。

（一）角膜有无混浊、缺损、溃疡、瘢痕、异物、新生血管及角膜后有无沉着物（KP）等。

第五节　结膜

结膜所在位置就是眼白部分的表层，覆盖眼皮内部和眼白的薄膜发炎即称结膜炎。

一、检查方法

检查睑结膜和穹窿结膜时，须翻转眼睑。翻下睑比较容易，由拇指或食指将下睑往下牵拉，同时让受检者向上看，下睑结膜即可以完全露出。

二、临床意义

（一）颜色：有无出血、贫血或充血、色素增生或银沉着。球结膜充血有两种，深层者名睫状充血，又称角膜周围充血；浅层者名结膜充血，又称球结膜周边充血。

（二）表面情况：有无异物、水肿、干燥、滤泡、结节、溃疡、睑裂斑、翼状胬肉、淋巴管扩张或肿瘤。

第六节　裂隙灯检查

一、原理

裂隙灯活体显微镜，简称裂隙灯，是由光源投射系统和光学放大系统组成，为眼科常用的光学仪器。它是以集中光源照亮检查部位，便与黑暗的周围部呈现强烈的对比，再与双目显微放大镜相互配合，不仅能使表浅的病变观察得十分清楚，并且可以利用细隙光带，通过眼球各部的透明组织，形成一系列“光学切面”，使屈光间质的不同层次、甚至深部组织的微小病变也清楚地显示出来。在双目显微镜的放大下，目标有立体感，增加了检查的精确性。因此，裂隙灯检查在眼科临床工作中占有重要的地位。

二、检查方法

（一）检查在暗室进行。首先调整受检者的坐位，让受检者的下颌搁在托架上，前额与托架上面的横档紧贴，调节下颏托架的高低，使睑裂和显微镜相一致。

（二）双眼要自然睁开，向前平视。

（三）光源投射方向一般与显微镜观察方向呈30°～50°角，光线越窄，切面越细，层次越分明。反之，光线越宽，局部照明度虽然增强，但层次反而不及细隙光带清楚。为了使目标清晰，检查时通常都是将投射光的焦点和显微镜的焦点同时集中在需要检查的部位上。

（四）特殊检查时（如侧照法，后照法等），则两者间的关系必须另行调整。如需检查晶状体周边部、玻璃体或眼底时，应事先将瞳孔充分放大，光源与显微镜的角度应降至30°以下，显微镜随焦点自前向后移动，被检查的部位可从角膜一直到达眼底。

（五）检查后部玻璃体、视网膜以及眼底周边部时，如果加用前置镜或三面镜，光线射入角应减少至15°～13°或更小。

三、临床意义

1. 当用后部反光照射法时，可发现角膜上皮或内皮水肿、角膜后沉着物、新生血管以及晶体空泡等。

2. 当用角巩缘分光照明法时，可以发现角膜上极轻度混浊，如水泡、穿孔、伤痕等。

3. 当用间接照明法时，可观察瞳孔括约肌、虹膜内出血、虹膜血管、角膜血管翳等。同时裂隙灯显微镜还可以附加前置镜、接触镜及三面镜等，配合检查视网膜周边部、前房角及后部玻璃体，经双目观察更可产生立体视觉。

第七节　眼底

眼底就是眼球内后部的组织，即眼球的内膜，包括视网膜、视乳头、黄斑和视网膜中央动静脉。特殊人群如高血压、糖尿病、肾脏病和神经科疾病的受检者，常需进行眼底检查。

一、检查设备

检查眼底须用检眼镜，目前多用直接检眼镜检查，实用、方便，且眼底所见为正像。

眼底镜下方手柄中装有电源，前端为接有凸透镜及三棱镜的光学装置，三棱镜上端有一观察孔，其下有一可转动镜盘。镜盘上装有1～25屈光度的凸透镜（以黑色“+”标示）和凹透镜（以红色“+”标示）。用以矫正检查者和受检者的屈光不正，以清晰地显示眼底。

镜盘上凸透镜作用是使光源发射出来的光线聚焦，增强光度；三棱镜是将聚焦的光线屈折射入受检者眼内，以观察眼底的图像。

二、检查方法

（一）检查宜在暗室中进行，受检者多取坐位，检查者坐位或立位均可。检查右眼时检查者位于受检者的右侧，用右手持镜，右眼观察；检查左眼时，则位于受检者左侧，左手持镜，用左眼观察。

（二）检查眼底前，先用透照法检查眼的屈光间质是否混浊。用手指将检眼镜盘拨到+8～+10（黑色）屈光度处，距受检眼10～20cm，将检眼镜光线射入受检眼的瞳孔，正常时呈橘红色反光。如角膜、房水、晶体或玻璃体混浊，则在橘红反光中见有黑影。此时令受检者转动眼球，如果黑影与眼球的转动方向一致，则混浊位于晶体前方，如果方向相反，则位于玻璃体；位置不动，则混浊在晶体。

（三）直接检眼镜检查法：所见是放大16倍的正像。镜的构造包括照明系统和观察系统，灯光由一小镜反射入被检眼内，检眼者可通过装有可调节屈光不正的系列镜盘检查眼底。检查眼底前，应先行透照法检查屈光间质有无混浊，查眼底应循序查视乳头、黄斑部和视网膜。一般由后极至周边部。

（四）间接眼底镜检查法：所见是放大4倍的倒像。所见眼底范围大，立体感强，可同时看清眼底不在同一平面上的病变，利用巩膜压迫器，还可检查极周边的眼底。

三、检查眼底

（一）嘱受检者向正前方直视，将镜盘拨回到“0”，同时将检眼镜移近到受检者眼前约2cm 处观察眼底。如检查者与受检者都是正视眼，便可看到眼底的正像，看不清时，可拨动镜盘至看清为止。检查时先查视神经乳头，再按视网膜动静脉分支，分别检查各象限。最后检查黄斑部。检查视神经乳头时，光线自颞侧约15度处射入；检查黄斑时，受检者注视检眼镜光源；检查眼底周边部时，嘱受检者向上、下、左、右各方向注视、转动眼球，或将检眼镜角度变动。

（二）观察视神经乳头的形状、大小、色泽，边缘是否清晰。观察视网膜动、静脉，注意血管的粗细、行径、管壁反光、分支角度及动、静脉交叉处有无压迫或拱桥现象，正常动脉与静脉管径之比为2∶3。观察黄斑部，注意其大小、中心凹反射是否存在，有无水肿、出血、渗出及色素紊乱等。观察视网膜，注意有无水肿、渗出、出血、剥离及新生血管等。

（三）眼底检查记录。为说明和记录眼底病变的部位及其大小范围，通常以视神经乳头，视网膜中央动、静脉行径，黄斑部为标志，表明病变部与这些标志的位置距离和方向关系。距离和范围大小一般以视神经乳头直径 PD（1PD=1.5mm）为标准计算。记录病变隆起或凹陷程度，是以看清病变区周围视网膜面与看清病变隆起最高处或凹陷最低处的屈光度（D）差来计算，每差3个屈光度（3D）等于1mm。

四、临床意义

（一）视网膜有水肿、渗出、出血、脱离及色素斑，有新生血管及肿瘤等。

（二）眼底病。眼球前面的角膜、虹膜、晶体等称为眼前节，后面的玻璃体、视网膜、脉络膜等称为眼后节。眼后节的底部称为眼底。眼底由视网膜、眼底血管、视神经乳头、视神经纤维、视网膜上的黄斑部以及视网膜后的脉络膜等构成，这些部位的病变统称为眼底病。

第八节　眼底摄影

眼底就是眼球内后部的组织，即眼球的内膜，包括视网膜、视乳头、黄斑和视网膜中央动静脉。

一、眼底解剖

正常眼底构造主要是由视网膜组成，视网膜下面含有丰富血管的脉络膜，所以正常人的眼底呈橘红色，具有光泽，在视网膜的后极部偏鼻侧可以看到一个大约1.5mm 直径的圆形浅红色区，称为视盘（即视乳头），它是视网膜血管、神经纤维进出眼球的通路，在患某些眼病或脑病时，视盘可以发生水肿，即视乳头水肿。

在视盘的外侧，有一个颜色略深、中心凹陷的反射光点，称为黄斑，它是视力最敏锐的部分。在视盘的中央可以看到分为4支的视网膜动脉和静脉，动静脉总是相伴而行，走向视网膜的周边部。这些血管是维持视网膜营养的重要保证。

二、检查注意事项

（一）检查前禁忌：禁食辛辣食物。

（二）检查时要求：充分散大瞳孔。

三、检查方法

（一）在暗室中进行。先在蓝色光波下观察眼底检查部位的情况，注意有无假荧光，为了观察受检者对荧光素有无过敏反应，先取10% 荧光素钠0.5ml，加入无菌等渗盐水4.5ml 稀释，作为预测试验，缓慢地注入肘前静脉，询问受检者有何不适。

（二）如无不良反应，可调换盛有10% 荧光素钠5ml 或20% 荧光素钠、2.5～3ml 注射器，于10s 钟内迅速注入肘静脉内，注射宜快（但不可漏出），方可使进入血管之荧光素钠很快达到较高的显影浓度，注射开始时，必须计时。

（三）眼底摄影：先左眼后右眼。

四、临床意义

（一）正常情况下，由于染料随血流运行时可动态地勾画出血管的形态，加上荧光现象，提高了血管的对比度和可见性，可以辨认细微的血管变化；脉络膜和视网膜的血供途径和血管形态不同，造影时可使这两层组织的病变得到鉴别；脉络膜荧光可衬托出视网膜色素上皮的情况；血管壁、色素上皮和视网膜内界膜等屏障的受损可使染料发生渗漏，可检查到许多仅用眼底镜不易发现的病变，而且利用荧光眼底照相机连续拍照，使眼底检查结果更客观、准确和动态，为临床诊断、预后评价、治疗、疗效观察以及探讨发病机理等提供依据。

（二）眼底主要包括玻璃体、视网膜、视神经、黄斑区等结构。眼底发生病变时，上述相应的结构及其颜色发生相应的改变，眼底照相是把眼底的病变程度及范围记录下来，为以后做进一步的对比。

第九节　眼压

眼压就是眼球内部的压力。它是眼内容物对眼球壁施加的均衡压力。正常人的眼压稳定在一定范围内，以维持眼球的正常形态，使各屈光介质界面保持良好的屈光状态。正常眼压的范围为10mmHg～21mmHg（1.33kPa～2.80kPa）。

眼内容物有房水、晶状体、玻璃体，其中对眼压影响最大的是房水。房水的总量为0.13mL～0.3mL，其主要成分是水，此外还有蛋白质、电解质、抗坏血酸、乳酸、葡萄糖、脂类、酶类等，pH 值为7.3～7.5。房水是由睫状体中睫状突产生的，然后进入后房，并经瞳孔流入前房，再经前房角通过一些管道排出眼球外。在一般情况下，房水的产生和排泄保持着一种动态平衡，即在一定时间内，产生的房水和排出的房水的量是相等的。如果房水的排出通道受阻碍，或因某种原因房水产生的量增加，都可导致房水的蓄积，使眼压升高。若房水产生的量过少，房水的蓄积达不到一定量，眼压就会过低。

一、生理功能

眼压的作用主要是维持眼球形态、保持正常生理功能，因此，必须保持在恒定范围内，正常眼压为10mmHg～21mmHg（1.33kPa～2.80kPa），两眼压差<4mmHg～5mmHg（0.53kPa～0.67kPa），昼夜波动差<5mmHg（0.67kPa）。

二、检查方法

（一）指测眼压法

指测法是嘱受检者双眼自然向下看，检查者以两食指尖由睑板上缘之上方轻触眼球，其余各指置于受检者的前额部作支持，两食指尖交替轻压，根据传达到指尖的波动感，估计眼球压力的高低。一般正常为Tn，眼压高为T+1、2、3，眼压低为T-1、2、3。

（二）眼压计测量法

眼压计测量法分为压陷式和压平式两种。

1.Schitz 压陷式眼压计为临床常用，它是以一定重量的砝码压陷角膜中央部，以测量眼压。电眼压计是根据 Schitz 标准眼压计规格制成的，它与自动电流计记录系统相连接，可作眼压描记。压平式眼压计是以一定的重量压平角膜，根据所压平的角膜面积测量眼压，或以可变的重量压平一定的角膜，根据所需的重量来测定眼压。眼内压与施加的外力成正比，与压平的角膜面积成反比。

2. 压平式眼压计有 Makakob，Goldmann，Mackay，Marg（均为接触式）与非接触眼压计（NCT）。Goldmann 眼压计是使用塑料测量头去压平角膜中央直径为3.06mm 的圆形区域，根据所使用的力来确定眼压；而 NCT 则是通过气压脉冲冲击角膜，根据角膜变形情况与时间的对应关系来确定眼压。眼压描记是测量活体眼的房水流畅系数（C 值）和房水生成率（F 值）的一种方法。当按摩眼球或在眼球上施加压力后，可使正常眼的房水排出加快，眼压下降，而青光眼受检者眼压不下降反而增高。检查青光眼还需作眼压日曲线，了解1天内的眼压波动状况。方法为24h 内，间断测眼压。每天测眼压时间为5、7、10、14、18、22时。

三、眼压参考值

正常人眼压平均值为15.8mmHg（1mmHg≈0.133kPa），标准差2.6mmHg。根据统计学的原理，将正常眼压定义在10～21mmHg（均数 ±2× 标准差），但实际上正常人群眼压并非呈正态分布。因此，不能机械地把眼压 >21mmHg 认为是病理改变。

临床上，部分受检者眼压虽然已超越统计学正常上限，但长期随访并不出现视神经、视野损害，称为高眼压症（ocular hypertension）；部分受检者眼压在正常范围内，却发生了典型青光眼视神经萎缩和视野缺损，称为正常眼压青光眼（normal tension glaucoma，NTG）。由此可见，高眼压并非都是青光眼，而正常眼压也不能排除青光眼。

第九章　耳鼻咽喉科检查

耳鼻咽喉检查常需使用特殊的照明装置和检查器械，如常用的有100W 附聚光透镜的检查灯、额镜、耳镜、鼓气耳镜、枪状镊、卷棉子、耵聍钩、压舌板、前鼻镜、后鼻镜、间接喉镜、音叉、喷雾器等器械。

一、耳鼻咽喉检查的方法

耳鼻咽喉器官位于头面部深处，腔窄小曲折，不易直接清晰地观察到，必须借助光源与专科器械方能进行检查。检查环境宜稍暗，应设窗帘，避免强烈光线直接射入。受检者座椅为专科检查座椅或高背靠椅，以使受检者头部直立或略前倾位。

（一）光源

具有一定光亮的光源均可利用，以100W 亮度为宜，常用灯泡，以附聚光透镜的检查灯最好。亦可就地取材用手电筒、煤气灯等。光源应可活动，以便调节。光源应置于检查者使用眼侧，稍高于受检者耳后上方10～20cm。

（二）额镜

额镜（head mirror）镜面为一能聚光的凹面反光镜，焦距约25cm，中央有一小孔供窥视用，镜体借一转动灵活的双球状关节联结于额带上，关节松紧以镜面能灵活转动又不松脱为度。额镜戴于前额正中，使用时将镜面调整与额面平行，中央镜孔应正对检查者的右眼或左眼，先让光源投射到额镜上，再调整镜面，使光线反射聚焦到检查部位，此时检查者视线向正前方通过镜孔，看到反射光束的焦点进行检查。一般检查鼻部时焦点集中于鼻尖部，咽喉集中于悬雍垂，耳部则集中于外耳道口。

1. 额镜的使用方法：

头灯：在额镜附有光源，对光方便，常用于耳鼻咽喉部检查或手术中。

2. 使用额镜时注意事项：

（1）应保持瞳孔、镜孔、反光焦点和检查部位成一直线，以使检查部位明亮清晰。

（2）检查时姿势端正，不得扭颈、弯腰、迁就光源。

（3）额镜与检查部位宜保持一定距离，不应太近或太远。

（4）光源投射方向与额镜距离、额镜反光角度均应仔细调整准确，否则影响效果。

二、常用药品和器械

（一）常用药品

酒精灯、污物盆、消毒纱布、消毒棉花等。

1% 麻黄素、0.1% 肾上腺素、1% 的卡因、3% 双氧水、3% 酚甘油、50% 三氯醋酸、1% 龙胆紫及纱布、棉球、棉片、凡士林纱条等。

（二）常用器械

耳镜、鼓气耳镜、电鼓气耳镜镜头、电耳镜、喷雾器、直压舌板、角开压舌板、枪状镊、膝状镊、卷棉子、耵聍钩及后鼻镜、间接喉镜、前鼻镜、音叉等。

三、检查体位

受检者与检查者相对而坐，两腿各稍微向侧方。受检者正坐，腰靠检查椅背，上身稍前倾，腰直、头正。检查小儿时可让家长怀抱患儿，两腿将患难与患儿腿部夹紧，一手将头固定于胸前，另一手抱住两上肢和身体。

第一节　听力

听力检查是通过观察声刺激所引起的反应，以了解听觉功能状态和诊断听觉系统的疾病。目的是了解听力损失的程度、性质及病变的部位。

一、检查方法

（一）语音测试：在长于6m 以上的安静环境中进行，地面画出距离标志，受检者立于距检查者6m 处，但身体不能距墙壁太近，以免产生声音干扰。受检耳朝向检查者，另一耳用棉球或手指堵塞并闭眼，以免看到检查者的口唇动作影响检查的准确性，检查者利用气道内残留空气先发出1-2个音节的词汇，嘱受检者重复说出听到的词汇，应注意每次发音力量应一致，词汇通俗易懂，高低音相互并用，发音准确、清晰。

（二）表测试：受检者坐位、闭目，用手指塞紧非检查侧耳道口，检查者立于受检者身后，先使受检者熟悉检查的表声后，将秒表置于外耳道平面线上，由远而近反复测验其刚能听到表声离耳的距离。记录方法以受检耳听距（cm）/ 该表标准听距（cm）表示，如 100/100cm、50/100cm。

（三）耳语检查法：在长6m 的静室内进行。以耳语强度说出常用词汇，记录受试耳可以听清的距离并与正常耳比较（受试耳听距 / 正常耳听距）。

（四）音叉检查法：音叉放于距外耳道口约1cm 处，听见者为“气导”；置于颅骨上听见者为“骨导”。是鉴别耳聋性质最常用的方法。常用 C 调倍频程5支一组音叉，其振动频率分别为128、256、512、1024、和2048Hz。

（五）纯音听阈测试：包括气导和骨导测试。气导测试先从1KHz开始，受测者听到声音后，每5dB一档地逐档下降，直至听不到时为止，然后再逐档增加声强（每档升5dB），如此反复测试，直至测到确切听阈为止。再以同样方法依次测试其他频率的听阈。检查时应注意用间断音，以免发生听觉疲劳。骨导测试的操作方法与气导测试相同。

（六）电反应测听：利用叠加平均技术记录听觉系统声诱发电位，判断听觉系统功能状态，分析耳科和神经科的某些疾患。目前用于临床的主要有耳蜗电图、听觉性脑干反应和中潜伏期反应。

（七）耳声发射检查：临床建议使用诱发性OAE中的瞬态声诱发耳声发射（TEOAE）和畸变产物耳声发射（DPOAE）。可应用诱发性耳声发射进行新生儿的听力筛选，简便、快速，有肯定OAE反应者可判为外周听力正常；与听觉诱发电位检查结合可鉴别耳蜗性和蜗后性听觉系统病变。

（八）声阻抗测听：其基本测试项目有鼓膜平面静态声顺值测定、鼓室图和镫骨肌反射测试。

二、听力测试参考值

（一）语音测试正常者耳语可在6m距离处听到。

（二）表测试记录方法：以受检耳听距（cm）/该表标准听距（cm）表示，数字小表示听力好。

（三）音叉试验听力正常：林纳试验：气导＞骨导（+）。韦伯试验：正中。施瓦巴替试验：正常（相等）。

（四）耳蜗电图SP不增高，SP/AP比值<0.4。

（5）正常人的听力范围在0～25分贝（dB）之间。

三、临床意义

（一）语音测试：其耳语听到情况缩短至4m，表示轻度耳聋，1m为中度耳聋，短于1m者则为重度耳聋或完全性耳聋。

（二）表测试记录方法以受检耳听距（cm）/该表标准听距（cm）表示，数字大表示听力下降。

（三）音叉检查结果的判断

1. 传导性聋：林纳试验：气导＜骨导（–），气导＝骨导（+）。

2. 感音神经性聋：林纳试验：气导＞骨导（均短于正常）（短+）。

3. 混合性聋：林纳试验：（+）、（–）或（±）。

4. 纯音听阈测试：

（1）传导性聋：骨导曲线正常或接近正常，气导曲线听力损失在30-60dB之间，一般低频听力损失较重。

（2）感音神经性聋：听力曲线呈渐降型或陡降型，高频听力损失较重，骨导曲线与气导曲线接近或互相吻合。

（3）混合性聋：骨导曲线下降，气导曲线又低于骨导曲线。

5. 电反应测听

（1）梅尼埃病的诊断："-SP" 增高，使 -SP/AP 的比值大于正常范围的高限（≥0.4 或 =0.45），SP-AP 复合波增宽，SP 与 AP 极性相反，AP 为负，SP 为正。

（2）感音性听力损失：SP 不易识别，CM 阈值明显提高或最大刺激强度时依然引不出，CM 的消失是感音性听力损失的重要特征。

（3）神经性听力损失：AP 可以消失，CM 却正常或大致正常。

（4）听神经病变：出现优势 -SP（SP/AP>0.4），-SP 呈多峰形，SP-AP 复合波波形增宽，AP 幅度减低或消失（SP 为总和电位，AP 为听神经复合电位）。

四、注意事项

（一）检查需要在安静环境中进行。

（二）语音试验时检查者注意每次发音力量一致，词汇通俗易懂，发音准确，清晰。注意不要让受检查者看到检查者的口唇。

（三）音叉试验时选择适当频率的音叉。按一定方法敲击音叉。试验时音叉放于正确部位。持音叉柄部不触及叉部，叉部不触及头发。

（四）防止听觉疲劳现象。

（五）表测试时秒表要在外耳道的平面线上。

（六）受检者要坐好，不要乱动，并且闭目。

（七）对照耳必须正常，对照者年龄要相当

第二节　外耳

外耳检查观察外耳道，耳廓，鼓膜有无耵聍、异物，细菌感染，判断疾病产生。

一、检查方法

将耳廓向后、上、外牵拉，观察外耳道及鼓膜，观察外耳道有无耵聍、异物，皮肤是否红肿，有无疖肿，有无分泌物及其性状与气味，观察鼓膜的色泽、活动度以及有无穿孔及其部位、大小，看是否有压痛。

二、临床意义

外耳道积脓，溃烂可能为外耳道炎，鼓膜穿孔，耳廓疼痛。

第三节　耳道

外耳道检查是将额镜反光的焦点先投射到受检者的外耳道口处进行耳廓和外耳道检查，看外耳道是否有异物，损伤，细菌感染。

一、检查方法

受检者侧坐，耳廓朝向检查者；检查者将额镜反光的焦点先投射到受检者的外耳道口处。调整焦距时，检查者可前、后移动头部，使最亮的光点射于被检部位上。

（一）外耳道：检查者用一手将耳廓向后上方牵拉，使外耳道变直，另一手食指将耳屏推向前方以扩大耳道，检查耳道及鼓膜。耳毛长或耳道弯曲度较大者，可将耳镜插入耳道进行检查。电耳镜有光源和放大镜，能更为细微地观察鼓膜，鼓气耳镜能观察鼓膜的运动情况。

（二）耳镜检查：受检者正坐，上身可略偏，头转向对侧。检查者将头灯或额镜的反光集中于适当位置，轻轻地调整受检者头位使其外耳道口与灯光相适应。成人需将耳廓稍向后向上牵拉，使耳道变直（小儿则只需向后并略向下牵拉），方可看到深部。牵拉时注意受检者是否有痛感。若耳道内有耵聍，应予清除。如拉直耳道仍不能窥见耳道底部的全貌，则可放入合适的耳镜或电耳镜仔细观察，重点察看鼓膜有无充血、肿胀、浑浊、瘢痕粘连、钙斑和穿孔。正常鼓膜紧张部略呈灰白色，光锥和各项标志清晰。

二、临床意义

（一）光锥散乱，槌骨短突过分突出，槌骨柄过度倾斜，几乎呈横位，状似变短，表示鼓膜内陷。鼓膜检查时还应试验其是否可活动，通过鼓气耳镜对外耳道加压和减压看到鼓膜活动情况。如鼓膜色泽昏暗，应注意能否透过鼓膜看到鼓室内有无渗液，如可疑时，通过咽鼓管吹张或鼓气可能显现出积液的液平面。鼓膜的松弛部面积较小，高居于紧张部上方。

（二）松弛部如有穿孔，往往是中耳有潜在危险病变的象征。

（三）耳廓牵引痛及耳屏压痛，外耳道软骨部皮肤有局限性红肿为外耳道疖，检查亦有耳廓牵拉痛及耳屏压痛，外耳道皮肤弥漫性红肿，外耳道壁上可积聚分泌物，外耳道腔变窄，耳周淋巴结肿痛为弥漫性外耳道炎。

第四节　鼓膜

通过检查鼓膜色泽、活动度、形态位置、穿孔来判读鼓膜情况。

一、检查方法

受检耳朝向检查者，检查者坐定后调整额镜，使额镜的反光焦点投照于受检耳之外耳道口，然后检查者一手将耳廓向后、上、外方轻轻牵拉，使外耳道变直；另一手食指将耳屏向前推压，使外耳道口扩大，以便看清外耳道及鼓膜。

二、临床意义

（一）鼓膜炎：表现白色斑块，鼓膜后上部有脓疱为大疱性鼓膜炎，鼓膜穿孔。

（二）鼓膜穿孔：鼓膜充血，耳鼓膜破裂，鼓膜瘢痕化，鼓膜发红，耳后红肿，耳鼓膜穿孔。

第五节　外鼻

外鼻检查法是检查鼻部外观的方法。外鼻病变常见的有外鼻形态和皮肤的异常改变。

一、检查方法

（一）先检查鼻外形有无畸形、前鼻孔狭窄，鼻梁有无偏曲、塌陷、肿胀、增宽，皮肤色泽是否正常。

（二）再以拇指和食指检查外鼻有无触痛，鼻骨有无塌陷、移位、骨摩擦感。并注意发音时有无闭塞性或开放性鼻音，鼻分泌物性质及有无特殊臭味。

（三）进行鼻窦表面检查，观察面颊部、内眦及眉根附近皮肤有无红肿，局部有无隆起，眼球有无移位及运动障碍，面颊、眼内上角处有无压痛，额窦前壁叩痛等。

二、临床意义

（一）鼻梁歪斜和凹陷，除先天发育畸形外，主要是外伤和萎缩性鼻炎所引起。如果外伤引起一侧鼻骨骨折往往导致鼻梁歪斜，两侧同时骨折可见鼻梁正中凹陷呈马鞍状。

（二）鞍鼻：萎缩性鼻炎起病于童年期者可影响鼻部发育而呈鞍鼻。另外高度鼻中隔偏曲者，鼻梁也可能显著歪斜。增殖体肥大的儿童可见鼻翼发育不良和前鼻孔狭窄。

（三）蛙鼻：巨大和多发性鼻息肉可使鼻梁变宽，外鼻扁平，鼻背饱满，形似蛙背，称为蛙鼻。少数萎缩性鼻炎受检者具有特殊的鼻部外形，鼻梁宽而平，鼻尖上方轻度凹陷，鼻翼向外隆起。

（四）外鼻皮肤青紫瘀肿多由于外伤引起血管破裂，血液瘀积于皮下形成。

（五）酒渣鼻：外鼻部皮肤潮红油润或毛细血管扩张、皮肤增厚、粗糙不平呈橘皮样多为酒渣鼻。鼻唇间皮肤脱屑或皲裂多为变态反应或慢性鼻窦炎脓液刺激所致。

（六）急性上颌窦炎：有时可见面颊部皮肤红肿；急性筛窦炎时，眶内角近内眦部皮肤可能红肿；急性额窦炎时，则眶内上角、眉根部皮肤可出现红肿。

（七）鼻窦囊肿：有时可见面部膨隆或压之有乒乓球的感觉。

第六节　鼻腔

鼻腔检查包括：鼻前庭检查、前鼻镜检查和间接鼻咽镜检查。

一、检查方法

（一）鼻前庭

瞩受检查头稍后仰，以拇指将其鼻尖抬起，在左右推动，借额镜反射的光线即可看清鼻前庭全貌，观察鼻前庭皮肤有无充血、肿胀、皲裂、溃疡、疖肿、隆起及结痂，有无鼻毛脱落等。

（二）前鼻镜

检查者一手执鼻，镜以拇指及食指捏住前鼻镜的关节，左手持前鼻镜，先将前鼻镜的两叶合拢，与鼻底平行伸入鼻前庭，不可越过鼻阈。右手扶持受检者头部，随检查需要变动头位。缓缓张开镜叶，依次检查鼻腔各部。先使受检者头位稍低（第一位置），由下至上顺序观察鼻底、下鼻道、下鼻甲、鼻中隔前下部，再使受检者头后仰30°（第二位置），检查中鼻道、中鼻甲及嗅裂和鼻中隔中部，再使受检者头后仰至60°（第三位置），观察鼻中隔上部、鼻堤、中鼻甲端等。注意鼻甲有无充血、贫血、肿胀、肥厚、萎缩，中鼻甲有无息肉样变，各鼻道及鼻底有无分泌物，鼻中隔有无偏曲、穿孔、出血、血管曲张、溃疡糜烂或黏膜肥厚，鼻腔内有无新生物、异物等。如果下鼻甲肥大，可用1%麻黄碱生理盐水使其收缩后再进行检查。检查完毕，取出前鼻镜时勿将镜叶闭拢，以免钳夹鼻毛。有时下鼻甲较小，但色泽正常，可瞩受检查者卧于下鼻甲较小一侧约5分钟，起立后立即再作前鼻子镜检查，如果下鼻甲体积不变大须考虑为早期下鼻甲萎缩。

（三）后鼻镜检查法，见间接鼻咽镜检查法。

正常情况下，鼻前庭皮肤无肿胀、糜烂、溃疡、结痂及鼻毛无脱落。鼻黏膜呈淡红色，无腺体样增值或残留，表面光滑湿润；如以卷棉子轻触下鼻甲，可觉黏膜柔软而有弹性，各鼻道均无分泌物积聚。

二、临床意义

（一）鼻前庭疖肿：鼻前庭有丘疹伴疼痛，见于鼻前庭疖肿；有皲裂、结痂、鼻毛稀少、瘙痒等。

（二）急性炎症：前鼻镜检查时黏膜呈鲜红色，有黏性分泌物。

（三）慢性炎症：黏膜呈暗红色，下鼻甲前端有时呈桑葚状，分泌物为黏脓性，变态反应性鼻炎的黏膜苍白水肿或呈淡紫色，分泌物水样清稀。

（四）萎缩性鼻炎：黏膜萎缩、干燥，失去正常光泽，被覆脓痂，下鼻甲缩小，中鼻甲偶见肥厚或息肉样变。

（四）中鼻道有脓性分泌物：系前组鼻窦病变所致，嗅沟有脓性分泌物则为后组鼻窦病变所致。后鼻镜检查正常标志物不清楚，黏膜色泽异常，腺体样增值或残留，有溃疡、新生物及分泌物等。

第七节　鼻窦

鼻窦又称鼻旁窦、副鼻窦。鼻腔周围多个含气的骨质腔，它们位于鼻腔旁边，上颌窦位于鼻腔两旁、眼眶上面的上颌骨内；额窦在额骨内；筛窦位于鼻腔上部的两侧，由筛管内许多含气小腔组成；蝶窦在鼻腔后方的蝶骨内。它们均以小的开口与鼻腔相通。鼻窦除参与吸入湿润和温暖的空气外，还对人的脸部造型、支撑头颅内部、减轻头颅重量等起重要作用。

一、检查方法

（一）视诊、触诊

（二）前鼻镜及后鼻镜检查法

主要观察鼻道中有无脓液及脓液所在部位，借以判断是哪一组鼻窦发炎。此外，尚须注意鼻道内有无息肉或新生物，鼻甲黏膜有无肿胀或息肉样变。

1. 前鼻镜检查法：检查者将前鼻镜放入受检者鼻前庭内，张开上下两叶，扩大前鼻孔，检查鼻中隔、下鼻甲、中鼻甲、总鼻道、下鼻道、中鼻道和嗅裂等处。

2. 后鼻镜检查法：检查者左手持压舌板、按压舌的前2/3，将后鼻镜送入软腭与咽后壁之间，检查后鼻孔、各鼻甲及鼻道的后缘、咽鼓管咽口、咽隐窝及鼻咽顶部。

（三）头位引流法

先将脓液拭净，用1% 麻黄素生理盐水棉片收缩中鼻道及嗅裂黏膜，以助窦口通畅。然后让受检者将头部倾侧在一定位置上约15min，以便脓液流出，再行鼻前、后镜检查，判断脓液的来源。一般若疑为上颌窦积脓，取仰卧头低位；如疑为额窦或筛窦积脓，则取正坐位；若查蝶窦则须低头，而向下将额部或鼻尖抵在桌面上；另有头低位引流法。

（四）上颌窦穿刺冲洗法

1. 麻醉：一般用棉签蘸1% 丁卡因（内加少许0.1% 肾上腺素，可减少穿刺时的出血）置于下鼻道外壁麻醉，15min 后即可穿刺。

2. 穿刺：用右手持拿上颌窦穿刺针针柄，穿刺针柄尾端紧贴掌心鱼际肌，针头斜面朝向鼻中隔，放在距下鼻甲前端约1cm 的下鼻道，紧贴下鼻道侧顶部。检查者左手固定受检查头部，右手持针向受检侧眼外眦方向稍用力，轻轻旋转而有穿透骨壁进入空腔的感觉，针即进入上颌窦。

3. 冲洗：拔出针芯，将注射器或橡皮管连于接头，受检者取头低位，张口徐徐呼吸。先回抽检查有无空气或脓液，再注入生理盐水，若有脓液自鼻腔流出，可连续冲洗，直至脓液消失为止，然后注入抗炎药液如庆大霉素、地塞米松。冲洗完毕后拔出针头，用消毒棉球压迫穿刺处以止血。窦内抽出的脓液可作细菌学及病理学检查。

（五）鼻透照法

仅用于检查额窦及上颌窦，在暗室中进行。透照器为一细长管子，一端装有小灯泡。检查时利用灯光透过窦壁，比较两侧透光度，以推断窦内有无病变。

（六）X 线检查法

1. 鼻颏位：又称华氏位。受检者鼻颏贴片，中心射线向足侧倾斜15°，自后向前通过鼻尖投射片上。主要用以检查上颌窦，也可显示筛窦、额窦、鼻腔和眼眶。

2. 鼻额位或枕额位：又称柯氏位。受检者鼻额贴片，中心射线向足侧倾斜15°，自后向前通过鼻根投射片上。主要用以检查额窦和筛窦，也可显示上颌窦、鼻腔和眼眶。从 X 线上可了解窦腔的发育情况、形状、大小，有无黏膜增厚，占位性病变及骨壁破坏等。如观察窦腔内有无积液，则须取坐位拍片。

3. 必要时尚可加拍侧位（从侧面观察各鼻窦、蝶鞍及鼻咽）、视神经孔位（观察筛窦及蝶窦，亦可检查额窦及眶尖）、颅底位（观察蝶窦、上颌窦后壁、颅底、鼻腔及鼻咽）片等。

（七）计算机 X 线断层摄影术（CT）

它能显示鼻和鼻窦等处肿瘤或囊肿的轮廓、范围，可明确肿瘤是否侵入颅内、眶内、翼腭窝等；颅底骨质破坏情况亦可显示。对于常规 X 线检查技术诊断不明确的病例，可进一步提高诊断率。

（八）磁共振成像（MRI）

MRI 不但能准确判定鼻及鼻窦、鼻咽等头颈部肿瘤的位置、大小及浸润程度，并能详细观察肿瘤与周围软组织、血管及淋巴结的解剖关系，确定肿瘤供应血管等。

正常情况下，鼻黏膜呈淡红色，表面光滑湿润；如以卷棉子轻触下鼻甲，可觉黏膜柔软而有弹性，各鼻道均无分泌物积聚。窦腔的发育情况、形状、大小正常。鼻道内无息肉或新生物，鼻甲黏膜无肿胀或息肉样变。

二、临床意义

（一）鼻窦炎 X 射线表现

1. 窦腔密度一致性增高常为急性鼻窦炎的表现。

2. 环绕窦腔边缘显示不同厚度的环形致密阴影为鼻窦黏膜增厚的表现。

3. 窦腔内有液平面是积脓或积血的表现。

（二）鼻窦CT检查

该检查是详细明确鼻窦内病变情况及手术前明确受检者解剖结构不可缺少的影像学检查。

（三）鼻内窥镜检查

鼻内窥镜附有活检钳、吸引器、照像和放大装置，分为成人用和儿童用两型，其特点：可见到中鼻道内部、各鼻窦开口和上鼻甲等。鼻窦内窥镜可直接放入鼻窦内观察鼻窦内部情况。当鼻窦炎时，可见鼻窦黏膜充血、水肿。鼻窦口堵塞或有分泌物自窦口流出，也可在鼻内窥镜下进行手术。

（四）前鼻镜检查

急性炎症时黏膜呈鲜红色，有黏性分泌物。慢性炎症时黏膜呈暗红色，下鼻甲前端有时呈桑葚状，分泌物为粘脓性，变态及应性鼻炎的黏膜苍白水肿或呈淡紫色，分泌物水样清稀。萎缩性鼻炎黏膜萎缩、干燥，失去正常光泽，被覆脓痂，下鼻甲缩小，中鼻甲偶见肥厚或息肉样变。中鼻道有脓性分泌物，系前组鼻窦病变所致，嗅沟有脓性分泌物则为后组鼻窦病变所致。

（五）后鼻镜检查

炎症时，正常标志物不清楚，黏膜色泽异常，腺体样增值或残留，有溃疡、新生物及分泌物等。

第八节　咽

咽指口腔、鼻腔之后，食管以上的空腔处，是饮食和呼吸的共同通道，是自口腔到食管和喉的通道。由肌肉和黏膜构成。食物从口腔进入食管的通道，空气也从鼻腔经咽部进入喉、气管。中耳（ear）的咽鼓管到达咽部。

一、检查方法

（一）口咽检查法

用压舌板轻压受检者舌前2/3，检查扁桃体、舌腭弓、咽腭弓、咽后壁等处，观察软腭活动情况。

（二）鼻咽检查法

见后鼻镜检查法。另外，用能弯曲的软性光导鼻咽纤维镜能观察鼻咽部的全貌，并能活检或拍片。

（三）喉咽检查法。见间接喉检查法。

二、咽鼓管检查

（一）吞咽法和捏鼻鼓气法（瓦尔萨尔瓦氏法）

当受检者吞咽或捏鼻鼓气时，检查者可通过听诊管监听有无空气经咽鼓管进入鼓室的声音。该管两端各有一耳塞头，可分别塞入受检耳和检查者耳道内，如咽鼓管开通，检查者可从听诊管中听到咽鼓管开张的响声。

（二）波利泽尔氏法

先清除鼻腔分泌物，然后让受检者口含少量饮用水。检查者将波利泽尔氏吹张球的橄榄头塞入其一侧前鼻孔，而用另一手的手指压住另一侧前鼻孔，令受检者咽水，则其软腭将关闭咽部通道，使鼻咽部成密闭状态；检查者同步捏压波利泽尔氏球，鼻咽部压力增大，则空气将被迫经咽鼓管进入鼓室，通过听诊管可以听到响声。

（三）导管法

用特制的咽鼓管导管在鼻腔黏膜表面麻醉后沿鼻底将其弯头送至鼻咽部，在相当鼻中隔后缘部位将导管弯头向下向外转动插入咽鼓管咽口，用打气球压入空气。检查者亦可通过听诊管监听气流进入咽鼓管的情况。

三、临床意义

（一）非特异性感染：由溶血性链球菌、葡萄球菌、肺炎链球菌等所致的一般性炎症，如急慢性、咽炎、扁桃体炎、腺样体炎等。

（二）咽后脓肿：发生于咽后隙，见于急性和慢性炎症时，以急性炎症时为多见，多发生于3岁以内的婴儿；慢性者较少见，多见于成年人，常为结核性脓肿。

（三）咽旁脓肿：系咽旁隙感染所致。

（四）特异性感染：急性特异性感染有霉菌性咽炎、樊尚氏咽峡炎、咽白喉等。慢性特异性感染常见的有咽结核、咽梅毒、咽麻风等。

（五）肿瘤：咽部良性肿瘤有上皮瘤（乳头状瘤、腺瘤）、血管瘤、纤维瘤、神经鞘膜瘤、脑膜瘤、畸胎瘤、脊索瘤等。咽部恶性肿瘤以鼻咽癌和扁桃体癌为多见，如鼻咽癌。

（六）咽神经官能症：又称咽异感症、癔球等。检查无异常发现，受检者常有焦虑、恐癌等心理状态。

第九节 喉

直接喉镜检查又称喉直达镜检查，可以直接观察喉腔的情况，并可借此施行喉内手术或其他喉部治疗，具有诊断及治疗作用。

一、检查方法

（一）间接喉镜检查法。受检者张口伸舌，检查者用纱布捏住舌前部并向外拉，将间接喉镜放入口咽部，检查舌根、舌扁桃体、会厌谷、喉咽等处，然后受检者发出“衣”的声音，能观察到会厌喉面、杓会厌襞、杓间区、梨状窝、室带及声带等处，并能观察声带运动情况。

（二）直接喉镜检查法。表面麻醉或全身麻醉下进行检查，受检者仰卧垂头，放入直接喉镜观察到会厌后，将会厌括起，检查喉部。

（三）纤维喉镜检查。将可弯曲的纤维喉镜经鼻腔或经口腔放入，此检查法痛苦少，能详细检查喉部各部位。

（四）显微喉镜检查。用于检查喉部和进行精细的手术，其优点为检查和手术能同时进行，全身麻醉气管插管后，在手术显微镜下进行操作。

二、检查前准备

（一）作直接喉镜检查时，易引起恶心、呕吐，故检查须在空腹时进行，检查前4～6h停进饮食。

（二）检查前，应详细询问健康史，作好口腔、牙齿、咽部、间接喉镜检查和全身检查。喉镜检查前还需将检查过程向受检者详细说明，解除思想顾虑。检查时受检者需全身放松，平静呼吸，并与检查者密切合作。

（三）检查室应稍暗，备有适当大小的喉镜、灯光、吸引器、气管切开术设备，以及支气管镜和适用于各种手术的喉钳和气管钳等。成人检查时，于喉镜检查前可根据需要使用巴比妥类镇静剂和阿托品，但对小儿和有呼吸困难的受检者，则不宜使用。

三、麻醉

（一）一般用1% 丁卡因作表面麻醉。先喷少量麻醉药于口腔，观察数分钟，如无不适或过敏反应，即可将麻醉药喷于口咽、舌根及喉咽部。然后在间接喉镜窥视下，会厌抬起，在发“依”声时用弯头注射器将药液滴入喉腔及声带表面。如此反复2～3次后，可达到良好麻醉效果。

（二）对少数颈部短粗的成人或年幼不合作儿童，不能暴露声门时，可使用全麻醉。

（三）对婴儿，一般在无麻醉下进行直接喉镜检查。

四、检查体位

（一）仰卧法

受检者仰卧，头颈部置于手术台外，肩部靠近手术台边缘。助手坐于手术台的右侧前端，右足踏在梯形木箱上，左手固定受检者的头顶，并使头部后仰，右手托住受检者枕部，并使头部高于手术台10～15cm。检查者立于受检者头前方。小儿检查时，应再由一助手按住肩部，固定四肢，防止肢体活动，影响检查。

（二）呼吸法

受检者全身放松，张口平静呼吸；检查者以纱布保护受检者上列牙齿及上唇后，左手持直接喉镜沿舌背正中或右侧导入咽部，看见会厌后，即将喉镜稍向咽后壁方向倾斜；再深入1cm左右，使喉镜尖端置于会厌喉面之下，抬起会厌，用力向上抬起喉镜，即可暴露喉腔。但不可将上切牙作为支点使喉镜向上括起，以免牙齿受压脱落。

（三）声带法

检查的范围包括舌根、会厌谷、会厌、杓状会厌襞、杓状软骨、室带、声带、声门下区、气管上段、两侧梨状窝、喉咽后壁和环后隙等处。检查时应注意黏膜色泽、形态、声带运动情况以及有无新生物等。

五、临床意义

（一）喉炎：在喉疾病中最常见。

（二）喉异物：异物嵌顿于声门可引起严重呼吸困难，应积极抢救。

（三）喉麻痹：可由各种全身性和局部性原因引起，表现为呼吸困难或发声异常。

（四）喉职业性损伤：由发声不当或发声过度所致，也可由其他原因引起，如刺激性气体、烟雾、外伤等。主要表现为声带充血、肿胀、力弱或形成声带小结和息肉。

（五）声带小结：是位于声带边缘前1/3与后2/3交界处的小结节，两侧对称。

（六）声带息肉：喉部慢性炎症或长期发声不当致黏膜高度水肿，可形成息肉。一般位于声带边缘或两侧声带的连结处。

（七）喉外伤：常因交通事故、喉插管、刎颈自杀等引起。

（八）喉肿瘤：喉良性肿瘤以多发性乳头状瘤为常见，好发生于婴儿和儿童，可能由病毒引起。肿瘤常先侵入声带和室带，然后扩散至喉的其他部分，甚至侵入气管引起严重呼吸困难。

第十节　扁桃体

腭扁桃体是一对扁卵圆形的淋巴器官，位于扁桃体窝内。扁桃体窝是位于口咽外侧壁腭咽弓和腭舌弓之间的三角形凹陷处。黏膜上皮向实质内下陷形成小陷窝，称扁桃体小窝。

扁桃体前下部分被子腭舌弓遮盖，其上端未被覆盖的部分由结缔组织构成的扁桃体体囊包绕，此囊仅借疏松结缔组织与咽肌相连。此处常是扁桃体周围脓肿形成部位。咽淋巴环由腭扁桃体、咽扁桃体、咽鼓管扁桃体、舌扁桃体组成。

一、生理功能

以腭扁桃体最大，通常所说的扁桃体即指腭扁桃体。腭扁桃体有一对，位于舌腭弓与咽腭弓之间，卵圆形，表面为复层鳞状上皮所覆盖。上皮向扁桃体内部陷入形成10～20个隐窝，隐窝中含有脱落的上皮细胞、淋巴细胞及细菌等。上皮下方及隐窝周围密集分布着淋巴小结及弥散淋巴组织，淋巴细胞常渗出穿过上皮而沉积于口咽部。扁桃体的被膜是一层致密的结缔组织，它把腭扁桃体与邻近器官隔开，有阻止腭扁桃体感染扩散的屏障作用。

扁桃体可产生淋巴细胞和抗体，故具有抗细菌抗病毒的防御功能。咽部是饮食和呼吸道的必经之路，经常接触较易隐藏病菌和异物。咽部丰富的淋巴组织和扁桃体具有防御病原体的保护功能。扁桃体容易遭受溶血性链球菌、葡萄球菌和肺炎球菌等致病菌的侵袭引起炎症改变。细菌存在于人的咽部和扁桃体隐窝内。正常情况下，由于扁桃体表面上皮完整和黏液腺不断分泌，可将细菌随同脱落的上皮细胞从隐窝口排出，保持着机体的健康。当机体因过度疲劳、受凉等原因而使抵抗力下降，上皮防御机能减弱，腺体分泌机能降低时，扁桃体就会遭受细菌感染而引起炎症。若扁桃体炎反复发作并对全身产生不利影响时，可将扁桃体手术切除。

二、解剖结构

（一）腭扁桃体

腭扁桃体呈卵圆形，黏膜一侧表面覆有复层扁平上皮，上皮向固有层内陷入形成10～30个分支的隐窝（crypt）。隐窝周围的固有层内有大量弥散淋巴组织及淋巴小结。隐窝深部的复层扁平上皮内含有许多T细胞、B细胞、浆细胞和少量巨噬细胞与郎格汉斯细胞，称为上皮浸润部。上皮内还有一些毛细血管后微静脉，是淋巴细胞进出上皮的主要通道。上皮细胞之间还有许多隧道样细胞间通道，浅表的部分通道直接开口于表面，有的通道开口处覆有一个扁平的微皱褶细胞（microfoldcell，Mcell）。上皮间隙内以T细胞多，这些经常迁移和更换。上皮内的浆细胞常分布在有孔毛细血管附近，有利于分泌的抗体进入血流。小儿的腭扁桃体较发达，其固有层内含有大量弥散淋巴组织及淋巴小结，其数量及发育程度与抗原刺激密切相关。扁桃体淋巴组织中的B细胞占淋巴细胞总数的60%，T细胞占38.5%，还有少量K细胞和NK细胞。弥散淋巴组织中则T细胞较多，也有散在的浆细胞、B细胞和一些毛细血管后微静脉。淋巴小结常较多而大，表明扁桃体与机体的体液免疫功能的关系较密切。固有层内还有一些小淋巴管，淋巴细胞可经此进入淋巴。

（二）咽扁桃体

咽扁桃体又称腺样体，位于咽的后壁，表面被覆假复层纤毛柱状上皮，无隐窝。黏膜形成一些纵行皱襞，固有层内有许多淋巴组织，上皮内也常见淋巴细胞浸润，浸润部上皮常变为复层扁平上皮。

（三）舌扁桃体

舌扁桃体位于舌根和咽前壁，表面被覆复层扁平上皮。上皮内有淋巴细胞浸润部，固有层内含有一些淋巴小结和弥散的淋巴组织。

三、检查方法

（一）检查咽部时，被检查者取坐位，头略后仰。

（二）要求被检查者张大口并发“啊”音。用压舌板在舌体的前2/3与后1/3交界处迅速下压，此时软腭会上抬，在照明的配合下，即可见软腭、软腭弓、腭垂、扁桃体、咽后壁等。

（三）检查时，应该注意咽部有没有充血、红肿、分泌物，反射是否正常，扁桃体是否肿大。

（四）扁桃体肿大分度

Ⅰ度超过舌腭弓，不超过咽腭弓。

Ⅱ度超过咽腭弓，但未达到咽后壁中线。

Ⅲ度达到或者超过咽后壁中线。

四、临床意义

（一）随着年龄的增长，儿童扁桃体免疫功能逐渐活跃，特别是3～5岁时因接触外界病原的机会增多，扁桃体显著增大，此时的扁桃体肥大多为生理现象。但扁桃体过度肥大，将会导致幼儿呼吸道梗阻，严重者甚至出现低氧血症，长期低氧血症会明显影响幼儿的身体及智力发育。

（二）急性扁桃体炎

（三）慢性扁桃体炎

第十章　口腔科检查

口腔科检查包括唇、腭、齿、牙龈、口腔黏膜、舌等器官和组织的检查。

第一节　唇

口唇由皮肤、口轮匝肌和黏膜构成。上、下唇的游离缘共同围成口裂，口裂的两端称为口角。口唇疾病见于口唇炎和唇裂。

一、口唇炎

（一）单纯性口唇炎

经常处于干燥的气候中，在冷风吹袭下，造成嘴唇黏膜保湿性变差，而容易脱皮、剥落、裂开。脱屑性口唇炎：常因体质过敏所引起，好发在异位性皮肤炎或脂溢性皮肤炎的受检者，可能与阳光照射或接触到刺激性物质有关，多见于下唇。

（二）湿疹性口唇炎

见于涂抹口红引起的唇膏性口唇炎，因对口红内的颜料或染料，或护唇膏内的羊毛脂或药物引起的过敏，通常上下嘴唇都会发生炎症。

（三）日光性口唇炎

长期在烈日下活动或工作者，在紫外线的慢性刺激下，造成下嘴唇变得较苍白，表皮萎缩、龟裂，甚至有可能发展成恶性病变。

二、唇裂

（一）单侧完全唇裂
（二）双侧完全唇裂
（三）正中唇裂

第二节　腭

腭为口腔上壁，可分软腭和硬腭两部分，硬腭是以骨质作为基础表面复以黏膜而形成；软腭连于硬腭之后，由肌和黏膜组成，其后缘中央有一向下垂的突起，称为腭垂（悬雍垂）。

唇腭裂：腭裂较为常见，可单独发生，也可并发唇裂。

唇腭裂分类：

（一）软腭裂：仅软腭裂开，有时只限于腭垂。不分左右，一般不伴唇裂，临床上以女性比较多见。

（二）不完全性腭裂：亦称部分腭裂。软腭完全裂开，伴部分硬腭裂；有时伴发单侧不完全唇裂，但牙槽突常完整。

（三）单侧完全性腭裂：裂隙自腭垂至切牙孔完全裂开，并斜向外侧直抵牙槽突，与牙槽裂相连；健侧裂隙缘与鼻中隔相连；牙槽突裂有时裂隙消失仅存裂缝，有时裂隙很宽；常伴发同侧唇裂。

（四）双侧完全性腭裂：常与双侧唇裂同时发生，裂隙在前颌骨部分，各向两侧斜裂，直达牙槽突；鼻中隔、前颌突及前唇部分孤立于中央。

第三节　齿

牙齿是人类身体最坚硬的器官。正常人牙齿呈白色，质地坚硬。

一、牙齿生长

牙齿生长与骨骼有一定关系，但因胚胎来源不完全相同，牙齿与骨骼的生长不完全平行。出生时乳牙已骨化，乳牙牙孢隐藏在颌骨中，被牙龈覆盖；恒牙的骨化从新生儿期开始，18～24个月时第三恒臼齿已骨化。人一生有乳牙（共20个）和恒牙（28～32个）两副牙齿。生后4～10个月乳牙开始萌出，12个月后未萌出者为乳牙萌出延迟。乳牙萌出顺序一般为下颌先于上颌、自前向后，约于2.5岁时乳牙出齐。乳牙萌出时间个体差异较大，与遗传、内分泌、食物性状有关。

6岁左右萌出第一颗恒牙（第一恒磨牙，在第二乳磨牙之后，又称六龄齿）；6～12岁阶段乳牙逐个被同位恒牙替换，其中第一、二前磨牙代替第一、二乳磨牙，此期为混合牙列期；12岁萌出第二恒磨牙；约在18岁以后萌出第三恒磨牙（智齿），也有终生第三恒磨牙不萌出者。

出牙为生理现象，出牙时个别婴儿可有低热、唾液增多、发生流涎及睡眠不安、烦躁等症状。牙齿的健康生长与蛋白质、钙、磷、氟、维生素A、C、D等营养素和甲状腺激素有关。食物的咀嚼有利于牙齿生长。牙齿生长异常时可见外胚层生长不良、钙或氟缺乏、甲状腺功能低下等疾病。

二、牙齿检查

注意有无龋齿、残根、缺牙和义齿等。
正常牙齿为瓷白色。
黄褐色：如牙齿呈黄褐色称斑釉牙，由长期饮用含氟过高的水所致。
四环素牙：儿童长期服用四环素也可以使牙齿变黄，称为四环素牙。

第四节　牙龈

牙龈状况检查包括牙龈的色、形、质，唇、颊系带附着位置以及附着龈的宽度，龈缘的位置，探诊后出血、溢脓。

一、牙龈检查内容

（一）颜色

健康的牙龈组织从游离龈缘到膜龈联合处呈现粉红色，当牙龈有炎症时，颜色为深红色或紫色，当炎症被控制后牙龈组织可从鲜红色或深红色变为粉红色。糖尿病、贫血、红细胞增多症以及白血病等均可引起牙龈颜色改变。

（二）外形

牙龈边缘菲薄而贴合牙面，龈缘线应呈现扇贝状，牙龈乳头呈锥形以整齐的边缘充满牙间隙。炎症时牙龈肿胀，边缘钝厚，或肥大增生；某些药物（如苯妥英钠、硝苯地平等）也能引起牙龈增生肿大；龈乳头缘可能会出现有溃疡或坏死组织；牙龈还可能发生龈裂等。

（三）质地

正常牙龈组织质地坚韧。炎症时牙龈质地变软，或进而纤维化而使牙龈组织变坚韧。附着龈的点彩消失是牙龈炎的早期症状，正常牙龈没有点彩，应注意观察牙龈的质地。

（四）牙龈缘的位置

游离牙龈边缘位于釉牙骨质界的冠方。牙龈发生炎症、水肿和增生时，牙龈游离缘移向冠方，此时牙冠与牙龈游离缘结合处上皮的位置如果没有变化，容易出现假性牙周袋或称牙龈袋。如果结合处的上皮移向牙根处，容易形成牙周袋；如果牙龈边缘向牙根方向移位，可以导致牙龈退缩。

（五）附着龈宽度

附着龈宽度是指从游离龈沟底至膜龈联合的角化牙龈的宽度。研究显示，即使角化组织带 <2mm，假如牙龈未发生炎症性改变，牙龈可以维持正常状态。

二、牙龈常见疾病

（一）牙龈出血

健康的龈沟轻探时不出血，当菌斑堆积引起炎症时，龈沟内壁上皮发生溃疡，且结缔组织的毛细血管扩张，炎症细胞浸润，胶原纤维破坏，采用探针检查时牙龈会出血，牙龈探诊后出血是牙周组织炎症的临床表现，也可作为判断治疗效果的客观指标。

（二）龈沟溢脓

当牙龈组织炎症加重时，龈沟或袋内壁的炎症有大量中性白细胞浸润并变性、坏死，形成脓性渗出物，由袋口渗出。当检查者用手指在牙龈表面从根方向冠方挤压，或用镊子夹持棉球轻压牙龈表面时，或受检者进食和说话使牙龈受压时，均可见黄白色脓液外溢。脓性渗出物中含有变性或坏死的白细胞，细菌、脱落的上皮细胞及少量纤维素等。

第五节 口腔黏膜

（见本书第六章第三节）。

第六节 舌

检查时注意舌质、舌苔及舌的活动状态。正常人舌质淡红、湿润、柔软、活动自如、伸舌居中、无震颤、舌苔薄白。

局部或全身疾病均可使舌的感觉、运动与形态发生变化，为临床诊断提供依据。

一、干燥舌：明显干燥见于鼻部疾患（可伴有张口呼吸、唾液缺乏）、大量吸烟、阿托品作用、放射治疗后等；严重的干燥舌可见舌体缩小，并有纵沟，见于严重脱水，可伴有皮肤弹性减退。

二、舌体增大：暂时性肿大见于舌炎、口腔炎、舌的蜂窝组织炎、脓肿、血肿、血管神经性水肿等。长期增大见于黏液性水肿、呆小病和先天愚型（Down 病）、舌肿瘤等。

三、地图舌（geographic tongue）：舌面上出现黄色上皮细胞堆积而成的隆起部分，状如地图。舌面的上皮隆起部分边缘不规则，存在时间不长，数日即可剥脱恢复正常，如再形成新的黄色隆起部分，称移行性舌炎（migratory glossitis），这种舌炎多不伴随其他病变，发生原因尚不明确，也可由核黄素缺乏引起。

四、裂纹舌（wrikled tongue）：舌面上出现横向裂纹，见于 Down 病与核黄素缺乏，后者有舌痛，纵向裂纹见于梅毒性舌炎。

五、草莓舌（strawberry tongue）：舌乳头肿胀、发红类似草莓，见于猩红热或长期发热受检者。

六、牛肉舌（beefy tongue）：舌面绛红如生牛肉状，见于糙皮病（叶酸缺乏）。

七、镜面舌：亦称光滑舌（smooth tongue），舌头萎缩，舌体较小，舌面光滑呈粉红色或红色，见于缺铁性贫血、恶性贫血及慢性萎缩性胃炎。

八、毛舌：又称黑舌，舌面敷有黑色或黄褐色毛，故称毛舌（hairy tongue），此为丝状乳头缠绕了真菌丝以及其上皮细胞角化所形成。见于久病衰弱或长期使用广谱抗生素引起真菌繁殖生长的受检者。

九、舌的运动异常：震颤见于甲状腺功能亢进症；偏斜见于舌下神经麻痹。

第十一章　实验室检查

实验室检查（Laboratory Examinations），是应用物理学的方法或化学的方法对送检标本的内容、性质、浓度、数量和成分等进行检查分析。常见的实验室检查有血常规、尿常规、便常规、血气分析、血电解质（钾、钠、氯、钙等）、肝功能、肾功能、血脂、心肌酶、甲状腺功能、血糖等。实验室检查结果受仪器设备、检查人员的技术水平和疾病代谢变化的影响。

第一节　常规检查

一、血常规

血常规检查是最基本的血液检验。血液由液体和有形细胞组成，血常规检查血细胞数量和分类。血液细胞包括红细胞，白细胞、血小板。通过观察血细胞数量变化及形态分布，了解疾病的变化、程度和原因。是医生诊断病情的常用辅助检查。

（一）红细胞（RBC）计数

1. 参考值（单位：10^{12}/L）

男：4.0～5.50×10^{12}/L，女：3.5～5.0×10^{12}/L，新生儿：6.0～7.0×10^{12}/L。

2. 临床意义

增高见于真性红细胞增多症，严重脱水，肺源性心脏病，先天性心脏病，高山地区的居民，严重烧伤，休克等；减低见于贫血，出血等疾病。

（二）红细胞压积（HCT）

1. 参考值（单位：%）

男：40%～50%，女：37%～48%，新生儿：47%～67%。

2. 临床意义

增高见于真性红细胞增多症、各种原因引起的血液浓缩如脱水、大面积烧伤；减少见于贫血，出血等疾病。

（三）平均红细胞体积（MCV）

1. 参考值（单位：FL）

成人：82～92FL，新生儿：86～120FL。

2. 临床意义

增高见于营养不良性巨幼红细胞性贫血、酒精性肝硬化、胰外功能不全、获得性溶血性贫血、出血性贫血再生之后、甲状腺功能低下；减少见于小细胞低色素贫血、全身性溶血性贫血等疾病。

（四）红细胞分布宽度（RSW-CV）

1. 参考值（单位：%）

成人：<14.1%，新生儿：10%～18%。

2. 临床意义

增高临床常用于缺铁性贫血的诊断与疗效观察，小细胞低色素性贫血的鉴别诊断，贫血的分类；减少临床意义不大。

（五）血红蛋白浓度（Hb）

1. 参考值（单位：g/L）

男：120～160g/L，女：110～150g/L，新生儿：170～200g/L。

2. 临床意义

增高见于真性红细胞增多症，严重脱水，肺源性心脏病，先天性心脏病，高山地区的居民，严重烧伤，休克等；减少见于贫血，出血。

（六）平均红细胞血红蛋白含量（MCH）

1. 参考值（单位：pg）

成人：27～31pg，新生儿：27～36pg。

2. 临床意义

增高见于真性红细胞增多症，严重脱水，肺源性心脏病，先天性心脏病，高山地区的居民，严重烧伤，休克等；减少见于贫血，出血等疾病。

（七）平均红细胞血红蛋白浓度（MCHC）

1. 参考值（单位：g/L）

成人：320～360g/L，新生儿：250～370g/L。

2. 临床意义

增高见于真性红细胞增多症，严重脱水，肺原性心脏病，先天性心脏病，高山地区的居民，严重烧伤，休克等；减少见于贫血，出血等疾病。

（八）白细胞计数（WBC）

1. 参考值（单位：10^9/L）

成人：（4～10）×10^9/L，新生儿：（1.5～2.0）×10^9/L。

2. 临床意义

增高常见于炎性感染、出血、中毒、白血病等。其减少常见于流感、麻疹等病毒性传染病及严重败血症、药物或放射线所致及某些血液病等；减少见于白细胞减少症，脾功能亢进，造血功能障碍，放射线，药物，化学毒素等引起骨髓抑制，疟疾，伤寒，病毒感染，副伤寒。

（九）单核细胞计数（MONO）

1. 参考值（单位：10^9/L）

（0.12～0.8）×10^9/L。

2. 临床意义

增高见于某些细菌感染、单核细胞白血病、淋巴瘤、骨髓增生异常综合征、急性传染病恢复期等；减少无重要临床意义。

（十）单核细胞比例（MONO%）

1. 参考值（单位：%）

3%～10%。

2. 临床意义

增高见于某些细菌感染、单核细胞白血病、淋巴瘤、骨髓增生异常综合征、急性传染病恢复期等；减少无重要临床意义。

（十一）中性粒细胞计数（NEUT）

1. 参考值（单位：10^9/L）

（2.0～7.0）×10^9/L。

2. 临床意义

增高见于急性化脓性细菌感染、粒细胞白血病、急性出血、严重组织损伤或血细胞破坏、败血症、心肌梗死、尿毒症、糖尿病酮症酸中毒及等疾病；减少见于伤寒、副伤寒、病毒性感染、疟疾、粒细胞缺乏症、化学药物中毒、X线和放射线照射、抗癌药物治疗、自身免疫性疾病和脾功能亢进等疾病。

（十二）中性粒细胞比例（NEUT%）

1. 参考值（单位：%）

50%～70%。

2. 临床意义

增高见于急性化脓性细菌感染、粒细胞白血病、急性出血、严重组织损伤或血细胞破坏、败血症、心肌梗死、尿毒症、糖尿病酮症酸中毒及等疾病；减少见于伤寒、副伤寒、病毒性感染、疟疾、粒细胞缺乏症、化学药物中毒、X线和放射线照射、抗癌药物治疗、自身免疫性疾病和脾功能亢进等疾病。

（十三）淋巴细胞计数（LY）

1. 参考值（单位：10^9/L）

（0.8～4.0）×10^9/L。

2. 临床意义

增高见于百日咳，传染性单核细胞增多症，病毒感染，急性传染性淋巴细胞增多症，淋巴细胞性白血病；减少见于免疫缺陷、长期化疗、X射线照射后。

（十四）淋巴细胞比值（LY%）

1. 参考值（单位：%）

20%～40%。

2. 临床意义

增高见于百日咳，传染性单核细胞增多症，病毒感染，急性传染性淋巴细胞增多症，淋巴细胞性白血病，器官移植；减少见于免疫缺陷、长期化疗、X射线照射后。

（十五）血小板计数（PLT）

1. 参考值（单位：10^9/L）

（100～300）×10^9/L。

2. 临床意义

增高见于原发性血小板增多症，真性红细胞增多症，慢性白血病，骨髓纤维化，症状性血小板增多症，感染，炎症，恶性肿瘤，缺铁性贫血，外伤，手术，出血，脾切除后的脾静脉血栓形成；减少见于，原发性血小板减少性紫癜，播散性红斑狼疮，药物过敏性血小板减少症，弥漫性血管内凝血，血小板破坏增多，血小板生成减少，再生障碍性贫血，骨髓造血机能障碍，药物引起的骨髓抑制，脾功能亢进等疾病。

（十六）血小板体积分布宽度（PDW）

1. 参考值（单位：%）

10%～16%。

2. 临床意义

增高见于血小板体积大小悬殊不均衡。如：急性非淋巴细胞白血病化疗后，巨幼红细胞性贫血、慢性粒细胞白血病、脾切除、巨大血小板综合征、血栓性疾病等；减少见于血小板减少性疾病。

（十七）平均血小板体积（MPV）

1. 参考值（单位：FL）

8.5～13FL。

2. 临床意义

增高见于骨髓纤维化、原发性血小板减少性紫癜、血栓性疾病及血栓前状态。脾切除、慢粒、巨大血小板综合征、镰刀细胞性贫血等疾病。可作为骨髓造血功能恢复的较早期指征；减少见于脾亢、化疗后、再障、巨幼细胞性贫血等疾病。

（十八）大型血小板比例（P-LCR）

1. 参考值（单位：%）

10%～50%。

2. 临床意义

增高时需要配合其他检查才能做出正确判断；减少时需要配合其他检查查找病因。

（十九）血小板压积（PCT）

1. 参考值（单位：%）

0.10%～0.35%。

2. 临床意义

增高提示血小板在血液中比例增高；减少提示血液中血小板的比例降低。

二、尿常规

尿常规检查可以反映许多肾脏早期病变，如肾功能改变或炎泌尿系统炎症时可出现蛋白尿或者尿沉渣中成分改变。对于某些全身性病变以及其他脏器病变时可影响尿液的性质和成份如糖尿病、血液病、肝胆疾患、流行性出血热等疾病，它具有重要的参考价值。同时，尿液的化验检查还可以反映一些疾病的治疗效果及预后。

（一）尿液颜色

1. 正常范围：淡黄色。

2. 临床意义

红色为血尿，见于急性膀胱炎、泌尿道结石、肿瘤、肾结核；乳白色（乳糜尿），见于血丝虫病、泌尿道化脓性感染；深黄色或红茶样，见于黄疸。

（二）尿透明度

1. 正常范围：清。

2. 临床意义

混浊，见于有大量结晶、血液、脓液及乳糜尿时。

（三）尿酸碱度（尿 pH 值）

1. 正常范围：一般为酸性。

2. 临床意义：了解尿液的酸碱度，对诊断某些肾脏或代谢性疾病可提供重要线索。

（四）显微镜检查

1. 正常范围：镜检可见红细胞男：0，女：0～2（高倍视野）；白细胞：男：0～3，女：0～5（高倍视野）；颗粒管型：无；透明管型：无或偶见。

2. 临床意义

红细胞增多：见于泌尿系统结石、肾盂肾炎、肾炎、结核、急性膀胱炎、泌尿系统肿瘤。白细胞增多：见于泌尿系统感染、结核。颗粒管型持续多量出现，见于急、慢性肾炎。透明管型，见于肾炎、肾盂肾炎、发热性疾病有时少量透明管型出现。

（五）化学检查

1. 正常范围：尿蛋白：阴性。尿糖：阴性。尿酮体：阴性。尿胆元：1：20以下（定性）、<8mg%（定量）。尿胆红素：阴性。

2. 临床意义

尿蛋白质阳性：见于肾炎、慢性肾炎、泌尿系统感染、高热、肾结核。尿糖阳性：见于糖尿病。尿酮体阳性：见于过度饥饿，严重糖尿病。尿胆元增高见于肝炎，肝癌等引起的黄疸及溶血性黄疸。尿胆红素阳性：见于阻塞性黄疸。

（六）注意事项

1. 检查前1d 晚上9点以后禁止进食，可饮水，便于检查准确。

2. 留尿液标本时预先选好能装20ml 以上的广口玻璃瓶，用前一定要清洗干净。

3. 最好留取早上第1次尿标本送检。取尿时，应先排出一些尿液留取中段尿做为标本送检。

4. 女性受检者在经期一般不宜做尿液检查。

三、大便常规

大便常规检查包括粪便性状、幽门螺杆菌检测、粪便白细胞、粪便红细胞、粪便颜色、粪寄生虫卵、粪便隐血试验（OBT）。它可以了解消化道有无细菌、病毒及寄生虫感染，及早发现胃肠炎、肝病，还可作为消化道肿瘤的诊断筛查。

（一）一般性状

1. 正常：为黄色软便。

2. 临床意义

大便颜色异常见于下列情况：

（1）黑色或柏油样：见于上消化道出血，如溃疡病出血、食道静脉曲张破裂、消化道肿瘤等。如服铁剂、铋剂或进食动物血及肝脏后粪便也可呈黑色。

（2）白陶土色：见于胆道完全梗阻时或服钡餐造影后。

（3）果酱色：见于阿米巴痢疾或肠套叠。

（4）红色：见于下消化道出血，如痔疮、肛裂、肠息肉、结肠癌、放射性结肠炎等，或服用番茄、红辣椒、恩波吡维铵、酚酞、保泰松、利福平、阿司匹林。

（5）绿色：因肠管蠕动过快，胆绿素在肠内尚未转变为粪胆素所致，多见于婴幼儿急性腹泻及空肠弯曲菌肠炎。

（6）米泔样便：常见于重症霍乱、副霍乱受检者。

（7）细条样便：常见于直肠癌。

大便性状异常见于下列情况：

（1）稀粥样便：见于服用缓泻剂后。

（2）水样便：见于急性肠炎、食物中毒等。婴幼儿腹泻常见蛋花汤样便；霍乱、副霍乱可见米泔水样便；出血性小肠炎可见赤豆汤样便。

（3）黏液便：见于结肠过敏症或慢性结肠炎。

（4）黏液脓血便：见于急、慢性痢疾。

（5）凝乳块：多见于婴儿粪便中，呈白色块状物，为脂肪或酪蛋白消化不良或饮食过多所致。

（二）显微镜检查

1. 正常：为阴性（—）

2. 临床意义

（1）红细胞（RBC）：见于下消化道出血、肠道炎症、肠结核、结肠肿瘤等。

（2）白细胞（WBC）或脓细胞：见于肠道炎症，其数量多少一般可反映肠道炎症的程度。

（3）寄生虫卵：见于肠道寄生虫病。

四、大便潜血（OB）

大便隐血试验是检查消化道是否出血的常规方法，主要用于检验肉眼不可见的少量出血。也叫邻甲联苯胺法（OB）。大便隐血试验仍是目前结肠癌普查中使用最广泛而且评估最多的一项试验。此项试验快速、简单，方便。

（一）原理

1. 大肠癌发生演变可以没有任何早期症状，癌细胞可以先在大肠内壁生长数年后才扩散到身体其他部位。在没有任何症状前，增生的组织通常会渗出少量血液，血液进入大便中被排出。大便隐血试验就可检测大便中的少量血液成分。多次、持续性隐血试验阳性，提示消化道慢性出血，应进一步检查警惕胃肠道肿瘤的存在。

2. 血红蛋白中的亚铁血红素有类似过氧化物酶的活性，能催化过氧化氢放出新生态氧，将受体邻联甲苯胺氧化成邻甲偶氮苯而显蓝色，呈色的深浅反映了血红蛋白的多少，即出血量，灵敏度高的可检出0.2～1mg/L 的血红蛋白，相当于消化道1～5ml 的出血。

（二）方法

取大便少许涂于大便隐血试纸上，再滴加3% 双氧水后观察。

（三）观察结果

（-）2min 内不变为蓝色

（+）30～60s 后呈蓝色

（++）立即呈蓝绿色

（+++）立即呈深绿色

（四）注意事项

1. 粪便标本在粪块中间获取，不能混入肛门、直肠的出血，粪便应新鲜，为提高检出便中血液的概率，可多次采集大便样本。

2. 3% 的双氧水必须有效，还应做阳性对照试验，将双氧水涂在血片上，有泡沫出现则方可应用。

3. 试验前3d禁止食用动物血、肉、肝、铁剂（硫酸亚铁，枸橼酸亚铁、红色补丸、富马酸亚铁）、富含叶绿素的食物（菠菜、青菜），避免假阳性反应；亦不可大量服用 Vc 或其他有还原作用的物质，避免出现假阴性反应。

4. 牙龈出血，鼻出血、经血亦可导致阳性反应。

5. 用具应做杀菌处理。

（五）临床意义

1. 上消化道有出血：OB 呈阳性。

2. 消化性溃疡：阳性率40%～70%，呈间断性阳性，经治疗后，粪便外观正常时，OB 仍可持续5～7天阳性，此后若出血停止 OB 可转阴；只要消化道出血大于5ml，即可出现阳性，但不作为诊断的直接依据；若 OB 呈强阳性提示消化性溃疡合并出血。

3. 消化道癌症：阳性率95%，呈持续阳性，OB 可作为消化道癌筛选指标。

4. 流行性出血热：阳性率84%，OB 为重要佐证。

5. 药物导致胃粘膜损伤（如阿司匹林、吲哚美辛、糖皮质激素等）、肠结核、溃疡性结膜炎、结肠息肉、钩虫病等，OB 显示阳性。

五、血沉（ESR）

红细胞沉降率（erythrocyte sedimentation rate，ESR）是以红细胞在第一小时末下沉的距离来表示红细胞的沉降速度，简称血沉。

（一）原理

血流中的红细胞，因细胞膜表面具有负电荷等因素，导致细胞互相排斥，使细胞间相距约为25nm，呈分散悬浮而下沉缓慢。如血浆或红细胞本身发生了改变，则可使血沉发生变化。

（二）参考值

魏氏（Westergren）法：成年男性0～15mm/h，成年女性0～20mm/h。潘氏法：成年男性0～10mm/h，成年女性0～12mm/h。

（三）临床意义

1. 生理性增快：

妇女月经期血沉略增快，可能与子宫内膜破伤及出血有关，妊娠3个月以上血沉逐渐增快，可达30mm/h 或更多，直到分娩后3W，如无并发症则逐渐恢复正常。其增快可能与生理性贫血、纤维蛋白原量逐渐增高、胎盘剥离、产伤等有关。60岁以上的老年人因血浆纤维原蛋白量逐渐增高等，也可见血沉增快。

2. 病理性增快：

（1）各种炎症：细菌性急性炎症时，血中急性反应相物质（acutephase reactant）迅速增多，包括 α1抗胰蛋白酶（α-antirypsin）、α2巨蛋白（α2-macroglobulin）、C 反应蛋白（C reactive protein)、肝珠蛋白（haptoglobin)、运铁蛋白（transferrin)、纤维蛋白原（fibrinogen）等，主要因其释放增多甚至制造加强所致。以上成分或多或少地均能促进红细胞的缗线状聚集，故炎症发生后2～3d 即可见血沉增快。风湿热的病理改变导致结缔组织性炎症，其活动期血沉增快。慢性炎症如结核病时，纤维蛋白原及免疫球蛋白含量增加，血沉明显增快。临床上常用血沉来观察结核病及风湿热有无活动性及其动态变化。

（2）各种原因导致的高球蛋白血症（hyperglobuinemia）：亚急性感染性心内膜炎、黑热病、系统性红斑狼疮等所致的高球蛋白血症时，血沉常明显增快，各种原因引起的相对性球蛋白增高如慢性肾炎、肝硬化时血沉亦常增快。多发性骨髓瘤、巨球蛋白血症时，浆细胞的恶性增殖致使血浆病理性球蛋白高达40～100g/L 或更高，故血沉增快。巨球蛋白症受检者，血浆中 IgM 增多，其血沉理应增快，但若 IgM 明显增多而使血浆黏稠度增高即高粘综合征时，反而抑制血沉。另外，恶性肿瘤、组织损伤及坏死、贫血、高胆固醇血症均可导致血沉增快。

血沉减慢：意义较小，可因红细胞数量明显增多及纤维蛋白原含量严重减低所致，见于各种原因所致的脱水血液浓缩、真性红细胞增多症和弥漫性血管内凝血等。

第二节　肝功能

一、丙氨酸氨基转移酶（ALT）

谷丙氨酸氨基转移酶（谷丙转氨酶 GPT）主要存在于肝细胞浆内，细胞内浓度高于血清中1000-3000倍。只要有1% 的肝细胞被破坏，就可以使血清酶增高1倍。因此，谷丙转氨酶被 WHO 推荐为肝功能损害最敏感的检测指标。

（一）参考值

比色法：0～35U/L。
连续监测法：6～24U/L。

（二）临床意义

增高：见于肝脏疾病（传染性肝炎、肝癌、肝硬化活动期、中毒性肝炎、药物中毒性肝炎、脂肪肝、阻塞性黄疸）、胆道疾病（胆管炎、胆囊炎）、心血管疾病（心肌梗死、心力衰竭时的肝脏瘀血）、内分泌疾病、胰腺疾患、重症糖尿病、甲状腺功能亢进、传染性单核细胞增多症、疟疾、流行性感冒、外伤、严重烧伤、休克、药物中毒，以及早期妊娠和剧烈运动。

（三）临床症状

当丙氨酸氨基转移酶（ALT）偏高时会出现食欲减退、恶心、呕吐、黄疸、肝区疼痛等症状。有丙氨酸氨基转移酶高的症状并不一定是肝炎引起的，应及时查找引起丙氨酸氨基转移酶的原因，建议检查乙肝两对半，明确是否有乙肝病毒感染。

（四）临床意义

当 ALT 血清值超过正常上限2～3倍，并持续2W 以上，表明有肝胆疾病存在的可能，但须排除嗜酒、化学药物中毒等对肝脏的损害；接触化学物质如四氯化碳、某些重金属、砒霜等可引起中毒性肝炎。及生理状态下，如过度劳累、剧烈活动（乳酸在体内大量生成、积聚，使机体相对缺氧及低血糖，致使肝细胞膜通透性增加，引起转氨酶升高）、月经期时等都可能使转氨酶暂时性升高。

ALT 升高要根据相关检查、结合病史、症状、体征等来综合判断。

二、天门冬氨酸氨基转移酶（AST）

天门冬氨酸氨基转移酶（aspartate aminotransferase，AST）存在于人体各种组织中，以心肌含量最丰富，其次是肝脏。在肝脏内，天门冬氨酸氨基转移酶（AST）绝对值超过谷氨酸氨基转移酶（ALT）。AST 以其在细胞内分布的部位不同分为两种同工酶，即细胞质型天门冬氨酸氨基转移酶（s-AST）和线粒体型天门冬氨酸氨基转移酶（m-AST）。由于 m-AST 定位于线粒体内，不易释放入血。当肝细胞出现坏死时，m-AST 从线粒体中释放出来，使血清中的 AST 增高。同工酶的测定有助于了解心肌、肝、肾组织的损伤程度。

（一）参考范围

男性：15～40U/L（连续监测法）

女性：13～35U/L（连续监测法）

（二）临床意义

血清天门冬氨酸氨基转移酶测定有助于判定心肌细胞和肝细胞有无坏死及损伤程度。AST 增高：常见于急、慢性重症肝炎、肝硬化、心肌炎、心肌梗死、肾炎、胆管炎、皮肌炎、胰腺炎等病症。

由于心肌含 AST 量最高，其次是肝脏，所以心肌细胞和肝细胞损伤后血中酶活性能迅速升高。但 AST 活性改变不能完全反映心脏与肝脏损伤程度和判定预后。测定血清 m-AST 可间接了解肝细胞超微结构损伤及线粒体损害的严重程度。m-AST 不仅能作为心肌细胞、肝细胞坏死的指标，也能作为对心脏与肝脏疾病动态监测的指标。

三、γ 谷氨酰转肽酶（γ-GT）

γ- 谷氨酰转肽酶（γ-GT）广泛分布于人体组织中，肾脏内最多，其次为胰腺和肝脏，胚胎期则以肝内最多，在肝内主要分布于肝细胞浆和肝内胆管上皮中，正常人血清中 γ-GT 主要来自肝脏。正常值为3～50U/L（γ- 谷氨酰对硝基苯胺法）。此酶在急性肝炎、慢性活动性肝炎及肝硬化失代偿时，仅轻中度升高。但当阻塞性黄疸时，此酶因排泄障碍而逆流入血，原发性肝癌时，此酶在肝内合成亢进，均可引起血中转肽酶显著升高，甚至达正常的10倍以上。酒精中毒者 γ-GT 亦明显升高，有助于诊断酒精性肝病。

（一）参考值

连续监测法：4～38U/L（30℃），5～54U/L（37℃）。亦有报道以羧基对硝基苯胺做底物30℃时：女性5～25U/L、男性8～35U/L。男性稍高于女性。该法国内外试剂盒的参考值大同小异。

γ- 谷氨酰转肽酶正常值一般认为是在0～40之间，大于这个范围为 γ- 谷氨酰转肽酶增高。

γ- 谷氨酰转肽酶在急性肝炎、慢性活动性肝炎及肝硬变失代偿时都会出现轻中度的升高，当出现阻塞性黄疸时，可出现 γ- 谷氨酰转肽酶的显著升高。

γ- 谷氨酰转肽酶升高除了肝病受检者肝脏受损引起，也有健康人群在服用安眠药、抗糖尿病药物时等也会引起 γ- 谷氨酰转肽酶的升高。

（二）检查方法

目前国内主要采用 IFCC 和欧洲常规 Szasz 法。二者均是以 γ 谷氨酰 -3- 羧基 -4- 对硝基苯胺和双甘肽为底物的酶动力。GOT 作用于 γ- 谷氨酰 -3- 羧基 -4- 对硝基苯胺和双甘肽产生 γ 一谷氨酰双甘肽和5- 氨基2- 硝酸苯甲酸盐，在405nm 处检测吸收峰值，计算出血清中 γ-GT 的浓度。

（三）生理性变化

1.20～30岁超负荷的男性升高约58%，50～60岁男、女性均约升高30%，慢性酒精中毒约升高20%～400%，90kg～40kg 的女性可升高42%，4～10岁的儿童约降低10%。

2. 药物的影响：服链激酶者中，约有25% 病例增高4倍。巴比妥酸盐可能由于酶的诱导致 γ-GT 升高。苯巴比妥升高的机制可能由于酶的诱导或肝脏微粒体损害所致。抗癫痫药治疗15岁以下的儿童时使 γ-GT 升高4倍，治疗成人时 γ-GT 升高2倍。

3. 近年发现有无任何药物及疾病影响而出现 γ-GT 增高者，可能为过食高蛋白补品等增加肝脏负担所致。

女性应用安眠药约升高50%，抗抑郁药约升高45%，抗心绞痛药约升高40%，抗高血压药约升高25%。

男性应用抗高血压药约升高20%，抗痛风药约升高20%，抗糖尿病药物约升高20%。

氯贝丁酯型低脂血症在男性中约降低20%。

（四）病理性变化

1. 原发性或转移性肝癌，受检者该酶多数呈中度或高度增加，可大于正常的几倍甚至几十倍，而其他系统肿瘤多属正常。但肝癌 γ-GT 的测定结果与其他肝胆疾病，尤其与黄疸病例重叠甚多，故单项测定 γ-GT 对肝癌并无诊断价值，但若同时测定甲胎蛋白、AKP 和 γ-GT，则诊断价值较大（甲胎蛋白阴性，而 AKP、γ-GT 上升，尤其在无黄疸、转氨酶正常或仅轻度升高者，应高度警惕肝癌可能）。

2. 肝内或肝外胆管梗阻时，γ-GT 排泄受阻，随胆汁返流入血，致使血清 γ-GT 上升。

3. 急性病毒性肝炎时，坏死区邻近的肝细胞仙酶合成亢进，引起血清 γ-GT 升高。

4. 慢性活动性肝炎时 γ-GT 常常高于正常1～2倍，如长期升高，可能有肝坏死倾向。

5. 肝硬化时血清 γ-GT 的改变取决于肝内病变有无活动及其病因。在非活动期多属正常，若伴有炎症和进行性纤维化则往往上升。原发性或继发性胆汁性肝硬化则往往早期有γ-GT升高。有人认为肝硬化早期时γ-GT升高，严重受检者尤其是晚期病例反而很低，这可能由于肝细胞γ-GT合成能力丧失，从而认为肝硬化受检者如果γ-GT较高，提示疾病尚处于早期阶段。

6. 脂肪肝受检者γ-GT也常升高，但一般营养性脂肪肝时血清γ-GT活性多数不超过正常值之2倍。

7. 酒精性肝炎和酒精性肝硬化受检者γ-GT几乎都上升，成为酒精性肝病的重要特征。

继发性肝病导致γ-GT中度升高：见于心肌梗死、Ⅳ型高脂血症、糖尿病、类风湿、传染性单核细胞增多症。

（五）临床意义

1. 原发性或转移性肝癌时，血中γ-GT明显升高。其原因是癌细胞产生的γ-GT增多和癌组织本身或其周围的炎症刺激作用，使肝细胞膜的通透性增加，以致血中γ-GT增高。

2. 阻塞性黄疸、急性肝炎、慢性肝炎活动期、胆道感染、肝硬化等都可使γ-GT升高。

3. 其他疾病如心肌梗死、急性胰腺炎及某些药物等均可使血中γ-GT升高。谷氨酰转肽酶（γ-GT）正常值为50U。急性乙肝时可升高，但持续1个月左右就会下降；如果长期升高不降，可能会向慢性肝炎转化。慢性乙肝有时可达200单位或更高，且不容易消失，目前还缺少特效使其下降，其他如酒精性肝病、脂肪肝、胆石症、肝内胆管结石等也可以升高；黄疸长期不消退（胆汁淤积）时也会升高。要注意的是，若发生肝癌时，γ-GT的上升值可达正常值的10倍以上，对其升高者一定要结合临床其他资料加以综合分析。

四、碱性磷酸酶（ALP）

碱性磷酸酶（ALP或AKP）是广泛分布于人体肝脏、骨骼、肠粘膜上皮、肾脏和胎盘等组织。

（一）参考值

女性50～135U/L；男性45～125U/L。

（二）临床意义

临床上测定ALP主要用于骨骼、肝胆系统疾病的诊断和鉴别诊断，尤其是黄疸的鉴别诊断。

1. 生理性增高

儿童在生理性的骨骼发育期，碱性磷酸酶活力可比正常人高1～2倍。处于生长期的青少年，以及孕妇和进食脂肪含量高的食物后均可以升高。

2. 病理性升高

（1）骨骼疾病如佝偻病、软骨病、骨恶性肿瘤、恶性肿瘤骨转移等；

（2）肝胆疾病如肝外胆道阻塞、肝癌、肝硬化、毛细胆管性肝炎等；

（3）其他疾病如甲状旁腺机能亢进。

3. 病理性降低

见于重症慢性肾炎、儿童甲状腺机能不全、贫血等。

五、胆红素（BS）

（一）来源

体内含卟啉的化合物有血红蛋白、肌红蛋白、过氧化物酶、过氧化氢酶及细胞色素等。成人每日约产生250～350mg 胆红素，胆红素来源主要有：

1. 80%～85% 的胆红素来自衰老的红细胞崩解。

2.15% 左右是由在造血过程中尚未成熟的红细胞在骨髓中被破坏（骨髓内无效性红细胞生成）而形成的。

3. 少量来自含血红素蛋白（hemoprotein），如肌红蛋白、过氧化物酶、细胞色素等的破坏分解。有人把这种不是由衰老红细胞分解而产生的胆红素称为“旁路性胆红素”。

肝、脾、骨髓等单核吞噬细胞系统将衰老的和异常的红细胞吞噬，分解血红蛋白，生成和释放游离胆红素，这种胆红素是非结合性的（未与葡萄糖醛酸等结合）、脂溶性的，在水中溶解度很小，在血液中与血浆白蛋白结合。由于其结合很稳定，并且难溶于水，因此不能由肾脏排出。胆红素定性试验呈间接阳性反应。故称这种胆红素为未结合胆红素。

（二）参考值

总胆红素：1.71～21μmol/L（0.1mg/dl～1.0mg/dl）

直接胆红素：0～7.32μmol/L（0～0.2mg/dl）

间接胆红素：0～13.68μmol/L（0～0.8mg/dl）

胆红素在17.1～34.2μmol/L，肉眼看不到黄疸，称隐性黄疸；胆红素 >34.2μmol/L，肉眼能见到巩膜黄染、皮肤发黄、尿液发黄，称显性黄疸。

（三）各型黄疸的胆色素代谢变化特点

1. 溶血性黄疸

血清间接胆红素增多，由于肝脏对间接胆红素的处理有很大的储备力，一般血清总胆红素含量不超过1.0mg/dl。血清胆红素定性试验呈间接阳性反应。

粪内尿（粪）胆素原增多，这是由于肝脏加强制造结合胆红素排入肠道的胆红素增多所致。

尿内尿（粪）胆素原增多，胆红素阴性。

2. 肝细胞性黄疸

肝细胞对胆红素摄取障碍，可见于下列原因：

（1）由于肝细胞受损害（如病毒性肝炎或药物中毒），使肝细胞摄取未结合胆红素的功能降低。

（2）新生儿肝脏的发育尚未完善，肝细胞内载体蛋白少，因而肝细胞摄取胆红素的能力不足。

（3）吉伯特（Gibert）氏病是一种先天性、非溶血性黄疸，它是由于肝细胞窦侧微绒毛对胆红素的摄取障碍所致。临床检验发现，这种受检者的肝脏对间接胆红素的清除能力只有正常人的1/3，其血清胆红素一般不超过3mg/dl（在血清胆红素高于5mg/dl和重型病例中，还发现肝组织内UDP-葡萄糖醛酸基转移酶活性降低）。

肝细胞摄取障碍的胆色素代谢特点：血中未结合胆红素增高，血清胆红素定性试验呈间接阳性反应；尿内无胆红素；粪和尿排出的尿（粪）胆素原偏低。

3. 肝细胞内胆红素结合障碍

肝细胞内胆红素结合障碍可见于下列原因：

（1）肝细胞受损害（如病毒性肝炎或药物中毒），使肝内葡萄糖醛酸生成减少或UDP-葡萄糖醛酸基转移酶受抑制。

（2）新生儿肝内UDP-葡萄糖醛酸基转移酶的生成不足（要在出生后10个月左右才渐趋完善）。而且母乳汁内的孕二醇，对UDP-葡萄糖醛酸基转移酶有抑制作用。

（3）克里格勒—纳亚（Crigler-Najjiar）二氏综合征：这是一种伴有核黄疸的新生儿非溶血性、家族性黄疸。用同位素标记胆红素所做的试验证明，肝脏不能使胆红素与葡萄糖醛酸结合。这是由于肝脏缺少UDP-葡萄糖醛酸基转移酶所致。这种黄疸危害性大，大多数患儿死于核黄疸（nuclear jaundice），或称胆红素脑病。因为间接胆红素毒性比较大，高浓度的间接胆红素有抑制氧化磷酸化作用。另外，间接胆红素是脂溶性的，和脂质多的组织亲和力大；再加上新生儿或婴幼儿血脑屏障发育还不完善，间接胆红素容易透入脑组织，沉积在神经细胞内，特别是在大脑基底核、丘脑、海马被胆红素所深染（故称核黄疸），引起中枢神经系统功能障碍，表现为精神不振、嗜睡、肌肉张力降低或增强，甚至发生角弓反张、肌肉痉挛和强直。

4. 肌细胞内胆红素结合障碍，胆色素的代谢特点

（1）血清间接胆红素增高（Grigler-Najjiar二氏综合征Ⅰ型，UDP-葡萄糖醛酸基转移酶完全缺乏，血清间接胆红素可高达25～45mg/dl），血清胆红素定性试验呈间接阳性反应。

（2）尿内无胆红素。

（3）由于结合胆红素生成减少，因此，尿（粪）胆素原从粪和尿排出明显减少。

5. 肝细胞分泌胆红素障碍

肝细胞内结合胆红素是与胆固醇、胆汁酸盐、卵磷脂、水及电解质组成肝胆汁，通过高尔基复合体和微绒毛分泌到毛细胆管的。“单纯的”或选择性胆红素分泌障碍是很少的。杜宾—约翰森（Dubin-Johnson）综合征和罗特（Rotor）综合征是两种很相似的慢性特发性黄疸，可发生在同一家族中。其胆色素代谢特点是：血清内结合胆红素增多，呈直接阳性反应；尿中胆红素阳性。同时肝细胞对磺溴酞钠（BSP）的排泄也有障碍，但胆汁酸盐分泌和胆流正常，没有胆汁淤积。目前认为可能是由于肝细胞对胆红素和带阴性离子异性染料的分泌有先天性缺陷，胆红素不能定向地向毛细胆管分泌而返流入血窦，使血清内结合胆红素增多。

六、总蛋白（TP）

血清总蛋白（Total Protein，TP）包括白蛋白和球蛋白两类，在机体中具有重要的生理功能，血清总蛋白的测定是临床生化检验的重要项目之一。血清蛋白具有维持血液正常胶体渗透压和PH、运输多种代谢物、调节被运输物质的生理作用和解除其毒性、免疫作用以

及营养作用等多种功能。血清总蛋白不仅可用于机体营养状态的监测，还可用于疾病的诊断及鉴别诊断。

（一）参考值

成人：60～80g/L

（二）测定方法

新鲜全血采取后，经自然凝固析出血清，除去含量为2～4g/L 的纤维蛋白质后，剩下的即为血清总蛋白。目前，双缩脲法测定血清总蛋白含量是临床实验室的常规方法，其精密度也很高。双缩脲反应从测定的吸光度值计算出蛋白质含量，可作为血清蛋白总量测定的理想方法。

（三）临床意义

增高：见于各种原因失水所致的血液浓缩（如呕吐、腹泻、高热、休克）；多发性骨髓瘤、巨球蛋白血症、冷球蛋白血症等单克隆性免疫球蛋白病；系统性红斑狼疮、多发性硬化和某些慢性感染造成球蛋白（多克隆）升高的一些慢性病等。

降低：见于恶性肿瘤、重症结核、甲状腺功能亢进、水钠潴留、怀孕后期、肾病综合征、慢性胃肠道疾病、溃疡性结肠炎、肝硬化、烧伤、蛋白丢失性肠病、营养不良及消耗增加、蛋白合成障碍，如肝细胞病变，肝功能受损等。

七、白蛋白（ALB）

白蛋白（albumin，又称清蛋白）是人体血浆中最主要的蛋白质，维持机体营养与渗透压。

（一）参考值

男：42～55g/L

女：37～50g/L

（二）生理功能

1. 白蛋白能维持血浆胶体渗透压的恒定。

2. 白蛋白属于非专一性的运输蛋白，能与体内许多难溶性的小分子有机物和无机离子可逆地结合形成易溶性的复合物，成为这些物质在血液循环中的运输形式。

3. 白蛋白能保证细胞内液、细胞外液与组织液间的交流。

4. 白蛋白对球蛋白起到一种胶体保护的稳定作用。

5. 白蛋白是人体内一种重要的营养物质。

6. 白蛋白具有黏性、胶质性，在人体内遇到重金属离子时，会自动与重金属离子结合，起到解毒的作用。

（三）临床意义

1. 增高：见于各种原因失水所致的血液浓缩（如呕吐、腹泻、高热、休克）；多发性骨髓瘤、巨球蛋白血症、冷球蛋白血症等单克隆性免疫球蛋白病；系统性红斑狼疮、多发性硬化和某些慢性感染造成球蛋白（多克隆）升高的一些慢性病等。

2. 降低：见于恶性肿瘤、重症结核、营养不良、急性大失血、严重烫伤、肝脏合成功能障碍、胸腹水、肾病、孕后期，ALB 低于20g/L 时，常可见水肿，先天性白蛋白缺乏症等。

八、球蛋白（GLO）

球蛋白是一种存在于人体中的血清蛋白，具有免疫作用，因此，也有人称球蛋白为免疫球蛋白。球蛋白可分为α1、α2、β 和 γ 四种。

（一）参考值

醋酸纤维素薄膜法

球蛋白：20～30g/L

白蛋白：62%～71%

α1球蛋白3%～4%

α2球蛋白6%～10%

β 球蛋白7%～11%

γ 球蛋白9%～18%

（二）临床意义

1. 在肝脏炎症病变时，α1球蛋白增加，而 α1球蛋白增加提示病情较轻，减少提示病情严重。因此，测定 α1球蛋白对判断肝炎受检者的疾病严重程度和预后有参考价值。

2. α2球蛋白反映肝炎病变的严重程度。病毒性肝炎初期，多数 α1球蛋白的含量保持正常值，以后逐渐增加。在重型肝炎时，如 α2球蛋白减少至0.4g/L 以下，提示受检者将要或已经出现肝昏迷。肝癌时，α2球蛋白往往增加。α2含脂蛋白，胆汁淤积时，特别是慢性病例，血脂增加时，α2球蛋白随之升高。失代偿期肝硬化时，α2球蛋白多半降低。

3.β 球蛋白在胆汁郁积性肝病变时，多半增加。在肝细胞严重损害时，由于肝脏合成减少，β 球蛋白降低，个别可降到6% 以下。

4.γ 球蛋白几乎在所有肝胆疾病时都增高。肝硬化、重型肝炎时，γ 球蛋白可明显升高，甚至可达到2.5g/L～3g/L。如果 γ 球蛋白增至正常的2倍以上，伴转氨酶在正常值5倍以上.且持续10周无改善者，多见于亚急性重型肝炎，如果不治疗，预后凶险。慢性肝炎时，γ 球蛋白的平均值随病型而异。肝硬化 γ 球蛋白通常增高，尤其在晚期或进行性失代偿肝硬化，γ 球蛋白可显著增高。

第三节　肾功能

一、尿素氮（BUN）

尿素氮指“血尿素氮”，血浆中除蛋白质以外的一种含氮化合物，它从肾小球滤过而排出体外。在肾功能不全失代偿时，BUN 升高，临床作为判断肾小球滤过功能的指标。

（一）参考值

2.86～7.14mmol/L

（二）影响因素

尿素氮是人体蛋白质代谢的主要终末产物。氨基酸脱氨基产生 NH_3和 CO_2，两者在肝脏中合成尿素，每克蛋白质代谢产生尿素0.3g。尿素中氮含量为28/60，几乎达一半。通常肾脏为排泄尿素的主要器官，尿素从肾小球滤过后在各段小管均可重吸收，但肾小管内尿流速越快重吸收越少，也即达到了最大清除率。和血肌酐一样，在肾功能损害早期，血尿素氮可在正常范围。当肾小球滤过率下降到正常的50% 以下时，血尿素氮的浓度才迅速升高。正常情况下，血尿素氮与肌酐之比（BUN/Scr）值约为10.1，高蛋白饮食、高分解代谢状态、缺水、肾缺血、血容量不足及某些急性肾小球肾炎，均可使比值增高，甚至可达20～30；而低蛋白饮食，肝疾病常使比值降低，此时可称为低氮质血症。

各种肾实质性病变，如肾小球肾炎、间质性肾炎、急慢性肾功能衰竭、肾内占位性和破坏性病变均可使血尿素氮增高。多肾外因素也可引起血尿素氮升高，如能排除肾外因素，BUN 达到21.4mmol/L（60mg/dL）即为尿毒症诊断指标之一。

BUN 易受饮食、肾血流量的影响，如有蛋白质分解因素如感染，肠道出血、甲亢等可使尿素氮升高。肾小球滤过率下降至正常的1/2～1/3时，尿素氮逐步升高，血尿素氮与血肌酐的比值升高，比值升高的原因有胃肠道出血，溶血，心功能不全和组织分解增强（烧伤、高热、肾上腺皮质激素治疗）等，多为肾前因素引起，比值降低见于蛋白质摄入过少，严重肝肾功能不全等。

（三）临床意义

1. 增高

（1）器质性肾功能损害：见于各种原发性肾小球肾炎、肾盂肾炎、间质性肾炎、肾肿瘤、多囊肾等所致的慢性肾衰竭。急性肾衰竭肾功能轻度受损时，BUN 可无变化，但 GFR（肾小球滤过率）下降至50% 以下，BUN 才能升高。因此血 BUN 测定不能作为早期肾功能指标。但对慢性肾衰竭，尤其是尿毒症 BUN 增高的程度一般与病情严重程度一致：肾衰竭代偿期 GFR 下降至50ml/min，血 BUN<9mmol/L；肾衰竭失代偿期，血 BUN>9mmol/L；肾衰竭期，血 BUN>20mmol/L。

（2）肾前性少尿：见于严重脱水、大量腹水、心脏循环功能衰竭、肝肾综合征等导致的血容量不足、肾血流量减少灌注不足导致少尿。此时 BUN 升高，但肌酐升高不明显，BUN/Cr（mg/dl）>10：1，称为肾前性氮质血症。经扩容尿量多能增加，BUN 可自行下降。

（3）蛋白质分解或摄入过多：如急性传染病、高热、上消化道大出血、大面积烧伤、严重创伤、大手术后和甲状腺功能亢、高蛋白饮食等，但血肌酐一般不升高。以上情况矫正后，血 BUN 可以下降。

血肌酐（Scr）和尿素氮（BUN）两者分别为含氮的有机物和蛋白质代谢的终末产物，在肾功能正常的情况下，这些小分子物质从肾小球滤出，故可用作肾小球滤过功能的诊断和筛查指标。当肾小球滤过功能减低时，血肌酐和尿素氮因潴留而增高。

2. 减低

（1）肾功能失调。尿素氮偏低，可能与蛋白质吃得太少、怀孕、肝衰竭有关。

（2）肝功能衰竭。肝脏是人体重要的代谢器官，肝功能衰竭，造成营养物质不能正常吸收。受检者蛋白质摄入减少，或大量消耗。

二、肌酐（Cr）

血清肌酐（Cr）一般指内生血清肌酐。内生肌酐是人体肌肉代谢的产物。在肌肉中，肌酸主要通过不可逆的非酶脱水反应缓慢地形成肌酐，再释放到血液中，随尿排出体外。因此，血肌酐与体内肌肉总量关系密切，不易受饮食影响。肌酐是小分子物质，可通过肾小球滤过，在肾小管内很少吸收，每日体内产生的肌酐，几乎全部随尿排出，一般不受尿量影响。临床上检测血肌酐可以了解肾脏的滤过功能功能的重要指标，血清肌酐升高提示着肾功能的损害。

（一）参考值

男性：44～133μmol/L

女性：70～106μmol/L

（二）临床意义

1. 增高

（1）见于急性和慢性肾小球肾炎、肾硬化、多囊肾、肾移植后排异反应等。对于慢性肾炎受检者，血清肌酐含量越高，预后越差。尿毒症、重度充血性心功能不全等。

（2）见于脱水、失血、休克、心力衰竭、剧烈体育活动、肢端肥大症和巨人症，血清肌酐等。

2. 降低

肌萎缩、严重肝病、白血病和肾功能不全。

3. 血清肌酐浓度用于慢性肾功能不全的分期

第一期（肾功能不全代偿期）：GFR50～80mL/min；Scr133～177μmol/L。

第二期（肾功能不全失代偿期）：GFR50～20mL/min；Scr178～442μmol/L。

第三期（肾功能衰竭期）：GFR20～10mL/min；Scr443～707μmol/L。

第四期（尿毒症期）：GFRmin；Scr>707μmol/L。

三、尿酸（UA）

（一）参考值

尿酸氧化酶法：
男性：150～440μmol/L；
女性：95～360μmol/L。

（二）影响因素

1. 标本避免溶血，及时分离血清。
2. 标本中维生素C浓度过高，可使测定结果偏低。

（三）临床意义

1．尿酸是机体嘌呤代谢的终末产物，其中大部分由内源性核酸降解产生，小部分来源于食物中的核酸代谢。血尿酸主要从肾脏排出，肾功能减退时尿酸增高。尿酸从肾小球滤过后在肾小管中重吸收和分泌，最后排出滤过量的8%，在严重肾衰竭时肾小管分泌大增，可达滤过量的85%被排出，但在慢性尿毒症时尿酸的增高程度不明显。临床检测UA浓度主要用于痛风诊断，关节炎鉴别及肾功能评价。

2. 男性尿酸>440μmol/L，女性>360μmol/L称为高尿酸血症，常见的原因有：

（1）原发性：见于代谢性嘌呤产生过多或嘌呤排泄减少。

（2）继发性：见于各种类型的急慢性肾脏疾病；利尿药或酒精中毒等；糖尿病、肥胖等引起的酮症酸中毒或乳酸性中毒；肿瘤增殖或化疗等。尿酸水溶解度较低，如果长期的高尿酸血症或UA≥650μmol/L时，尿酸易形成结晶和结石沉积于关节腔软骨及周围软组织，会引起强烈的炎症反应，称为痛风。尿酸盐也可在输尿管和肾脏等处析出形成泌尿系统的尿酸结石，造成肾小管损害和功能障碍。

3．尿酸＜90μmol/L称之为低尿酸血症，相对比较少见，主要见于严重的肝细胞病变、肾小管重吸收功能缺陷或过度使用降血尿酸的药物等。

第四节　血糖

一、空腹血糖（GLU）

空腹血糖（GLU）是指在隔夜空腹（至少8～10h未进任何食物，饮水除外）后，早餐前采血，检测的血糖值，为糖尿病最常用的检测指标，反映胰岛β细胞功能，表示基础胰岛素的分泌功能。

（一）参考值

常用 lin- 吴宪法、邻甲苯胺法、GOD-POD 法（葡萄糖氧化酶偶联比色法）。

正常人的空腹血糖值为3.9～6.1mmol/L。

如大于6.1mmol/L 而小于7.0mmol/L 为空腹血糖受损；如两次空腹血糖大于等于7.0mmol/L，则考虑为糖尿病；如果随机血糖大于等于11.1mmol/L，则可确诊糖尿病。如血糖低于2.8mmol/L，临床产生相应的症状称为“低血糖”。

正常人餐后2h 血糖小于7.8mmol/L，如果餐后2h 血糖≥7.8mmol/L，又 <11.1mmol/L，为糖耐量减低。餐后2h 血糖≥11.1mmol/L，考虑为糖尿病（需第2天再测试），排除应激状态外，如感染、外伤。

（二）临床意义

血糖指血液中的葡萄糖含量。血糖含量随进食、活动等情况会有波动。一般在空腹时的血糖水平相对恒定。采用葡萄糖氧化酶的方法检测，可以反映血糖浓度。血糖浓度受神经系统和激素的调节而保持相对稳定。当这些调节功能障碍时，则出现高血糖或低血糖。

1. 生理性高血糖：

见于餐后1～2h；摄入高糖食物；也可由运动、情绪紧张等因素引起。

2. 病理性高血糖：

（1）糖尿病是引起高血糖最常见的原因。

（2）颅内压升高，如颅内出血、颅外伤等。

（3）由于脱水引起的高血糖，如呕吐、腹泻和高热等也可使血糖升高。

（4）胰岛 α 细胞瘤。

3. 生理性低血糖：如饥饿或剧烈运动。

4. 病理性低血糖：

（1）胰岛 β 细胞增生或癌瘤等，使胰岛素分泌过多。

（2）对抗胰岛素的激素不足，如垂体前叶机能减退、肾上腺皮质机能减退、甲状腺机能减退等。

（3）严重肝病受检者，肝脏不能有效地调节血糖。

（4）糖原累积症。

（三）注意事项

测空腹血糖宜在清晨6：00～8：00采外周血，采血前禁止服用降糖药、不吃早餐、不运动。如果空腹抽血的时间太晚，所检测的血糖值很难真实反映受检者的治疗效果，其结果可能偏高或偏低。

有些受检者主要表现餐后血糖升高，而空腹血糖正常，因此需测餐后血糖才能真正了解病情。糖尿病的血糖控制是全时间的，即不但空腹血糖要达标，而且餐后血糖亦应降至一定水平。

二、餐后血糖（2h-PG）

餐后血糖一般是指早、中、晚餐后2h测定的血糖。餐后血糖代表葡萄糖负荷后的血糖水平，一般通用早餐后2h血糖测定。餐后血糖是早期诊断糖尿病的重要指标，也对预防糖尿病大血管和微血管并发症的发生具有重要作用。通常餐后血糖水平比空腹血糖水平要高，当餐后血糖超过11.1mmol/L时，可引起多种并发症，如肾脏病变、心脑血管病变、四肢麻木等。

（一）参考值

餐后2h血糖：<7.8mmol/L。当餐后2h血糖为7.8～11.1mmol/L时，可以诊断为糖耐量减低或受损。

（二）临床意义

1. 餐后血糖检查有助于早期干预，降低糖尿病发病率。空腹血糖值正常，但是餐后血糖却介于健康人和糖尿病受检者之间，被称作耐糖量受损，此时如果不进行干预，部分受检者就会发展成2型糖尿病受检者。所以，提高对餐后血糖的重视，能够有效降低糖尿病发病风险。

2. 餐后血糖检查有助于糖尿病早期诊断。糖尿病早期，空腹血糖通常比较正常，进餐之后血糖会迅速上升，对胰岛素的需求量增加，此时受检者体内的胰岛储备功能会降低，胰岛素分泌量降低，餐后血糖就会偏高。通常情况下，餐后血糖为2型糖尿病发病前最早出现的临床表现，检查餐后血糖对早期诊断糖尿病具有重要临床意义。

3. 预测心血管疾病的发生。糖尿病受检者和糖耐量受损人群中，心血管疾病危险因素和餐后血糖水平有关，国际上的很多研究都表明，餐后血糖检测可以更好地预防心脑血管疾病的发生，同时较大程度地降低心脑血管疾病的死亡概率。

4. 餐后血糖增高是糖尿病慢性并发症的重要诱因。研究表明，糖尿病心肌梗死的病死率、发病率和餐后血糖有着密切的关系。糖尿病受检者早期死亡率随着餐后血糖的上升而增高，而和空腹血糖的相关性不大。这些研究都说明餐后血糖和心血管疾病之间有着密切关系。

三、糖化血红蛋白（GHb）

糖化血红蛋白（GHb）是指红细胞中的血红蛋白与血清中的糖类相结合的产物。它是通过缓慢、持续及不可逆的糖化反应形成，其含量的多少取决于血糖浓度以及血糖与血红蛋白接触时间，而与抽血时间、受检者是否空腹、是否使用胰岛素等因素无关。因此，GHb可有效地反映糖尿病受检者过去1～2个月内血糖控制的情况。GHb由HbA1a、HbA1b、HbA1c组成，其中HbA1c约占70%，且结构稳定，因此被用作糖尿病控制的监测指标。

（一）参考值

1. 参考值

HbA1c采用亲和色谱或高效液相色谱测定，正常值为4%～6%。

2. 影响因素

（1）参考值随年龄增大有一定增加。
（2）高脂血症标本可使结果偏高。
（3）实验室温度、试剂的离子强度、pH 可对测定结果有一定影响。

（二）注意事项

1. HbAlc 不受每天血糖波动的影响，也不受运动或食物影响。
2. 患有血红蛋白异常性疾病的受检者，糖化血红蛋白的检测结果不可靠，应以空腹和餐后血糖为准。
3. 标准的糖化血红蛋白正常值为4%～6%。治疗初期，每3个月检测1次，达标后可以每6个月检测1次。

第五节　血脂

一、血清总胆固醇（TC）

血清总胆固醇（Total Cholesterol，TC）是指血液中所有脂蛋白所含胆固醇的总和，包括游离胆固醇和胆固醇酯。人体的胆固醇除来自食物外，还可在体内由乙酰辅酶 A 合成，成人肝脏和小肠可提供约90% 的内源性胆固醇。血清总胆固醇水平受年龄、家族、性别、遗传、饮食、精神等多种因素的影响，男性高于女性，体力劳动者低于脑力劳动者。由于血清总胆固醇与动脉粥样硬化、冠心病、脑卒中等心脑血管疾病关系密切，血清总胆固醇测定已成为血脂分析的常规项目。

（一）参考值

血清总胆固醇：2.85～5.69mmol/L（110～220mg/dl）。

（二）临床意义

1. 增高：高胆固醇血症与动脉粥样硬化的形成有明确关系；降低血清胆固醇使冠心病的发病率降低及停止粥样斑块的进展。血清胆固醇水平受年龄、性别等影响。除家族性高胆固醇血症（FH）外、血清胆固醇增高多见于继发性肾病综合征、甲状腺功能减低、糖尿病和胆道梗阻等。
2. 降低：肠道吸收不良、肝病、甲状腺功能亢进症、贫血、严重感染等。

（三）注意事项

1. 应在禁食12h 后抽血测定。
2. 血清总胆固醇水平易受饮食情况、年龄、性别等多种因素的影响，要注意鉴别引起血清总胆固醇水平增高或降低的原因。

二、甘油三酯（TG）

甘油三酯（TG）是脂质的组成成分，是甘油和3个脂肪酸所形成的脂。脂质组成复杂，除甘油三酯外，还包括胆固醇、磷脂、脂肪酸以及少量其他脂质。正常情况下，血浆中的甘油三酯保持着动态平衡。血浆中的甘油三酯的来源主要有两种：①外源性：由食物中摄取的脂肪于肠道内，在胆汁酸、脂酶的作用下被肠黏膜吸收，在肠黏膜上皮细胞内合成甘油三酯。②内源性：体内自身合成的甘油三酯主要在肝脏，其次为脂肪组织。甘油三酯的主要功能是供给与储存能源，还可固定和保护内脏。血清甘油三酯测定是血脂分析的常规项目。

（一）参考值

血清甘油三酯：0.45～1.69mmol/L。

依据2007年《中国成人血脂异常防治指南》的划分标准，空腹（禁食12h）甘油三酯在1.70mmol/L 以下为适当水平；1.70-2.25mmol/L 为边缘升高；≥2.26mmol/L 为升高。

（二）临床意义

1. 增高：甘油三酯升高为心血管疾病的危险因素。血清甘油三酯水平受年龄、性别和饮食的影响。血清甘油三酯增高可见于家族性高甘油三酯血症，饮食大量甘油三酯和继发于某些疾病如糖尿病、甲状腺功能减退、肾病综合征和胰腺炎、动脉粥样硬化、糖原贮积病等。

2. 降低：见于甲状腺功能亢进症、肾上腺皮质功能降低、肝功能严重低下、慢性阻塞性肺疾患、脑梗死、营养不良、先天性 α-β 脂蛋白血症等。

（三）注意事项

1. 血清甘油三酯水平受生活习惯、饮食、年龄等的影响，在个体内和个体间的波动较大。

2. 采血前2～3天尽可能少食含脂质的食物，空腹12h 抽血，以排除和减少饮食的影响。

三、低密度脂蛋白胆固醇（LDL-C）

胆固醇在血液中以脂蛋白的形式存在。血浆中低密度脂蛋白（Low Density Lipoprotein，LDL）是运输内源性胆固醇的主要载体，LDL 通过结合其细胞膜上的低密度脂蛋白受体（LDL-R）被降解和转化。

LDL-R 功能缺陷总是伴随血浆 LDL-C 清除能力降低，最终会造成动脉内膜粥样斑块形成。

低密度脂蛋白胆固醇（LDL-C）浓度与冠心病的发病率有明显正相关，LDL-C 成为评价个体冠心病发生的危险因素的一个重要指标。目前有多种 LDL-C 的测定方法，被普遍接受的参考方法是“β- 定量法”，包括离心法。

（一）参考值

青年人平均值2.7mmol/L（105mg/dl）；
中老年人平均值3.37mmol/L（130mg/dl）；
大于4.14mmol/L（>160mg/dl）为明显增高。

（二）临床意义

增高：见于高脂蛋白血症、急性心肌梗死、冠心病、肾病综合征、慢性肾功能衰竭、肝病和糖尿病等，也可见于神经性厌食及怀孕妇女。

减低：见于营养不良、慢性贫血、骨髓瘤、创伤和严重肝病等。

四、高密度脂蛋白胆固醇（HDL-C）

高密度脂蛋白胆固醇（HDL-C）主要是由肝脏合成，由磷脂、载脂蛋白、胆固醇和少量脂肪酸组成，主要生理功能是转运磷脂和胆固醇。高密度脂蛋白是一种抗动脉粥样硬化的脂蛋白，是冠心病的保护因子。

能促进外周组织中胆固醇的消除，防止动脉粥样硬化的危险。高密度脂蛋白分子所携的胆固醇，是逆向转运的内源性胆固醇酯，将其运入肝脏，再清除出血液。高密度脂蛋白从细胞膜上摄取胆固醇，经卵磷脂胆固醇酰基转移酶催化而成胆固醇酯，然后再将携带的胆固醇酯转移到极低密度脂蛋白和低密度脂蛋白上。高密度脂蛋白含有人体胆固醇总量的20%～30%。

（一）参考值

0.91-2.17mmol/L

流行病学及临床研究证明HDL-C与冠心病、动脉粥样硬化等疾病发生概率呈负相关。按我国《血脂异常防治建议》提出的判断标准：

HDL-C理想范围：>1.04mmol/L（>40mg/dL）

降低：<0.91mmol/L（<35mg/dL）

（二）临床意义

1. 增高：

（1）原发性高密度脂蛋白血症，会出现高密度脂蛋白胆固醇偏高，此种情况需要及时治疗原发病。

（2）高密度脂蛋白胆固醇偏高的原因还可能是体力劳动透支、注射雌激素胰岛素、服用避孕药、烟酸、胰岛素、肝素、维生素E等药物，这种情况下只需要适当休息，停止服用或是减量服用药物即可恢复正常。

（3）胆汁淤积性肝硬化、慢性肝炎、肝硬化、酒精中毒性肝损伤、脂肪肝等疾病也可导致高密度脂蛋白胆固醇偏高。

2. 降低　见于冠心病。慢性盆血、糖尿病、肝功能损害等。

（三）保护作用

1. HDL介导的胆固醇逆向转运：HDL可将胆固醇从周围组织（包括动脉粥样斑块）转运到肝脏进行再循环或以胆酸的形式排泄，这一过程称为胆固醇逆向转运。HDL通过介导胆固醇的逆向转运，一方面清除了动脉管壁胆固醇，抑制新生斑块生长；另一方面在降低胆固醇的同时，增加斑块的稳定性，抑制斑块破裂，降低心血管事件的危险性。

2. HDL的抗氧化作用：LDL-C在动脉粥样硬化形成的始动环节起着重要的作用，而HDL则能延缓这一过程。目前认为，天然LDL-C并不具有很强的致动脉粥样硬化的作用，当其形成氧化的LDL-C时，才会造成动脉粥样硬化的发生发展。HDL颗粒含有多种抗氧化酶，研究最多的是卵磷脂胆固醇酰基转移酶、谷胱甘肽硒过氧化酶、血小板激活因子-乙酰水解酶（PAF-AH）及屏氧酶（PON）等，它们通过不同的化学反应抑制LDL的氧化修饰，破坏LDL氧化修饰过程中相应的酶或酶的活性及其产生的氧化磷酸酯、降低LDL脂质过氧化物水平及直接破坏LDL的结构，减少氧化修饰的LDL的形成及其对血管内皮细胞的损伤，同时还能抗HDL氧化，保护HDL的结构和功能，最终达到其抗氧化作用。

3. HDL的促纤溶作用：内皮细胞可以释放组织型纤溶酶原激活物（tissueplasminogenactivator，t-PA）和纤溶酶原激活物抑制剂1（tissueplasminogenactivatorinhibitor-1，tPAI-1），从而控制纤溶酶，以调节纤溶过程。Ren等在培养内皮细胞时，发现LDL和糖化LDL可以减少t-PA的生成而增加tPAI-1的生成，但HDL能消除这种作用，并使内皮细胞恢复正常的t-PA和tPAI-1的释放。血浆中tPAI-1水平还与HDL-C/TC比值呈负相关，更进一步说明了HDL能通过减少tPAI-1而起到促纤溶的作用。

4. HDL的抗血栓作用：HDL的抗血栓作用主要通过其调节内皮源性的血管舒张因子一氧化氮（NO）、前列环素I2（PGI2）、血栓素A2（TXA2）、血小板活化因子（PAF）、vonWillebrand因子（vWF）以及蛋白C和蛋白S来实现的。NO的主要作用是通过激活平滑肌细胞中的鸟苷酸环化酶系统导致血管平滑肌舒张，同时NO还可以抑制血小板聚集和白细胞黏附于内皮。LDL等导致动脉粥样硬化的脂质削弱了内皮细胞中NO的合成，而HDL能恢复这种NO的合成，间接地抑制了血小板的聚集，从而起到抗血栓形成的作用。与NO一样，PGI2也能够抑制血小板聚集，PGI2还能增加内皮细胞中NO的合成，而反过来NO也能增加PGI2舒张平滑肌的活性。HDL能促进内皮细胞合成PGI2，并通过载脂蛋白A-I（apoA-I）来延长PGI2在血液中的半衰期，增强其抗血小板聚集的作用，从而在防止冠状动脉内的血栓形成中起着重要作用。

第六节　无机元素

一、钙（Ca）

血液中的钙几乎全部存在于血浆中，所以血钙（Serum Calcium）主要指血浆钙。在机体多种因素的调节和控制下，血钙浓度比较稳定。血钙以离子钙和结合钙两种形式存在，各占约50%。其中结合钙绝大部分是与血浆白蛋白结合，小部分与柠檬酸、重碳酸盐等结合。

因为血浆蛋白质结合钙不能透过毛细血管壁，故称为不扩散钙。柠檬酸钙等钙化合物以及离子钙可以透过毛细血管壁，则称为可扩散钙

（一）参考值

2.25～2.75mmol/L（9～11mg/dl）。

（二）临床意义

血浆钙中只有离子钙才直接起生理作用。血浆中的不扩散钙，虽没有直接的生理效应，但它与离子钙之间处于一种动态平衡，并受血液 pH 的影响。

当血中 pH 降低时，促进结合钙解离，离子 Ca^{2+} 增加；反之，当 pH 增高时，结合钙增多，离子 Ca^{2+} 减少。因此，当碱中毒时，血浆离子钙浓度降低。离子钙有降低神经肌肉应激性的作用，因此当血钙低于1.75mmol/L 或离子钙低于0.875mmol/L 时，神经肌肉应激性升高，可发生手足搐搦。血清钙大于2.75mmol/L 或血清钙离子大于1.25mmol/L，即高钙血症，可使神经、肌肉兴奋性降低，表现为乏力、表情淡漠、腱反射减弱，严重者可出现精神障碍、木僵和昏迷。另外高钙血症时，心肌兴奋性、传导性降低，高钙血症还会对肾脏产生损害。血清钙大于4.5mmol/L 可发生高钙血症危象，受检者易死于心脏骤停、坏死性胰腺炎和肾衰等。

血钙水平与人体许多重要功能有关，在调节钙、磷代谢，维持血钙正常浓度中起重要作用的激素主要有甲状旁腺素、降钙素和胆钙化醇。

二、镁（Mg）

（一）参考值

0.75～1.25mmol/L

（二）临床意义

1. 高镁血症：血清 Mg^{2+}>1.25mmoL/L。除少数医源性因素导致进入体内镁过多外，大多是因肾脏功能障碍引起排泄减少所致。见于急性或慢性肾衰竭。

2. 低镁血症：血清 Mg^{2+}<0.75mmol/L 称为低镁血症。其调节主要由肾脏完成，肾脏排镁和排钾相仿，即虽有血清镁浓度降低，肾脏排镁并不停止。消化道丢失过多；肾脏丢失过多，如慢性肾盂肾炎、肾小管性酸中毒、急性肾功能衰竭多尿期，或长期应用袢利尿剂、噻嗪类及渗透性利尿等；营养不良；甲亢受检者常伴低血镁和负氮平衡；原发性甲状旁腺功能亢进症可引起症状性镁缺乏症。

三、铜（Cu）

血清铜是人体的必需微量元素之一，它可以和蛋白质结合形成铜蛋白，具有保护细胞的功能；铜还是某些酶的组成部分或激活剂。血浆中的铜大部分与球蛋白结合形成铜蓝蛋白，对红细胞的生成具有重要作用。测定血清铜可以了解体内铜的代谢情况。

（一）参考值

成年男性：11.00～22.00μmol/L（70～140μg/dl）

女性：12.59～24.39μmol/L（80—155μg/dl）

新生儿：1.9～10.4μmol/L（12～67μg/dl）

3～10岁：4.5～24.8μmol/L（27～153μg/dl）

（二）临床意义

1. 病理性减少

（1）肝豆状核变性（Wilson病）：因体内α-球蛋白缺乏，血清结合铜的能力降低，使游离铜进入组织沉积。

（2）Menke卷发综合征：先天性肠道吸收铜障碍，铜在组织中分布不平衡，血清、尿、肺、毛发、脑和肝中含量低，肾、脾、十二指肠、胰的含量高，肾皮质铜的含量特别高。

（3）低蛋白血症：如恶性营养不良、吸收不良、肾病综合征等。

（4）其他疾病：如婴儿口炎性腹泻、婴儿自发性低蛋白症、烧伤等。

2. 病理性升高

（1）急性和慢性感染，急性和慢性白血病等。

（2）肿瘤，如淋巴瘤、霍奇金病等。

（3）贫血，如再生障碍性贫血、恶性贫血、缺铁性贫血、镰刀状红细胞性贫血、地中海性贫血等。

（4）其他疾病，如血红蛋白沉着症、甲亢、系统性红斑狼疮等。

四、铁（Fe）

铁是形成血红素的必需元素，血红素是合成血红蛋白和肌红蛋白的原料，也是促进B族维生素代谢必不可少的物质。血液中与运铁蛋白结合的铁称为血清铁。正常情况下，从小肠进入血液的Fe^{2+}在血液中氧化成Fe^{3+}，Fe^{3+}与血浆运铁蛋白相结合而被输送到骨髓或其他需铁组织被利用。

（一）参考值

成人男性：10.7～29.5μmol/L

成人女性：9.1～26.5μmol/L

新生儿：18～45μmol/L

婴儿：7～18μmol/L

儿童：9～22μmol/L

老年人：7.2～14.3μmol/L

（二）临床意义

1. 病理性增高：主要见于铁粒幼细胞贫血、慢性溶血性贫血、严重肝病及血色病。在急性肝细胞损害，如急性重症肝炎时，由于肝内储存铁释放至血液，血清内铁含量则增加。

在溶血性贫血时，由于大量红细胞内的铁进入血液，血清铁亦可增加。另外，在体内铁的利用率减低时，无效红细胞生成，伴骨髓红细胞破坏增加，如再生障碍性贫血、铁粒幼细胞贫血、珠蛋白生成障碍性贫血和慢性溶血，或铅中毒时血清铁的含量亦常增加。反复输血和接受铁剂治疗的受检者常增高。

2. 病理性降低：长期严重感染、恶性肿瘤、肝硬化、阻塞性黄疸时血清铁含量则正常或在正常水平以下。故血清铁在鉴别肝细胞性黄疸和阻塞性黄疸具有价值。体内铁总量不足，如营养不良、胃肠道病变、消化性溃疡、慢性腹泻等会引起血清铁降低。此外，体内铁的需要增加，如妊娠、婴儿生长期等也有血清铁减低的倾向。

（三）注意事项

1. 检测标本避免溶血。

2. 阿司匹林、考来烯胺、糖皮质激素可使结果降低。右旋糖酐、口服避孕药和铁剂可使测定结果升高。因此，抽血前应避免口服这类药物。

3. 血清铁含量有昼夜波动，早晨最高，然后逐渐降低，午夜时最低，因此标本最好固定时间进行采取。

五、锌（Zn）

锌是人体主要的微量元素之一，参与许多辅酶的构成，在生长、智力发育和维持机体免疫功能方面具有重要作用。血清锌含量存在正常人的生理变化；性别差异，女性比男性低；年龄差异，小儿较低，但变动幅度大；日差：午前8时最高，午后3～9时最低；饮食：进食后3h 减少约20%。

（一）参考值

比色法：7.65～22.95μmol/L。

原子吸收法：11.6～23.0μmol/L。

（二）临床意义

1. 降低：

（1）肝胆疾病：肝硬化、急慢性肝炎、阻塞性黄疸等。

（2）血液疾病：各种贫血（恶性贫血、再生障碍性贫血、缺铁性贫血等）、白血病（ALL、CLL）、多发性骨髓瘤等。

（3）恶性肿瘤：癌瘤、肉瘤、恶性淋巴瘤、转移癌等。

（4）心脏疾病：心肌梗死、心内膜炎等。

（5）消化道疾病：炎症性肠疾病，胃溃疡、直肠溃疡、肠瘘等。

（6）肾脏疾病：肾病综合征、慢性肾功能不全等。

（7）神经系疾病：重症肌无力症、多发性神经炎、中枢神经变性疾病等。

（8）内分泌疾病：艾迪生病、Simons 病、黏液性水肿等。

（9）感染性疾病：急慢性感染性疾病。

（10）皮肤疾病：Hansen 病、寻常性白斑、肠性肢端皮肤炎等。药物作用（如可的松、抗癌剂、抗生素、避孕药等）、静脉高营养、妊娠、外科创伤、褥疮、烧伤、低锌饮食等。

2. 增高：

（1）血液疾病：见于溶血性贫血、红细胞增多症、嗜酸性细胞增多症等。

（2）内分泌疾病：甲状腺功能亢进。

（3）循环系统疾病：原发性高血压病。

（4）其他：X 线照射后、口服锌、锌中毒等。

（三）注意事项

1. 检查前：

（1）抽血前1天不吃过于油腻、高蛋白食物，避免大量饮酒。血液中的酒精成分会直接影响检测结果。

（2）体检前1天的晚8时以后，应开始禁食12h，以免影响检测结果。

（3）抽血时应放松心情，避免因恐惧造成血管的收缩，增加采血的困难。

2. 检查后：

（1）抽血后，需在针孔处进行局部按压3～5min，进行止血。注意：不要揉，以免造成皮下血肿。

（2）按压5min，防止出血。

（3）抽血后出现晕针症状如头晕、眼花、乏力等应立即平卧，饮少量糖水，待症状缓解后再进行体检。

（4）若局部出现瘀血，24h 后用温热毛巾湿敷，可促进吸收。

第七节　免疫学检查

一、乙型肝炎病毒血清标志物测定

（一）乙型肝炎病毒表面抗原（HBsAg）

乙肝表面抗原（HBsAg）是乙型肝炎病毒（HBV）的外壳蛋白，是已感染乙肝病毒的标志。存在于受检者的血液、唾液、乳汁、汗液、泪水、鼻咽分泌物、精液及阴道分泌物中。在感染乙肝病毒后2～6个月，当丙氨酸氨基转移酶升高前2～8W 时，可在血清中测到阳性结果。急性乙型肝炎受检者大部分可在病程早期转阴，慢性乙型肝炎受检者该指标可持续阳性。

1. 参考值

HBsAg 定性试验：阴性。

（1）ng/ml 表示法：<0.18ng/ml

HBsAg ≥0.18ng/ml，表示该受检者体内有乙肝病毒，HBsAg 为阳性结果，反之为阴性结果。

（2）S/CO 值表示法：<1S/CO

HBsAg ≥1S/CO，表示该受检者体内有乙肝病毒，HBsAg 为阳性结果，反之为阴性结果。

（3）S/N 值表示法：< 2.1S/N

AXSYM 免疫分析仪检查 S/N 的值，大于2.1S/N，表示该受检者体内有乙肝病毒，HBsAg 为阳性结果，反之为阴性结果。

2. 临床意义

乙肝表面抗原检查用于判断是否感染乙肝病毒。

（1）HBsAg 阳性是感染乙肝病毒的指标，HBsAg 可以是具有传染的完整乙型肝炎病毒的外壳，亦可仅为不含 HBVDNA 的外壳成分。如 HBsAg 阳性持续6个月以上，则易发展成慢性乙型肝炎或肝硬化。

（2）肝功能正常而仅仅 HBsAg 阳性者，称为乙肝病毒携带者。

（3）乙肝表面抗原滴度的高低可判断受检者的传染性，HBsAg 的滴度越高，HBsAg 及乙肝病毒 DNA 阳性的可能性越大，传染性也就越大。

（4）在乙肝血清标志物检测中，乙肝表面抗原（HBsAg）、E 抗原（HBeAg）和核心抗体（HBcAb）检测均是阳性，称为大三阳。提示乙肝病毒感染病毒复制活跃，有传染性，并不能提示病情是否严重。

（5）在乙肝血清标志物检测中，乙肝表面抗原（HBsAg）、E 抗体（HBeAb）和核心抗体（HBcAb）检测均是阳性，称为小三阳。提示大多数情况下表示乙肝病毒复制减少，仍然有传染性。

（二）乙型肝炎病毒表面抗体（HBsAb）

HBsAb 是 HBsAg 刺激人体免疫系统后产生的抗体，是目前公认的针对 HBsAg 的保护性抗体，也叫中和性抗体。它对 HBsAg 有一定的中和作用，保护人体免受乙肝病毒的感染，是机体具有免疫力的标志。

1. 参考值

HBsAb 定性试验：阴性

2. 临床意义

（1）HBsAb 阳性的乙肝受检者现处于恢复期。

（2）HBsAb 约在感染 HBV 后3～6个月出现，可持续多年。HBsAb 阳性表明既往感染过乙肝病毒，可能患过乙型肝炎，也可能是隐性感染，但现在病毒已被清除，获得了对乙肝的免疫，现已恢复。

3. 单纯 HBsAb 阳性，是注射过乙肝疫苗或 HBsAb 免疫球蛋白并免疫成功的标志。

（三）乙型肝炎病毒 e 抗原（HBeAg）

HBeAg 是乙肝病毒核心颗粒中的一种可溶性蛋白质。在一般情况下，HBeAg 埋藏于乙型肝炎病毒核心抗原（HBcAg）内部，当 HBcAg 裂解时，HBeAg 从肝细胞核内溶入血清，它的出现迟于 HBsAg，而消失却早于 HBsAg，是人体感染 HBV 后于 HBsAg 之后出现的第2个血清学抗原标志物。HBeAg 在急性肝炎时呈一过性增高，出现于 ALT 上升前的潜伏期，随着病情好转而迅速下降，最后消失。HBeAg 在乙肝活动期检出率升高，表明肝细胞有较严重的损伤，受检者有很强的传染性。

1. 参考值

酶联免疫吸附测定（ELISA）阴性，P/N< 2.1

化学发光法定量测定 <1.0COI

2. 临床意义

（1）HBeAg 增高说明患有乙型肝炎，具有较强的传染性，它的出现往往是乙型肝炎的早期或者是活动期。

（2）HBeAg 阳性持续时间大于10W 以上或更长时间，受检者可能进展为慢性持续性感染，肝组织常有较严重的损害，急性乙型肝炎容易演变成慢性肝炎或肝硬化。

（3）HBeAg 阳性孕妇有垂直传染性，部分新生儿受到乙型肝炎病毒感染，HBeAg 可为阳性。

（4）HBeAg 通过感染母亲的胎盘，诱导 T 细胞对感染的免疫耐受性，是乙肝病毒逃避人体免疫系统对其的清除，使得乙肝病毒持续感染。

（四）乙型肝炎病毒 e 抗体（HBeAb）

HBeAb 又称乙肝 e 抗体、抗 HBe。它和 HBeAg 是一对相对应的抗原抗体系统。HBeAb 是受检者或携带者经 HBeAg 刺激后产生的一种特异性抗体，继 HBsAb 后出现于血液中，其保护性尚未得到确定。当 HBeAg 转阴后，HBeAb 和 HBsAb 同时出现，表明乙肝病毒复制停止或缓慢，肝脏病变稳定。在慢性乙型肝炎由血清 HBeAg 转换为 HBeAb，随之病毒血症水平降低而病情逐渐缓解。但有的受检者继续高水平的病毒血症，病变进展，ALT 长期异常，提示为慢性乙型肝炎。在慢性乙型肝炎中 HBeAb（+）的约占20%。HBeAb（+）表示慢性乙型肝炎为病变活动期，血清中可检出乙型肝炎病毒脱氧核糖核酸（HBVDNA），IgM 抗体、乙型肝炎病毒核心抗体也可阳性。

1. 参考值

酶联免疫吸附试验（ELISA）：抑制率 <50% 为阴性；放射免疫法（RIA）：阴性

2. 临床意义

（1）HBeAb 阳性表示大部分乙肝病毒被消除，病毒复制减少，传染性减低。一些慢性乙型肝炎受检者、肝硬化、肝癌受检者可检出 HBeAb。

（2）抗 HBe（+）慢性乙型肝炎受检者 HBV 感染发生变异的病史较长，故受检者群体平均年龄较大。变异株复制缓慢，病毒血症水平较低，传染性亦较低。抗 HBe（+）慢性乙型肝炎受检者的组织病变以纤维化积分显著较高。抗 HBe（+）慢性乙型肝炎受检者肝硬化发生率显著较高，可能是病情缠绵、病变累积的结果。

抗 HBe（+）慢性乙型肝炎的发病，反映对复制病毒的免疫清除过程：抗 HBe（+）慢性肝病的病变活动性常较低，但感染较长期持续，病变常逐渐进展。就群体而言，抗 HBe(+)慢性乙型肝炎多反复活动，故发展至肝硬化和肝细胞肝癌（HCC）的也较多。抗 HBe（+）慢性乙型肝炎的病毒血症、ALT 和 IZM 抗 HBc 血清水平常波动，间歇期中常呈静息状态，发作时依次出现病毒再活动、ALT 急升、IgM 抗 HBc 滴度增高。

（3）HBeAb 阳性仍会有一定的传染性。在 HBeAb 阳性的孕妇分娩婴儿中可有20% 感染乙型肝炎病毒。

（五）乙型肝炎病毒核心抗体（HBcAb）

人感染乙型肝炎病毒后，血清中首先出现乙型肝炎病毒脱氧核糖核酸（HBV-DNA），约1个月后出现乙型肝炎病毒表面抗原（HBsAg）和 e 抗原（HBeAg），其后出现 HBcAb，又称抗 -HBc。随着病情的逐渐好转，血清中 HBV-DNA、HBsAg 和 HBeAg 先后转为阴性，在 HBsAg 消失后一段时间，出现乙型肝炎表面抗体（抗 -HBs）。此时抗 -HBc 与抗 -HBs 可同时阳性。由于抗 -HBs 在血清中持续存在，时间较抗 -HBc 短，因此，经过一段时间后，抗 -HBs 消失，仅单项抗 -HBc 阳性。有临床症状的乙型肝炎受检者和没有临床表现的隐性感染者康复后，血清学检查均可表现为单项抗 -HBc 阳性。HBcAb 有 IgM、IgG 和 IgA 三种，一般实验室通常检测抗 HBc 总抗体和 IgM 类抗体。

1. 参考值

（1）抗 HBc 总抗体：阴性；抗 HBc-IgM：阴性

（2）根据临床特点，参考流行病学资料，排除其他相关疾病，确定诊断依靠病原血清学检查。对临床表现不典型者，应进行肝穿刺病理检查。病原学诊断因无症状 HBsAg 携带者较多，对 HBsAg 携带者再感染甲、丙、丁、戊型肝炎病毒或其他肝炎时，由于 HBsAg 阳性易误诊为急性乙型肝炎，所以确定诊断时应慎重。急性乙型肝炎的诊断依据① HBsAg 阳性；② HBeAg 阳性；③抗 -HBcIgM 阳性，高滴度（1∶1000）；④ HBV-DNA 阳性。

2. 临床意义

（1）急慢性乙肝、肝癌受检者可见抗 HBc 总抗体阳性，抗 HBc 总抗体对机体无保护作用，阳性可持续数十年甚至终生；抗 HBc 总抗体可在部分 HBsAg 阴性受检者中出现。

（2）抗 HBc-IgM 阳性见于急性乙型肝炎发病期。抗 HBc-IgM 阳性是乙肝病毒近期感染的敏感指标，也是 HBV 在体内持续复制的指标，提示受检者有传染性。抗 HBc-IgM 转为阴性，提示乙肝逐渐恢复。

（3）抗 -HBc 阳性，其他 HBV 标志物为阴性，大多数是假阳性（70% 以上），需多次复查确定结果。

（4）单项抗 -HBc 阳性与丙肝病毒感染有一定关系，单项抗 -HBc 阳性者，应进一步检查有无丙型肝炎病毒（HCV）感染。

（5）单项抗 -HBc 阳性可以接种乙肝疫苗。以便刺激人体产生抗体，即抗 HBs，从而获得对乙肝的免疫，因为部分 HBsAg 阴性受检者可查出抗 -HBc 总抗体。

（6）单项抗 -HBc 阳性者，不能给受检者献血，也不可以捐献肝脏。因为不能排除有 HBV 的感染。

二、丙型肝炎病毒标志物测定

丙型肝炎病毒（HCV）是一种 RNA 病毒，易发生变异。其主要通过输血途经传播。检测抗 HCV 抗体是诊断 HCV 感染的依据之一。丙型肝炎抗体分为 IgM 和 IgG 类。HCV 感染者可以发展成慢性肝炎、肝硬化和肝癌。

（一）传播方式

1. 丙型肝炎通过血液传播方式进行传播，即输入被丙肝病毒感染的血液或使用血制品等是传播丙肝的主要方式。器官移植，血液透析受检者以及大量输血的受检者容易感染丙型肝炎。

2. 性传播也是传播丙型肝炎的主要方式，研究证实，丙肝病毒存在于受检者的阴道分泌物、精液、唾液中，因此提示，有性传播接触感染丙肝的可能。

3. 丙型肝炎通过母婴垂直方式进行传播，被丙肝病毒感染的母亲主要是在新生儿出生或者哺乳期将丙肝病毒传染给婴儿。

4. 医源性传播，即通过使用被丙肝病毒感染的注射器、医疗器械、输血等途经易感染传播丙肝病毒。

5. 丙型肝炎的其他传播方式主要是日常的生活接触传播使易感者感染丙肝病毒，但是几率是比较低。

（二）检测方法

1. HCV-RNA 检测

（1）定性：比较灵敏，容易检测到病毒是否存在于血液中。

（2）定量：测试存在于血液中的病毒总量。

2. 抗 HCV 检测

HCV 的血清学标志仅有抗 HCV 一项，目前尚无检测 HCV 抗原稳定的免疫学方法，分子生物学方法在检测 HCV 上显得格外重要。

（1）利用免疫学检测：抗体检测有时候会出现假阴性和假阳性，因而应该根据病情并结合其他检测综合判定。HCV-RNA 的检测可以弥补抗 HCV 检测的不是，但抗 HCV 仍是诊断丙型肝炎实用可靠的指标。

（2）检测的时间：感染的初期，有70% 的人血液中丙型肝炎病毒抗体（抗 -HCV）呈阳性；而在3个月后，阳性率则达到90%。但是大部分人感染丙型肝炎病毒后，并没有出现明显的症状。在感染后1～2w 内，便可以在血液中检测到病毒的存在，因而 PCR 法（直接检测病毒含量）也可以在这个时间后进行。

3. 参考值　抗 HCV-IgM：阴性　抗 HCV-IgG：阴性

（三）检查人群

1. 有输血史或者使用过血制品（如血浆、球蛋白等）的人。

2. 使用过未经严格消毒的非一次性注射器、牙科器械、内镜等。

3. 与丙肝受检者共享过剃须刀、牙刷，有过不洁性生活史，曾经有过文身、文眉、穿耳环孔等皮肤黏膜损伤的人。

（四）临床意义

1. 抗 HCV-IgM 阳性是诊断丙肝的早期敏感指标，也是判断 HCV 活动性、传染性的指标，常见于急性 HCV 感染。抗 HCV-IgM 常于发病后4W 出现，持续1～4W。6个月后抗 HCV-IgM 转阴。

2. 抗 HCV-IgG 是机体既往感染过 HCV 的标志。

三、梅毒血清学检测

梅毒是由苍白螺旋体感染引起的一种性传播性疾病。梅毒螺旋体感染人体后出现两种抗体：一种是特异性抗体（TPPA），为 lgM。当有补体存在和厌氧条件下，对活螺旋体的动力有抑制作用，并可将螺旋体杀死或溶解，对机体的再感染有保护作用。另一类是非特异性抗体（快速血浆反应素 RPR）。为 lgA 与 lgM 的混合物，可与正常生物组织中的类脂抗原发生非特异性结合，对人体无保护作用。

（一）参考值

实验室诊断梅毒的方法有两种，直接在显微镜暗视野下观察梅毒螺旋体和血清学方法。后者试验很多如明胶颗粒凝集试验（TPPA）和荧光梅毒螺旋体吸收试验（FAT-ABS）等。检测特异性抗体敏感。

梅毒螺旋体特异抗体 <1：40；定性：阴性

快速血浆反应素试验（RPR）：阴性

（二）临床意义

1. 梅毒主要通过性接触传播，亦能通过胎盘进入胎儿体内引起先天性梅毒。

2. 感染梅毒螺旋体1～2w 后受检者血清中反应素检出率为76%，二期梅毒阳性率为95%～100%，隐性受检者阳性率也可达70%～80%。

3. 梅毒的诊断依赖病史、症状、体征，暗视野显微镜检查和血清学检查。RPR 对一期梅毒敏感性不高，可出现假阳性，在疟疾、系统性红纹狼疮、钩端螺旋体病、支原体肺炎、结核等疾病时亦可呈假阳性。

4. 梅毒螺旋体特异性抗体（TPHA）可持续数年乃至终生是阳性的。

四、艾滋病抗体（抗 -HIV）测定

艾滋病又称获得性免疫缺陷综合征（acquired immunodeficiency disease，AIDS），是由艾滋病病毒（HIV 病毒）引起的一种严重的传染病。HIV 是一种逆转录病毒，现已分离出 HIV-1和 HIV-2丙型病毒，人体感染 HIV 数周至6个月后，绝大多数在血清中产生抗 HIV 抗体，检测 HIV（1+2）型抗体是确诊 HIV 感染的主要手段。HIV 把人体免疫系统中最重要的 CD4T 淋巴细胞作为主要攻击目标，大量破坏该细胞，使人体丧失免疫功能，易于感染各种疾病，并可发生恶性肿瘤，病死率较高。HIV 在人体内的潜伏期平均为8～9年，艾滋病发病以前，可以没有任何症状。HIV 进入细胞内即与宿主细胞染色体 DNA 整合，不能在细胞内清除。因此，抗 HIV 阳性可维持终生。

（一）检查方法

检测血液中的艾滋病病毒抗体（抗 HIV）是目前最常用的检测艾滋病病毒感染的实验室方法，一般要经过两个步骤：首先做初筛试验，如果为阳性，再做确诊试验，确诊试验

阳性才可诊断为艾滋病病毒感染。常用的方法有以下几种。

1. 病原检测

病原检测主要指用病毒分离培养、电镜形态观察、病毒抗原检测和基因测定等方法从宿主标本中直接检测病毒或病毒基因。由于前两种方法难度大，且需要特殊设备和专业技术人员。因此，仅抗原检测和 RT-PCR（反转录 -PCR）可用于临床诊断。

2. 抗 HIV 筛检试验

筛检试验主要用于对供血员进行血清中抗 HIV 筛查，要求操作简便，成本低廉，而且灵敏、特异。目前世界上主要的筛检方法仍然是 ELISA 法，还有少数的明胶颗粒凝集试验（PA）和快速 ELISA 试验。

ELISA 法有很高的灵敏度和特异性，操作简单，仅需要实验室配备酶标仪和洗板机即可应用，特别适合于试验室大规模筛检使用。

3. 明胶颗粒凝集试验（PA）

操作简单方便，成本低廉的检测方法，该方法结果可通过肉眼判定，灵敏度很高，特别适合发展中国家或大量筛选供血员时使用，缺点是必须使用新鲜样品，特异性较差。

4. 蛋白印迹试验（WB）又称免疫印迹试验，是目前最常用的 HIV 确诊试验方法。

5. 金免疫测定

是以胶体金为标记物，以硝酸纤维素膜为载体的固相免疫测定，分为渗滤和层析两种形式。用于 HIV 抗体检体金试纸条属于金免疫层析，且大多数为间接法及双抗原夹心法，两种方法各有优缺点，但都简单而快速，数分钟即可得出结论，不需仪器设备，操作人员不需特殊训练，试剂稳定，适用于单份测定等。

6. 参考值　阴性

（二）临床意义

抗 HIV 阳性，特别是确诊试验阳性，并有临床症状时可诊断为艾滋病。抗 HIV 阳性，无任何症状者为 HIV 携带者，抗体可持续数年，数十年，甚至终生。

（三）预防

目前尚无预防艾滋病的有效疫苗，因此最重要的是采取预防措施。其方法是：

1. 坚持洁身自爱，不卖淫、嫖娼，避免婚前、婚外性行为。
2. 严禁吸毒，不与他人共用注射器。
3. 要在医生的指导下输血和使用血制品。
4. 不要借用或共用牙刷、剃须刀、刮脸刀等个人用品。
5. 使用安全套是性生活中最有效的预防性病和艾滋病的措施之一。
6. 要避免直接与艾滋病受检者的血液、精液、乳汁接触，切断其传播途径。

第八节　肿瘤标志物检测

一、癌胚抗原（CEA）测定

癌胚抗原（carcinoembryonic antigen，CEA）是在胎儿早期合成的蛋白复合物，出生后血中CEA检测不出。1965年由Gold和Freedman首先从结肠癌和胚胎组织中提取的这种肿瘤相关抗原，是一种具有人类胚胎抗原特性的酸性糖蛋白，存在于内胚层细胞分化而来的癌细胞表面，是细胞膜的结构蛋白。在细胞浆中形成，通过细胞膜分泌到细胞外，然后进入周围体液。因此，可从血清、脑脊液、乳汁、胃液、胸腹水及尿液、粪便等多种体液和排泄物中检出。在部分恶性肿瘤受检者血清中可发现CEA含量明显升高，对肿瘤的诊断、预后判断有一定价值。

过去将CEA作为早期诊断结肠癌和直肠癌的特异性标志物，经大量的临床实践，发现不仅胃肠道的恶性肿瘤CEA值可以升高，在乳腺癌、肺癌及其他恶性肿瘤的血清中也有升高。因此，癌胚抗原是一种广谱肿瘤标志物，虽然不能作为诊断某种恶性肿瘤的特异性指标，但在恶性肿瘤的鉴别诊断、病情监测、疗效评价等方面，结合临床资料和其他辅助检查结果，仍有重要临床价值。

（一）参考值

阴性（定性）；<5.0 μg/L（定量）

（二）临床意义

1.CEA升高：常见于大肠癌、胰腺癌、胃癌、乳腺癌、甲状腺髓样癌、肝癌、肺癌、卵巢癌、泌尿系肿瘤等。

2. 吸烟、妊娠期和心血管疾病、糖尿病、肠道憩室炎、直肠息肉、结肠炎、胰腺炎、肝硬化、肝炎、肺部疾病等，15%～53%的受检者血清CEA轻度升高。检查胃液和唾液中CEA对胃癌诊断有一定价值。

二、甲胎蛋白（AFP）测定

甲胎蛋白（AFP）是一种糖蛋白，属于白蛋白家族，主要是在胎儿早期由肝细胞及卵黄囊合成。甲胎蛋白在胎儿血液循环中具有较高的浓度，出生后下降，至生后2～3月甲胎蛋白基本被白蛋白替代，血液中较难检出，故在成人血清中含量极低，AFP呈阴性。当肝细胞或生殖腺胚胎发生恶性病变时，胞内相关基因被激活，肝细胞重新合成AFP。甲胎蛋白具有很多重要的生理功能，包括运输功能、作为生长调节因子的双向调节功能、免疫抑制、T淋巴细胞诱导凋亡等。甲胎蛋白与肝癌及多种肿瘤的发生发展密切相关，在多种肿瘤中均可表现出较高浓度，可作为多种肿瘤的阳性检测指标。目前临床上主要作为原发性肝癌的血清标志物，用于原发性肝癌的诊断及疗效监测。

（一）参考值

阴性（定性）；<25 μg/L（定量）

（二）临床意义

1.AFP 增高主要见于原发性肝细胞癌，诊断阈值为>300 μg/L，约有10%～30% 原发性肝细胞癌受检者 AFP 阴性。儿童期患肝癌，肝母细胞瘤，性腺畸胎母细胞瘤，肝炎等血清 AFP 含量增高。成人60%～70% 原发性肝癌受检者血清 AFP 含量增高，睾丸癌、卵巢肿瘤、恶性畸胎瘤、胰腺癌、胃癌、肠癌、肺癌等受检者 AFP 含量也增高。

2. 急慢性肝炎、肝硬化等良性肝病受检者血清 AFP 水平有不同程度升高，但大多低于1000 μg/L，其升高与肝细胞坏死和再生程度有关。

3. 良性肝病 AFP 含量增多是一过性的，一般持续2～3w。而恶性肿瘤则持续性升高。因此，动态观察血清 AFP 含量既可鉴别良性和恶性肝病，又可早期诊断肝癌。

4. 生理情况下甲胎蛋白由新生的幼稚肝细胞分泌，胎儿的肝细胞没有发育（分化）完全，分泌的甲胎蛋白量很大，可通过脐带血进入母体血液中，所以妊娠期孕妇的甲胎蛋白会呈阳性。

三、糖类抗原（CA125）测定

糖类抗原 CA125是人体常见激素类型，也是研究最多的卵巢癌标记物。同时，其对卵巢上皮癌、宫颈癌、宫体癌、子宫内膜癌、胰腺癌、肺癌、胃癌、结 / 直肠癌、乳腺癌也有一定的阳性率。

（一）参考值

酶联免疫吸附试验（ELISA）。
男性 <35ku/L 或35U/ml
女性 <40μg/L

（二）临床意义

1. 卵巢癌受检者血清 CA125水平明显升高，阳性率达97%。手术和化疗有效者 CA125水平很快下降。若有复发时，CA125升高可先于临床症状之前。

2. 其他恶性肿瘤 CA125均有一定程度增高，如乳腺癌40%、胰腺癌50%、胃癌47%、肺癌44%、结肠直肠癌32%、其他妇科肿瘤43%。

3. 非恶性肿瘤，如子宫内膜异位症、盆腔炎、卵巢囊肿、子宫肌瘤、胰腺炎、慢性肝炎、肝硬化等虽有不同程度升高，但阳性率较低。

4. 在胸腹水中发现有 CA125升高，羊水中可检出较高浓度的 CA125。

5. 早期妊娠即怀孕3个月内，孕妇有 CA125升高的可能。

四、糖类抗原（CA15-3）测定

癌抗原15-3（CA15-3）又称糖类抗原15-3，属2株单克隆抗体识别的糖类抗原，分别来源于乳汁脂肪酸和乳腺细胞癌细胞，是一种与乳腺癌等恶性肿瘤相关的抗原，对乳腺癌和卵巢癌的诊断意义较好，但对乳腺癌早期敏感性不高。癌抗原15-3也是术后随访、监测肿瘤复发、转移的指标。

（一）参考值

酶联免疫吸附试验（ELISA）。

<2.7 μg/L 或 <28kU/L。

（二）临床意义

1. 乳腺癌，转移性乳腺癌受检者 CA15-3阳性率可达80%。乳腺、卵巢等非恶性肿瘤阳性率一般低于10%。早期乳腺癌阳性率低。常用于乳腺癌治疗后有无复发及乳腺癌是否转移的监测。

2. 肝癌、结肠癌、胰腺癌、卵巢癌、子宫颈癌、原发性肝癌也有不同程度的升高。

（三）注意事项

1. CA15-3是评价乳腺癌治疗的效果、预测复发与转移的参考指标。术后复发者，癌抗原升高较临床症状早，因此测定 CA15-3可预测乳腺癌的复发。

2. 本方法灵敏度为0.2u/ml，测定范围0～240u/ml，与其他肿瘤标志物（CEA、CA199及CA125）无交叉反应。

3. 试剂必须在2～8℃冰箱内保存，取出使用后保存期不宜超过8d（2～8℃）。ELSA 管必须在2～8℃密封保存。

4. 样品稀释时宜采用聚乙烯管。

5. 温育过程中，两次洗涤过程要求操作一致，否则影响实验结果。

五、糖类抗原（CA199）测定

CA199是一种粘蛋白型的糖类蛋白肿瘤标志物，为细胞膜上的糖脂质，分子量大于1000kD。是迄今报道的对胰腺癌敏感性最高的标志物。在血清中它以唾液粘蛋白形式存在，分布于正常胎儿胰腺、胆囊、肝、肠和正常成年人胰腺、胆管上皮等处。是存在于血液循环的胃肠道肿瘤相关抗原。

（一）参考值

酶联免疫吸附试验（ELISA）。

<37 μg/L

（二）临床意义

1. 消化道恶性肿瘤：胰腺癌、肝胆系癌、胃癌、结直肠癌的CA199水平分别是正常均值的683、535、279、115倍。而阳性率以胰腺癌为最高，胰腺癌增高，阳性率为84% 故CA199是胰腺癌诊断较好的标志。

2. 其他恶性肿瘤：卵巢癌、淋巴瘤、胃癌、肝癌、食管癌、乳腺癌的阳性率较低。

3. 胆囊癌、胆管癌、胆道癌的CA19-9阳性率较高，可用于区别胰腺癌、胆管癌合并的黄疸与阻塞性黄疸。后者的CA19-9水平较低。

CA19-9与AFP、CEA联合检查，有助于提高胃肠道肿瘤的诊断效率。胆管癌及胃癌增高、加测CEA更有意义，阳性率分别为69%及52%。

4. 非肿瘤性疾病：轻度增高、一过性增高可见于慢性胰腺炎、胆石症、肝硬化、肾功能不全、糖尿病等。

六、前列腺特异性抗原（PSA）测定

前列腺特异抗原（prostate specific antigen，PSA）是由前列腺腺管上皮细胞分泌产生的单链糖蛋白，存在于前列腺组织和精液中，正常人血清中含量极微。前列腺特异抗原在血清中主要以三种形式存在：①游离前列腺特异抗原（fPSA），占总前列腺特异抗原（tPSA）的10%～30%；②前列腺特异抗原与α1-抗糜蛋白酶结合形成的复合物（PSA-ACT）；③前列腺特异抗原与α2-巨球蛋白酶结合形成的复合物（PSA-α2M）。后两者又称复合前列腺特异抗原（cPSA）。前列腺特异抗原的主要生理功能是可防止精液凝固，具有极高的组织器官特异性，是目前诊断前列腺癌的首选标志物。

（一）参考值

阴性（定性）；

总前列腺特异抗原（tPSA）：<4.0 μg/L（定量）

游离前列腺特异抗原（fPSA）：<1 μg/L；fPSA/tPSA：>0.25。

（二）临床意义

1. 90%以上前列腺癌受检者血清PSA升高，术后可见PSA明显下降，若术后又见PSA水平升高，提示可能有转移或复发。若血清tPSA和fPSA升高，而tPSA/fPSA降低，则考虑诊断前列腺癌，以此提高诊断的特异性和正确性。

2. 急性前列腺炎、前列腺增生症、肾炎、前列腺息肉、良性前列腺瘤和泌尿生殖系统的疾病也可见血清tPSA和fPSA轻度升高。

3. 单独使用tPSA或fPSA诊断前列腺癌时，不能排除前列腺良性疾病的影响。

（三）注意事项

1. 血液标本采集前应避免前列腺按摩、前列腺活检、直肠指检、留置导尿管、膀胱镜操作等。

2. 不同方法测出的PSA值有所不同，不能互相混用。

3. 前列腺炎应在症状消失后8周测定PSA。

4. 长时间骑自行车易导致血清PSA水平升高。

5. 激素治疗会影响PSA的表达，可使PSA水平降低。

6. 血液标本应在采集3h内离心并冷藏血清，冷藏不超过24h。

7. 年龄对血清 PSA 水平有影响，随年龄的增长呈上升趋势。

（四）筛查人群

1. 50岁以上有下尿路疾病症状的男性。
2. 有前列腺癌家族史的男性人群。
3. 直肠指检异常、有临床表现（如骨折、骨痛等）或影像学异常的男性。
4. 已经确诊前列腺癌的受检者，经过治疗后随访时也需要定期检测血清 PSA。

七、细胞角蛋白（CYfra21-1）测定

cyfra21-1是细胞角蛋白19的可溶性片段，目前主要用做肿瘤标志物，对肺癌的诊断有较大意义。

（一）概述

细胞角蛋白（cytokeratins）是形成上皮细胞的结构蛋白之一中间丝的亚单位。根据其分子量和双向电泳中等电点的不同，分为20种不同类型。它们被分为两个亚群：Ⅰ类（酸性蛋白），Ⅱ类（碱性蛋白）。细胞角蛋白是由Ⅰ类和Ⅱ类角蛋白组成的异聚合体。细胞角蛋白19（CYK-19）是一分子量约40，000Da 的Ⅰ类角蛋白（酸性蛋白），是角蛋白家族中最小的成员。CYK-19广泛分布在正常组织表面，如层状或鳞状上皮中。在恶性上皮细胞中，激活的蛋白酶加速了细胞的降解，大量细胞角蛋白片段释放入血，其可溶性片段可与两株单克隆抗体 KS19.1和 BM19.21特异性结合，故称为 CYFRA21-1。CYFRA21-1分子量约30，000Da。在恶性肺癌组织中，CYFRA21-1含量丰富，尤其是在肺鳞癌中有高表达。

（二）临床意义

1.CYFRA21-1与非小细胞肺癌（NSCLC）：在国内，非小细胞肺癌的复发和转移是肺癌受检者死亡的主要原因，受检者就诊时，多处于晚期。CYFRA21-1目前被认为是一种主要用于检测肺癌的肿瘤标记物，尤其对 NSCLC 的诊断具有重要价值。各类非小细胞肺癌阳性检出率为70%～85%。CYFRA21-1用于与良性肺部疾病（肺炎、结核、慢性支气管炎等）的鉴别，特异性比较好。CYFRA21-1水平显著升高提示肿瘤已晚期或预后差。但 CYFRA21-1正常或轻微升高，不能排除肿瘤的存在。治疗效果好，CYFRA21-1的水平会很快下降或恢复到正常水平，如果 CYFRA21-1值不变或轻度减低，提示肿瘤没有完全去除，或有多发性肿块存在。可作为肺癌手术和放化疗后追踪早期复发的有效指标。

2.CYFRA21-1在原发性肝癌（PHC）诊断中的应用：大多数 PHC 在被确诊时已多属中、晚期，缺乏有效的治疗方法，预后较差，因此探寻合适的肿瘤标志物以便对 PHC 进行早期诊断对提高受检者生存率和生活质量极为重要。PHC 受检者血清 CYFRA21-1水平均显著高于肝脏其他疾病受检者；不同组织学类型的 PHC 受检者血清 CYFRA21-1水平均明显高于肝脏其他疾病受检者；肝脏炎性疾病受检者血清 CYFRA21-1水平最低，肝硬化受检者血清 CYFRA21-1水平有所升高。

3.CYFRA21-1在甲状腺乳头状癌受检者诊断中的应用：CYFRA21-1是一种新型的肿瘤

标志物，其为CK19的全长片段。甲状腺乳头状癌转移受检者血清CYFRA21-1水平明显升高。因此CYFRA21-1可用于甲状腺乳头状癌受检者复发的诊断。

4.CYFRA21-1在膀胱癌受检者诊断中的应用：CYFRA21-1则是CK19的可溶性片段，是一种低分子量（400ku）的酸性角蛋白，免疫组化证实其位于单层上皮和复层上皮细胞的细胞质内，细胞死亡时其以溶解片段的形式释放，最初主要用于非小细胞肺癌的检测。后发现其对膀胱癌的诊断灵敏度和特异度都较好；CYFRA21-1对膀胱癌的早期诊断具重要价值。

5.CYFRA21-1在食管癌受检者诊断中的应用：食管癌在我国属高发癌症之一，以鳞状上皮癌最多见。CYFRA21-1对肺鳞癌的敏感性较腺癌和小细胞肺癌显著高，而且CYFRA21-1水平与淋巴结转移数目呈正相关。动态测定CYFRA21-1浓度对于食管癌的病情判断、治疗方法的选择、疗效观察、预测复发都具有重要的意义。

6.CYFRA21-1在鼻咽癌、宫颈癌受检者诊断中的应用：鼻咽癌（NPC）是起源于上皮组织的恶性肿瘤，与EB病毒密切相关。CYFRA21-1在鼻咽癌受检者血清中显著增高。因此，提高NPC诊断的敏感性及特异性，准确评估出治疗后的疗效及尽早发现治疗后的局部复发、远处转移，对提高NPC受检者的生存率有极其重要的作用。CYFRA21-1升高见于约40%的宫颈癌受检者，其升高与分期和肿瘤大小相关。

第九节　基因检测

基因是遗传的基本单元，携带有遗传信息的DNA或RNA序列，通过复制，把遗传信息传递给下一代，指导蛋白质的合成来表达自己所携带的遗传信息，从而控制生物个体的性状表达。基因检测是通过血液、其他体液或细胞对DNA进行检测的技术，是取被检测者外周静脉血或其他组织细胞，扩增其基因信息后，通过特定设备对被检测者细胞中的DNA分子信息作检测，分析它所含有的基因类型和基因缺陷及其表达功能是否正常的一种方法，从而使人们能了解自己的基因信息，明确病因或预知身体患某种疾病的风险。

基因检测可以诊断疾病，也可以用于疾病风险的预测。疾病诊断是用基因检测技术检测引起遗传性疾病的突变基因。目前应用最广泛的基因检测是新生儿遗传性疾病的检测、遗传疾病的诊断和某些常见病的辅助诊断。

（一）检测方法

一般有3种基因检测方法：生化检测、染色体分析和DNA分析。

1.生化检测：生化检测是通过化学手段，检测血液、尿液、羊水或羊膜细胞样本，检查相关蛋白质或物质是否存在，确定是否存在基因缺陷。用于诊断某种基因缺陷，这种缺陷是因某种维持身体正常功能的蛋白质不均衡导致的，通常是检测测试蛋白质含量。还可用于诊断苯丙酮尿症等。

2.染色体分析：染色体分析直接检测染色体数目及结构的异常，而不是检查某条染色体上某个基因的突变或异常。通常用来诊断胎儿的异常。

常见的染色体异常是多一条染色体，检测用的细胞来自血液样本，若是胎儿，则通过羊膜穿刺或绒毛膜绒毛取样获得细胞。进行染色，染色体显现，用高倍显微镜观察是否有异常。

3. DNA 分析：DNA 分析主要用于识别单个基因异常引发的遗传性疾病，如亨廷顿病等。DNA 分析的细胞来自血液或胎儿细胞。

（二）分类

基因检测可以分为以下5类：

1. 基因筛检：主要是针对特定团体或全体人群进行检测。大多数通过产前或新生儿的基因检测以达到筛检的目的。

2. 生殖性基因检测：在进行体外人工授精阶段可运用，筛检出胚胎是否带有基因变异，避免胎儿患有遗传性疾病。

3. 诊断性检测：多数用来协助临床用药指导。

4. 基因携带检测：基因携带者如果与某些特殊基因相结合，可能会导致下一代患基因疾病，通过基因携带者的检测可筛检出此种可能，作为基因携带者婚前检查、生育时的参考。

5. 症状出现前的检测：检测目的是了解目前健康良好者是否带有某种突变基因，而此基因与特定疾病的发生有密切的联系。

（三）临床意义

1. 用于疾病的诊断：如对结核杆菌感染的诊断，以前主要依靠痰、粪便或血液培养，整个检验流程需要在2w 以上，现在采用基因诊断的方法，不仅敏感性大大提高，而且在短时间内就能得到结果。

2. 了解自身是否有家族性疾病的致病基因，预测患病风险资料证实10%～15% 的癌症与遗传有关，糖尿病、心脑血管疾病等多种疾病都与遗传因素有关。如患癌症或具有多基因遗传病（如阿尔茨海默症、高血压、糖尿病等）的人找出致病的遗传基因，可以有针对性地调整生活方式，预防或者延缓疾病的发生。

3. 正确选择药物，避免滥用药物和药物不良反应：由于个体遗传基因上的差异，不同的人对外来物质产生的反应也会有所不同，因此，部分受检者使用正常剂量的药物时，可能会出现药物过敏、红肿发疹的现象。根据基因检测的结果，可制定特定的治疗方案，从而科学地指导使用药物，避免药物毒副反应。

第十节　其他实验室检查

一、血型（ABO）测定

奥地利病理学家、免疫学家卡尔·兰德斯坦纳在1901年提出血液有不同类型这一医学观点。ABO 血型系统主要是根据人类红细胞表面所含不同的凝集原，即血型抗原为分型原则和命名，抗原包括 A、B、H 3种。以红细胞上含某种抗原，血清中就不存在相对应的天然抗体，将血型分为4型。4种血型的红细胞上都含有少量的H抗原，其中O型血的红细胞上只有少量的H抗原。H抗原是形成A、B抗原的结构基础，但是H物质的抗原性很弱，因此，血清中一般都没有抗H抗体。ABO血型抗原是一种糖脂，其寡糖部分具有决定抗原特异性的作用。

（一）血型分布

1. O型血：在ABO血型系统中，只有O型者的红细胞上缺乏A、B抗原，故这种细胞可以输给A型、B型和AB型者。所以当受血者ABO血型鉴定困难时，可输配血相合的O型洗涤红细胞；在抢救生命的紧急关头，同型血不足或缺乏时，亦可输少量O型血，以解燃眉之急。

但是O型血浆中含有抗A、抗B抗体，它能致敏或凝集A、B、AB型红细胞，使之寿命缩短或立即破坏，属于输血禁忌。

2. 血型分布比例：A、B、O型各占约30%，AB型约占10%。

（二）血型鉴定方法

常用盐水凝集法检测红细胞上存在的血型抗原以及血清中存在的血型抗体，依据抗原抗体存在的情况判定血型。常规的方法有：

（1）正向定型：用已知抗体的标准血清检查红细胞上未知的抗原。

（2）反向定型：用已知血型的标准红细胞检查血清中未知的抗体。结果判定：凡红细胞出现凝集者为阳性，呈散在游离状态为阴性。

（三）临床意义

1. 由于ABO血型抗体多为IgM型天然抗体，首次血型不合的输血即可发生严重输血反应，故血型鉴定是安全输血的首要步骤，经交叉配血相容后，才能输血。

2. 不同血型疾病

（1）A血型与疾病的相关性：国内近年来报道，在患高血压、糖尿病和胃癌以及多发性神经炎、急性脊髓炎和周期性瘫痪的人群中，以A血型人为多。有研究发现，与肿瘤糖脂发生凝集反应的兔抗血清与A型红细胞的凝集强度要远大于B型和O型红细胞。

（2）B血型与疾病的相关性：B血型孕妇所生育的新生儿患B组链球菌导致的疾病的概率是其他血型孕妇的2倍以上，认为是由于B组链球菌的类B抗原使其更易侵犯体内缺乏抗-B的B血型围生期孕妇，或者是B组链球菌有针对B抗原的受体，或B组链球菌的突变使之对B血型人群的亲和力上升，而同样有类B抗原的大肠杆菌在B血型和AB血型人群中的感染率偏高。

（3）O血型与疾病的相关性：统计资料显示，O血型人群食管癌和贲门癌的发病率最低，而与十二指肠溃疡出血、胃溃疡出血有伴随关系。病毒性脑炎、重症肌无力、多发性硬化症和Graves病则较多见。妇产科调查还发现，妇女妊娠中毒受检者也以O血型者最多，且与新生儿溶血病关系密切。此外，膀胱癌和前列腺癌也常见于O血型人。O血型人对恶性疟疾有抵抗力也有报道。

3. 器官移植要考虑血型问题，血型不合会导致排异反应使移植失败。

4. IgG 型抗体能经过胎盘，可引起新生儿溶血病，病情较轻，与胎次无关。

5. ABO 血型检查还可用于亲缘鉴定，法医学鉴定和某些相关疾病的调查。

二、血流变检测

流变的概念由 Binhan 在1920年首先提出，指的是在应力的作用下，物体可产生流动与变形。到1951年，科学家提出研究血液及其有形成分的流动性与形变规律的流变叫血液流变学（hemorheology）。近年来，发展到从分子水平研究血液成分的流变特性，如红细胞膜中骨架蛋白、膜磷脂对红细胞流变性的影响，血浆分子成分对血浆黏度的影响等，这些属于分子血液流变学（molecular hemorheology）。缩写为 HR。

我国从20世纪70年代开展血液流变学的研究，20世纪80年代才开始临床血液流变学的研究，研究时间虽短，但进展颇快，有关研究已涉及几乎临床各科疾病的预防、诊治乃至发病机制的探讨。

（一）血流变参数

1. 全血粘度（低切）

参考值：低切：男：7.5～10.0；女：5.8～8.1

增加：常见于高血压病、脑血管意外、冠心病和心肌梗死等。

减少：常见于贫血疾病。

2. 全血粘度（高切）

参考值：高切：男：5.6～6.7；女：4.7～6.01

增加：常见于高血压病、脑血管意外、冠心病和心肌梗死等。

减少：常见于贫血疾病。

3. 血浆粘度

参考值：1.64～1.78

增加：常见于高血压、冠心病、心肌梗死、脑血栓等。

4. 红细胞电泳时间（S）

参考值：15～17.4s

5. 血小板电泳时间（S）

参考值：19～22.6s

降低：提示红细胞、血小板带电荷强、血液粘度下降。见于血小板无力症、巨球蛋白血症、肿瘤、坏血病及服用阿司匹林、保泰松、右旋糖酐等。

6. 纤维蛋白原（Fb）

参考值：2.4～3.7（g/L）

增高：感染、炎症、风湿、经期，手术后、DIC 代偿期等。

减低：播散性血管内凝血，胎盘早期剥离，分娩时羊水渗入血管形成栓塞等。

7. 全血还原粘度（低切）

参考值：低切：男：14～20，女：12～21

8. 红细胞电泳时间（S）

参考值：15～17.4s

增加：提示红细胞及血小板聚集性增强、血液粘度增高，易形成血栓性疾病，如闭塞性脉管炎、心肌梗死、心绞痛、缺血性中风、高血压等。

减少：提示红细胞、血小板带电荷强，血液粘度下降。见于血小板无力症、巨球蛋白血症、肿瘤、坏血病及服用阿司匹林、保泰松、右旋糖酐等。

9. 全血还原粘度（高切）

参考值：高切：男：10～13，女：9～13

当血细胞比积浓度为1时的全血粘度值。以全血粘度与血细胞比积浓度之比表示。即（全血粘度－1）/ 血细胞比积。其中（全血粘度－1）为增比粘度，还原粘度则实际反映单位血细胞比积产生增比粘度的量，使血液粘度校正到同一血细胞比积浓度的基础上，以之比较。

10. 红细胞沉降率（ESR、血沉）

参考值：男：0～21mm/h，女：0～38mm/h

贫血或血液被稀释血沉增快，是红细胞下降逆阻力减低，而非红细胞聚集增强而增快。通过红细胞比积的血沉方程 K 值，可排除贫血或血液稀释对血沉的影响。K 值高反映红细胞聚集性增强。当血沉快，K 值大时，血沉一定是快的；当血沉快，K 值正常时，是由于红细胞比积低而引起血沉增快。

11. 红细胞压积

参考值：男：0.42～0.47，女：0.39～0.40

红细胞压积是指红细胞在血液中所占的容积比值。是影响血液粘度的重要因素，血液粘度随红细胞压积的增加而迅速增高，反之则降低。

红细胞压积增高：各种原因所致血液浓缩，如大量呕吐、腹泻、大面积烧伤后有大量创面渗出液等，测定红细胞压积以了解血液浓缩程度，可作为补液量的依据。真性红细胞增多症有时可高达80% 左右。继发性红细胞增多症系体内氧供应不足引起的代偿反应，如新生儿、高山居住者及慢性心肺疾患等。

红细胞压积减少：各种贫血或血液稀释，由于贫血类型不同，红细胞计数与红细胞比积的降低不一定成比例，故可以根据红细胞比积和红细胞计数血红蛋白的量计算红细胞三种平均值，以有助于贫血的鉴别和分类。

12. 红细胞变形能力

参考值：男：3.9～5.0，女：3.0～4.2

红细胞变形能力降低提示溶血性贫血、血管性疾病、糖尿病、肝脏病。

13. 红细胞刚性指数

参考值：男：7.16，女：7.14

红细胞刚性指数越大，表明红细胞变性性越小，是高切变率下血液粘度高的原因之一。

（二）临床意义

1. 血液流变学是通过观测血液的粘度、流动、凝集等流变性和红细胞的变形及聚集、血小板的聚集、释放等指标来研究血液和血管的宏观与微观流变性的规律。血流变的检查对疾病有预报性，如对动脉硬化、高血压、冠心病、心绞痛、心肌梗死、糖尿病、脑血管等疾病的预报具有重要意义。

2. 全血粘度：①增高见于冠心病（心肌梗死）、高血压、脑血栓、糖尿病、高脂血症、恶性肿瘤、肺源性心脏病、烧伤等；②减低见于贫血等。

3. 血浆粘度：增高见于血浆球蛋白和（或）血脂增高的疾病。

三、甲状腺功能检查（T3、T4、TSH）

T3、T4均为具有活性的甲状腺激素，浓度高，但T3生物活性高，在血清中周转快。它们在血液中绝大部分与甲状腺结合球蛋白（TBG）结合。促甲状腺素（TSH）是腺垂体分泌的糖蛋白，主要作用于甲状腺，调节甲状腺功能，促甲状腺细胞增生和甲状腺激素的合成和释放。

（一）参考值

成人 T3：1.8～2.9nmol/L。

T4：65～155nmol/L；

儿童：129～270nmol/L。

TSH 正常范围：0.3～5.0mIU/L。

（二）临床意义

1. 促甲状腺激素（TSH）：在甲状腺功能的初步检测中，进行血清 TSH 检测是初筛试验，是诊断轻度和早期甲状腺功能减退症的灵敏指标，有助于鉴别原发性或继发性甲状腺功能减退。对于判断受检者甲状腺功能具有重要的作用。在甲状腺功能的检测中，对于机体 TSH 的浓度变化受到游离甲状腺素浓度的影响，能够使得 TSH 的浓度向反方向进行显著的调整。在下丘脑 - 垂体 - 甲状腺中枢调节环路的功能紊乱或者早期检测中能够发挥较大的临床价值。TSH 增高见于原发性甲状腺功能减退、慢性淋巴性甲状腺炎、缺碘型地方性甲状腺肿等。TSH 降低见于腺垂体功能减退症，甲亢或过量使用甲状腺制剂等。

2. 三碘甲状腺原氨酸（T3）和游离 T3：T3是甲状腺激素在组织实现生物作用的活性形式。能够真正发挥生理效应的游离 T3能够准确地反映甲状腺的功能状态，对人体机能发挥临床效应。T3是诊断甲状腺功能亢进的敏感指标，几乎所有的甲亢受检者的 T3均升高，尤其是针对 T3型甲亢的诊断更具意义。游离 T3不受甲状腺素结合球蛋白的影响，而且可灵敏地反映具有生物活性的甲状腺激素含量。

3. 四碘甲状腺原氨酸（T4）和游离 T4：T4进入人体血液中大部分都与结合蛋白进行结合。导致机体血清游离甲状腺素（FT4）升高的影响因素有中毒性或者医源性甲状腺功能亢进。作为临床常规诊断中的重要检测部分，FT4的检测在机体甲状腺功能紊乱中可发挥重要的检测价值，并且可作为甲状腺功能抑制治疗的检测手段。

四、宫颈超薄细胞检测（TCT）

TCT 检查是液基薄层细胞检测的简称，采用液基薄层细胞检测系统检测宫颈细胞并进行细胞学分类诊断，它是目前国际上最先进的一种宫颈癌细胞学检查技术，与传统的宫颈刮片巴氏涂片检查相比明显提高了标本的满意度及宫颈异常细胞检出率。预防宫颈癌采用

TCT 方法检查对宫颈癌细胞的检出率很高，同时还能发现部分癌前病变，微生物感染如霉菌、滴虫、病毒、衣原体等。所以 TCT 技术是应用于妇女宫颈癌的筛查的常用技术。

（一）检查方法

1. 使用 TCT 专门的采样器来采集子宫颈细胞样本。

2. 与常规细胞涂片不同的是，TCT 检查是将采集器置入装有细胞保存液的小瓶中进行漂洗。

3. 做 TCT 检查时使用全自动细胞检测仪将样本分散并过滤，以减少血液、黏液及炎症组织的残迹。

4. 做 TCT 检查时显微检测和诊断。

（二）注意事项

1. 在做 TCT 检查前24h 避免性生活。

2. 在做 TCT 检查前24～48h 内不要冲洗阴道或使用阴道栓剂，也不要做阴道内诊。

3. 如有炎症先治疗，然后再做 TCT 检查，以免影响诊断结果。

4.TCT 检查应在非月经期进行。

五、雌激素水平测定

通过测定性激素水平了解女性内分泌功能和诊断与内分泌失调相关的疾病。常用的性激素包括促卵泡生成素（FSH）、促黄体生成素（LH）、雌二醇（E_2）、黄体酮，又称孕酮（P）、睾酮（T）、催乳素（PRL）。

性激素六项检查作为一种常见的检查项目，是内分泌失调受检者常用的检查方法，通过性激素六项的检查可以确定是否患有内分泌方面的疾病，可根据检查结果确定治疗方法。

（一）检查方法

1. 检查雌激素、孕激素、卵泡刺激素即促卵泡生成素是静脉血清分离后检查，分别需要2ml。

2. 检查睾酮：抽取静脉血清2ml，常用的方法是放射免疫法，分离血清后即可测定。

3. 泌乳素应该空腹检查：在早上9：00左右抽取血清。

4. 检查黄体生成素：虽然同样是放射免疫法检查，但由于黄体生成素是脉冲式分泌，标本采集最好在1h 内采集3～4次，然后混合一起进行测定，这样更加准确。

（二）检查时间

检查内分泌最好在月经来潮后的第3～5天，这一段时间属于卵泡早期，可以反映卵巢的功能状态。但对于月经长期不来潮而且又急于了解检查结果者，则随时可以检查，这个时间就默认为月经前的时间，其结果也就参照黄体期的检查结果。

月经来潮后第3～5天，早9：00空腹抽血检查，效果最为精准。不孕不育或闭经，长期不来月经者，可在任何时间检查，空腹最佳。

男性只要没有剧烈运动，生活规律，上午8：00～11：00点空腹可随时检查。

（三）检查内容

1. 睾酮（T）：女性体内睾酮50% 由外周雄烯二酮转化而来，肾上腺皮质分泌的约25%，仅25% 来自卵巢。主要功能是促进阴蒂、阴唇和阴阜的发育。对雌激素有拮抗作用，对全身代谢有一定影响。女性血 T 正常浓度为0.7～3.1nmol/L。血 T 值高，为高睾酮血症，可引起不孕。患多囊卵巢综合征时，血 T 值也增高。根据临床表现，必要时再测定其他激素。

2. 雌二醇（E_2）：由卵巢的卵泡分泌，主要功能是促使子宫内膜转变为增殖期和促进女性第二性征的发育。血 E_2 的浓度在排卵前期为48～521pmol/L，排卵期为70～1835pmol/L，排卵后期为272～793pmol/L，低值见于卵巢功能低下、卵巢早衰、席汉氏综合征。

3. 黄体酮（P）：由卵巢的黄体分泌，主要功能是促使子宫内膜从增殖期转变为分泌期。血 P 浓度在排卵前为0～4.8nmol/L，排卵后期为7.6～97.6nmol/L，排卵后期血 P 低值，见于黄体功能不全、排卵型功能失调性子宫出血等。

4. 促黄体生成素（LH）：垂体前叶嗜碱性细胞分泌的一种糖蛋白激素，主要是促使排卵，在 FSH 的协同作用下，形成黄体并分泌孕激素。血 LH 的浓度，在排卵前期为2～15mIU/ml，排卵期为30～100mIU/ml，排卵后期为4～10mIU/ml。一般在非排卵期的正常值是5～25mIU/ml。低于5mIU/ml 提示促性腺激素功能不足，见于席汉氏综合征，高 FSH 如再加高 LH，则卵巢功能衰竭已十分肯定，不必再作其他检查。LH/FSH ≥3则是诊断多囊卵巢综合征的依据之一。

5. 催乳素（PRL）：由垂体前叶嗜酸性细胞之一的泌乳滋养细胞分泌，是一种单纯的蛋白质激素，主要功能是促进乳腺的增生、乳汁的生成和排乳。在非哺乳期，血 PRL 正常值为0.08～0.92nmol/L。高于1.0nmol/L 即为高催乳素血症，过多的催乳素可抑制 FSH 及 LH 的分泌，抑制卵巢功能，抑制排卵。

6. 促卵泡生成素（FSH）：垂体前叶嗜碱性细胞分泌的一种糖蛋白激素，其主要功能是促进卵巢的卵泡发育和成熟。血 FSH 的浓度，在排卵前期为1.5～10mIU/ml，排卵期为8～20mIU/ml，排卵后期为2～10mIU/ml。一般以5～40mIU/ml 作为正常值。FSH 值低见于雌孕激素治疗期间、席汉氏综合征等。FSH 高见于卵巢早衰、卵巢不敏感综合征、原发性闭经等。

（四）临床意义

1. 催乳素：PRL 浓度的测定，有助于下丘脑一垂体功能障碍的诊断，垂体肿瘤会造成高催乳素血症，有时也与男性阳痿有关，高 PRL 水平一般与初乳及闭经相关，经过药物治疗 PRL 下降后月经可恢复正常。

2. 促卵泡生成素：促卵泡生成素（简称 FSH，也叫卵泡生成素）。FSH 和 LH 与生殖腺组织的生长和生殖活性的控制密切相关，在绝经期、卵巢切除术后及早熟性卵巢衰竭中 FSH 上升，FSH 与 LH 之间及 FSH 与雌激素之间的异常关系与神经性厌食和多囊卵巢病有关。在随机测定 FSH 浓度超过40mIU/ml 时提示卵巢衰退。在男性，输精管生长以及保持精子产生往往受 FSH 的调节，无精症和少精症男性的 FSH 水平通常是升高的，FSH 升高，同时还见于原发性睾丸衰竭和精细管发育不全（即 klinefelter 综合征），饥饿，肾衰竭，甲亢和肝硬化等；而睾丸肿瘤一般 FSH 浓度降低。

3. 促黄体生成素（LH）：LH 浓度升高，见于性腺功能减退，原发性睾丸衰竭和精细管发育不全，肾功能衰竭，肝硬化，甲亢及严重饥饿。垂体前叶激素分泌不足可引起 LH 水平降低，男女低 LH 水平均可导致不育症，低 LH 值可提示垂体或下丘脑的某些功能障碍。在鉴别诊断下丘脑，垂体或性腺功能障碍时，LH 浓度测定是常规项目，并且与 FSH 一同测定。此外，LH 还用于确定绝经期、排卵时间以及监控内分泌治疗。

4. 雌二醇（E_2）：血清 E_2 测定对评价月经异常是非常重要的指标：如女性青春期提前或延迟，原发性或继发性闭经、卵巢早衰等。在男性，若有女性化综合征，乳房女性化以及睾丸癌等也会有 E_2 上升。在不育症受检者中血清 E_2 的鉴别监测，对于监控诱导排卵及随后的治疗是非常有用的。在体外受精（IVF）中，对卵巢进行过激刺激时，通常每天对绒毛膜促性腺激素的使用和卵母细胞的收集进行最佳的调整，也需要测 E_2 浓度。

5. 正常妊娠雌二醇轻度升高，胎盘娩出后急剧下降。

6. 孕酮：孕酮（Prog，P）Prog 浓度在测定用于判断有无排卵及未孕女性的黄体功能。

六、幽门螺旋杆菌检测（$C13^-$）

C-13呼气试验检测系统已被公认为目前检测幽门螺杆菌的有效方法，全程诊断过程约25分钟。检查前受检者需空腹3h，用温开水完整口服一颗胶囊，静坐15min 后向专用的呼气卡中吹气留取样本，再将呼气卡放入专用的检测仪内，就可以灵敏、准确、全面地检测出受检者是否有幽门螺杆菌感染。

（一）检测原理

采用 C-13同位素呼吸试验检测的方法，受检者只需要向特定的一次性专用呼吸检测卡中轻吹一口气，就能检查出引起胃肠道疾病的病因“幽门螺杆菌”在受检者体内的感染数量。通过口服 C-13尿素胶囊，进入胃部后，如果胃部存在幽门螺杆菌，则此菌就会分泌尿素酶水解尿素，尿素被水解后形成 CO_2（二氧化碳）随血液进入肺部并以气体排出，然后检测受检者呼出的气体中有没有被标记的 C-13，如果有的话，代表存在幽门螺杆菌。但需要注意的是，幽门螺杆菌正常人体内都有，但是超过100dpm 易引起癌变。而且具有传染性，是世界卫生组织指定的一类致癌源。

（二）注意事项

1. 检测当日，受检者需要空腹或禁食3h 后方可检查。

2. 胶囊需用温水完整口服，切忌咬碎，以免影响检测结果的准确性。

3. 近期服用过抗生素、铋剂、质子泵抑制剂等幽门螺杆菌敏感药物可能影响诊断结果，检测前请停用此类药物。如有服药史，一定要向医生说明。

4. 上消化道急性出血可使幽门螺杆菌受抑制，所以应在消化道出血停止1W 以后进行检测。

5. 胃切除手术可能造成同位素从胃中快速排空，将影响幽门螺杆菌的检测效果。

6. 孕妇以及哺乳期妇女应避免作此项检查。

第十二章　X线检查

第一节　概述

医学影像学是以影像方式显示人体内部结构的形态和功能，并应用影像导向的方法实现介入性治疗的科学。现代医学影像学起源于1895年伦琴发现的X线。

影像诊断的依据主要是图像。X线、CT或MRI的成像技术不同，其成像原理也不同。正常器官与结构及其病变在不同成像技术的图像表现不同，所以我们要了解不同成像技术的基本成像原理及其图像特点，由图像判断其组织性质和病理变化。

影像诊断主要是通过对图像的观察、分析、归纳和总结而做出判断。因此需要掌握图像的观察和分析方法，了解正常表现、异常表现及其病理基础和在诊断中的意义。

一、物理特性

X线是一种电磁波，具有一定的波长和频率，具有波粒二重性，X线成像利用了它与物质相互作用时发生能量转换，突出了微粒性。X线的波长极短、能量极大，它的波长介于紫外线和γ射线之间，为0.0006～50nm，X线诊断常用的波长为0.008～0.031nm。X线本质是一种电磁波，它具有电磁波的共同属性。此外具有物理学、化学、生物学等方面特性。

（一）X线在均匀的、各项同性的介质中，是直线传播的不可见电磁波。

（二）X线不带电，故而不受外界磁场或电场的影响。

（三）穿透作用：X线波长短具有较高能量，物质对它吸收弱，因此具有很强的穿透本领。

（四）荧光作用：某些物质被X线照射后，能激发出可见荧光。

（五）电离作用：具有足够能量的X线光子能够撞击原子中的轨道电子，使之脱离原子产生一次电离。被击脱的电子仍有足够能量去电离更多的原子。

（六）热作用：X线被物质吸收，最终绝大部分都将变成热能，使物体产生温度升高。

二、化学作用

（一）感光作用：X线和可见光一样，同样具有光化学作用，可使胶片乳剂感光，并可与能使多种物质发生光化学作用。

（二）着色作用：某些物质如铅玻璃、水晶等经X线长期大剂量照射后，引起结晶体脱落渐渐改变颜色称着色作用或者脱水作用。

三、生物效应

X线在生物体内可以产生电离及激发作用，使生物体产生生物学效应。尤其是一些增殖性强的细胞组织，经一定剂量的X线照射后，可产生拟制增殖、损伤甚至坏死。

医学上常用X线检查作为辅助检查方法之一。临床上常用的X线检查方法有透视和摄片两种。

透视较经济、方便，并可随意调整受检部位，作多方位的观察，但不能留下客观的记录，也不易分辨细节。

摄片能使受检部位结构清晰地显示于X线片上，并可作为客观记录长期保存，以便需要时，随时可以研究或在复查时比较。必要时还可作X线特殊检查，如断层摄影、记波摄影以及造影检查等。选择何种X线检查方法，必须根据受检查的具体情况，以解决疾病（尤其是骨科疾病）的要求和临床需求为原则。

X线是一种波长很短的电磁波，是一种光子。X线诊断上使用的X线波长为0.08～0.31埃（1埃 =0.1nm=10^{-10}m）。

第二节　胸透

一、胸透的特点

胸透称荧光透视，为常用X线检查方法。它是利用X线具有穿透性、荧光性和摄影效应的特性，使人体在荧屏上形成影像，由于人体组织具有密度和厚度的差别，当X线穿透人体不同组织时，X线被吸收的程度不同，所以到达荧屏上的X线量就显示差异，形成黑白对比不同的影像，为诊断提供依据。胸透主要了解心、肺有无异常和筛查结核病变。

二、胸透的缺点

胸透的放射线量在X线检查中是较大，做一次胸透就相当于拍10次X光照片检查。一次胸透半小时后，即可以显示出X线所致DNA受损后错误修复而出现的染色体畸变率增加和微核率上升。X线作用于红细胞膜，可能使膜上电荷数减少，酶活性降低，从而使红细胞膜上C_3b受体清除致病免疫复合物的能力低下，同时还引起淋巴细胞糖元代谢的改变。低剂量的放射辐射致癌与导致遗传疾病具有统计学上的随机效应的，其严重程度不受吸收剂量大小的影响，致癌的机率则与照射剂量大小有关，并且不存在剂量阈值。根据国际辐射防护委员会的最新的研究结果，以1000万左右人口的城市为例，每年大约会有350人左右可能因照射X光诱发癌症、白血病或其他遗传性疾病。

在一些发达国家X线胸透基本已被淘汰。少数仍在使用这一方法的国家，也都尽力降低使用率。在我国的相关法律法规中，对限制、减少X线胸透对人体的危害早有规定，如《电离辐射与辐射源安全基本标准》中“X射线诊断的筛选普查应避免使用X线透视的方法”，

“不能把肺部的X线透视作为幼儿和青少年的常规检查项目”等。《医用X射线诊断放射卫生防护及影像质量保证管理规定》中规定，“对婴、幼、儿童、青少年的体检，不应将X射线胸部检查列入常规检查项目；从业人员就业前或定期体检，X射线胸部检查的间隔时间一般不少于两年”。

目前用拍片检查代替胸透，胸透时所采用的电压、电流都大大弱于拍片，由于强度弱，射线不能像拍片时那样迅速穿透人体，因而经过人体的时间相对更长，被人体吸收的剂量更多。而且，胸透的清晰度、准确性也不如拍片的效果好。但胸透具有设备简单、操作方便和费用较低的优点。

胸透主要用于检查肺脏、心脏、肋骨、胸膜、胸壁纵隔、支气管等组织和器官病变的诊断。

第三节　胸片

胸部的X片，又称为胸片。它可以了解胸部的器官的状况，如心脏、肺脏、气管等脏器，在临床上广泛应用。

一、检查方法

受检者取站立位，一般在平静吸气下摒气投照。常规胸片检查包括后前正位（焦片距离200cm)、左前斜位（60°～65°）、右前斜位（45°～55°）和左侧位照片。

正位胸片能显示出心脏大血管的大小、形态、位置和轮廓，能观察心脏与毗邻器官的关系和肺内血管的变化，可用于心脏及其径线的测量。

左前斜位片显示主动脉的全貌和左右心室及右心房增大的情况。

右前斜位片有助于观察左心房增大、肺动脉段突出和右心室漏斗部增大的变化。左侧位片能观察心、胸的前后径和胸廓畸形等情况，对主动脉瘤与纵隔肿物的鉴别及定位尤为重要。

二、临床意义

1. X线胸片能清晰地记录肺部的大体病变，如肺部炎症、肿块、结核等。

2. X线摄片利用人体组织的不同密度可观察到厚度和密度差别较小部位的病变，如肺炎、结核球等。

3. X线摄片客观的记录，有利于疾病诊治的复查对比。

三、缺点

国际放射防护委员会制定的标准，辐射总危险度为0.0165/西弗特，而X光胸片拍摄不到半秒钟时间，曝光率约为0.045毫西弗特/秒（1西弗特=1000毫西弗特)，对人群的健康危险非常有限。但是人体中的性腺、眼晶体、乳腺和甲状腺对射线特别敏感，频繁检查可以造成这些组织器官损伤。

四、注意事项

1. 特殊人群包括婴幼儿、孕妇（尤其怀孕初期三个月内），应尽量谨慎 X 线检查，做好必要的防护。

2. 除检查者外，其他人员不宜在检查室内久留。

3. 检查者胸口口袋内勿放硬币、手机；颈部除去项链、吉祥物等饰品；女性受检者请脱去带金属托的胸罩及有子母扣的衣裙。

4. 复诊时准备好病历及相关的影像检查资料，便于临床医生结合病情进行对比。

第四节 颈椎

一、正位片

观察有无寰枢关节脱臼，齿状突骨折或缺失（张口位片）；第七颈椎横突有无过长，有无颈肋。钩椎关节及椎间隙有无增宽和狭窄。

二、侧位片

（一）曲度的改变 颈椎发直、生理前突消失或反弯曲，除与受检者的投照位置、投照角度等技术因素有关外，可能的原因有：

1. 颈部软组织发生急性扭伤或纤维织炎，疼痛剧烈或有肌肉紧张时，可以影响颈部的正常姿势及活动。

2. 颈椎间盘突出或颈椎病有神经根刺激症状者，病变节段的脊椎固定不动或椎间隙有前窄后宽而出现后突现象。由于颈椎间盘变性部位不同，程度不一，也可发生曲度的改变及局部旋转或偏移现象，表现为局部棘突偏移；关节突、椎根切迹及椎体后缘呈双影现象。

（二）临床意义

1. 一个或两个颈椎椎间小关节突呈双影，称为双凸现象；椎根切迹呈有双影，称为双凹现象；椎体后缘呈有双影，称为双边现象，而上下颈椎却显影正常，表示其颈椎有旋转现象。上部颈椎显影正常，而下部颈椎呈现双凸、双边、双凹现象；或下部正常而上部有类似的变化，表示其交界部有旋转现象。颈脊椎的一个或两个脊椎显影正常，而其他部分有双凸、双凹、双边现象，表示显影正常的颈椎有旋转现象，如全部颈脊椎的后部呈现双凸、双凹、双边现象，则为投照不当的原因，无临床意义。

2. 有异常活动度 在颈椎过伸过屈侧位 X 线片中，可以见到椎间盘的弹性改变，弹性正常时，相对稳定，其活动度小并与上下椎间盘相似；严重者可见有滑椎现象，表现为各颈椎前后缘排列不齐。该现象对病变的椎间盘的定位诊断及了解手术以后植骨情况有帮助。

3. 骨赘　椎体前后接近椎间盘的部位都能产生骨赘及韧带钙化。后方的骨赘容易引起症状。但骨赘的大小并非与临床症状的严重程度成正比，因而骨赘不大明显而脊髓受压迫症状明显、骨赘大而临床症状不明显。

4. 椎间盘变窄　椎间盘因为髓核突出、椎间盘含水量减少而发生纤维变性而变薄，表现在X线平片上椎间盘变窄。

5. 半脱位及椎间孔变小　椎间盘变性以后，椎体间的稳定性较差，椎体发生半脱位，或称之为滑椎。椎体的半脱位引起椎间孔的横径和椎管的前后径变小而产生临床症状。

6. 项韧带钙化　临床上当项韧带钙化时，与其相对应的椎间盘已出现退行性的变化。因为椎间盘变性以后，相应节段的项韧带负荷较多的缘故。项韧带骨化之前，局部韧带组织经历退变及软骨化的阶段，临床上可以触及局部有硬化，而X线平片却未显示。

三、斜位片

颈椎双斜位片，主要观察椎孔的大小和钩椎关节的骨质增生情况。钩椎关节增生以后，使椎间孔变小，在颈椎斜位片可以显示，它是产生神经根刺激及椎动脉供血不全的原因。临床上有些情况下，骨质增生明显，并占据椎间孔横径的2/3者可无任何临床症状。

四、颈椎张口位片

适用于对寰椎和枢椎之间的脱位以及寰椎齿状突根部骨折的诊断，可以发现寰枢椎两侧间隙是否等宽、寰椎齿状突根部骨折的类型及移位情况。

五、颈椎过伸过屈位

（一）了解颈椎屈伸运动范围。

（二）椎体前移或后移改变　部分受检者在中间位和侧位片上未见颈椎前 / 后移位，而在屈伸位上却能发现。在过屈过伸位上见颈椎向前或向后滑移，但颈椎仍保持生理曲线；

（三）棘突间距离改变　正常人在过屈、过伸位片中棘突出分离很明显，在后伸侧位片中棘突相互靠紧。颈椎病时可发生颈部肌群痉挛或固定，致使屈伸时颈椎间的运动消失，病变处棘突不能分离或紧密接触。

（四）疗效观察　治疗前后分别作屈伸功能检查，可作为复查比较的一项重要指标。

第五节　腰椎

腰椎有5个，椎体高大，前高后低，呈肾形。椎孔大，呈三角形，大于胸椎，小于颈椎。关节突呈矢状位，上关节突的关节面凹，向后内侧，下关节突的关节面凸，向前外侧。上关节的外侧有一乳突，棘突为四方形的骨板，水平地突向后方。横突短而薄，伸向后外方，根部的后下侧有一小结节，称为副突，在发生过程中横突与肋同源，副突应为真正的横突。第1～3腰椎的横突逐渐增长，以第3腰椎最长，第4、5腰椎的则逐渐变短。第5腰椎椎体特别大，椎体前面特别高，当第5腰椎与骶骨相接时，构成向前凸的岬。

一、腰椎椎体解剖结构

（一）皮质骨的横断面扫描皮质骨构成包绕松质骨的壳结构，平均厚度大约1.5～3.5mm，根据其厚度和骨质特点又分为三种情况：

1. 椎体前缘和两侧的马蹄形部分，其形状和皮质骨厚度比较规则，CT值范围：400～500。

2. 椎弓根区，指与椎弓根相连的椎体侧壁和椎体后壁部分，此区皮质骨厚度由椎体向椎弓根方向逐渐增厚，连接椎弓根处最厚。CT值范围：500～800。

3. 椎弓根间区，位于椎弓根间的椎体后壁，皮质骨厚度在三部分中最薄，甚至在椎体中部缺如，相应于椎体后壁静脉窦。CT值范围：200～400。

（二）松质骨的横断面扫描　松质骨与皮质骨比较，具有高度的不均匀性，CT值范围：>10～250。以椎体中部为例：椎体中央略偏后部分的骨质比较致密，此外的周围部分骨质较疏散，而近椎弓根部分介于两者之间，椎体前部皮质骨下松质骨最低；靠近上下腰终板的松质骨平均较椎体中部质密，而下部略高于上部。

二、腰间盘突出症

腰间盘突出症是指腰椎间盘退行性病灶在外力作用下，髓核组织在纤维环破损处突脱出，导致相邻脊神经根受到挤压或压迫刺激，引起一系列症状。局部疼痛、活动受限是腰间盘突出症的主要临床症状，它可使受检者的生活质量下降，病情常呈渐进性发展，症状逐渐加重。

（一）发病机制

腰椎间盘退行性变、急性损伤、慢性损伤等疾病引起腰椎间盘无菌性炎症，导致局部充血、水肿，在外力或姿势改变引起腰椎间盘受压后，突出脱离原来的位置。免疫反应在腰椎间盘突出症中可加重局部炎症和组织坏死。腰椎间盘突出症形成的机械性压迫。

（二）好发部位

腰椎间盘突出的好发部位以L4～5椎间盘最为多见，占58%～62%；L5～S1次之，占38%～44%，极少部分发生于L3～4以上的椎间盘，2个椎间盘同时发病者占5%～10%。L5～S1椎间盘是整个脊柱最下边的2个椎间盘，是全身应力最集中的部位，承受的压力最大。腰椎活动度较大，脊柱做各种方向活动时对下位椎间盘，尤其是纤维环的牵拉力最大。因为骶椎是固定的而不参与脊柱活动，脊柱活动时骶椎不产生相应的协调缓冲动作，脊柱上位各节段的活动最终均集中在最下方的2个活动节上。因此，L4～5椎间盘损伤的机会最多。

（三）影像学检查

1. 腰椎平片早期可无特殊发现，晚期可见椎间隙狭窄及椎体边缘骨刺形成，或脱出髓核钙化。

2. CT 扫描作为术前常规检查，它对椎管狭窄、小关节肥厚、侧隐窝狭窄等有较高的诊断价值。

3. MRI 检查可获得三维影像，对椎间盘突出症具有诊断价值。

4. 椎管造影术　椎管造影有效、安全，可作为术前常规检查。其影像改变：

（1）压迹与充盈缺损均位于椎间隙。

（2）侧位片显示的压迹大小与病变大小一致，一般 >3mm，严重者可占据椎管矢状径的1/2以上。

（3）正位片显示的充盈缺损，因致压物部位不同而表现不同，多偏向一侧并与下肢疼痛的病变部位一致。

第六节　四肢关节

四肢骨和关节平片是指利用 X 线摄片技术，临床检查四肢及关节的方法，用于了解有无骨折、骨损伤、骨瘤等病变。

一、四肢关节生长发育特点

儿童因处于生长发育阶段，其正常骨骼表现与成人不同，如长骨管状骨在儿童分为骨干，干骺端，骨骺板及骨骺四部分，而成人则分为骨干和骨端两部分，关节间隙的宽度亦因年龄和部位而异，生长发育期，随山脚骺软骨的逐渐骨化，关节间隙逐渐变窄，老年人软骨退变变薄，关节间隙变窄。拍片时注意观察有无异常阴影。

二、临床意义

人体的长骨、股骨、胫腓骨、肱骨及尺桡骨都是长骨。以胫骨为例，成人期长骨由骨干和骨端所组成。而儿童期长骨的骨端又可分为骨骺板和干骺端等部分。骨端以骨松质为主。骨干由骨皮质和骨髓腔构成。其外面有骨膜和软组织复盖。在阅读长骨的 X 线表现时，可以按照软组织、骨膜、骨皮质、骨松质及骨髓腔等横向顺序和骨骺、骨骺板、干骺端及骨干等纵向顺序进行观察。

（一）软组织（Soft tissue）　包括皮肤、皮下脂肪、肌肉及肌腱等。在 X 线片上，正常时因有脂肪组织衬托而显示层次分明，界限清楚。

（二）骨膜（Periosteum）　分为外骨膜和内骨膜（骨髓膜）。除关节端外，骨的表面均有外骨膜复盖。内骨膜衬垫在骨髓腔里面。骨膜由纤维层和细胞层组成。正常骨膜与骨周围软组织密度相同，在 X 线片上不显影。

（三）骨皮质（Cortex）　由骨密质组成。密度最大，除肌肉或肌腱附着处可稍粗糙外，表面光滑，里面较毛糙，中部最厚，越向两端则越薄。有时在骨皮内可见一条光滑整齐的斜形透光线影，为骨的营养血管沟，不要误认为骨折线。

（四）骨松质（Cancellous bone）　由粗细不等的骨小梁及骨髓间隙构成。主要分布于长骨的骨端、椎体、扁骨及不规则形骨的内部。正常时为清楚的细条状骨纹理，交织排列如海绵状。

（五）骨髓腔（Medullary cavity）　位于骨干的中央，骨髓腔内有脂肪和造血组织。因周围有骨皮质重迭，常显示界限不太清楚，密度较低时有透光影。

（六）骨骺（Epiphysis）　位于长骨的两端。在胎儿及婴幼儿多为软骨，随着年龄增长而逐渐骨化，出现继发性骨化中心或骨核。骨核初期为一个或多个点状致密影，逐渐增大，边缘可稍不规则，最后与干骺端融合。骨龄（Bonr age）是指骨骺的骨核及不规则形骨化中心出现及骨骺与干骺端融合的年龄。根据骨龄可以推测骨骼的生长发育情况。对诊断一些内分泌疾病等有一定价值。但它有正常标准范围，且因种族，地区及性别不同而有差异，应用时要注意这些因素的影响。

（七）骨骺板（Epiphyseal plate）　是骨骺与干骺端之间的软骨（解剖学上称为骺盘或软骨盘）。在幼儿长骨X线片上表现为较宽的横行透光带，随着年龄增长而逐渐变窄，形成一条透光线，X线学上称它为骺线，应注意与骨折线相鉴别。最后，骨骺与干骺端进行骨性联接形成骨端，长骨停止生长，骨骺线随之消失，有时残留一条致密线痕迹。

（八）干骺端（Metaphysis）　是骨干两端较宽大的部分。此处骨骼生长最活跃，是由骨松质构成的，含有丰富的弯曲的微血管袢，血流缓慢，是某些骨病的好发部位。

（九）骨干（Diaphysis）　是长骨的体部，呈长管状，中间稍窄，向两端逐渐增宽。

（十）子骨与副骨（Sesamoid bone and accesory bone）　是四肢骨骼常见的解剖变异。子骨是附着于骨骼附近肌腱中的骨块，多见于掌、指骨及、趾骨附近。副骨是某一骨的多个骨化中心在发育过程中未融合的结果。它们的特点具有一定解剖部位、常显双侧对称、轮廓圆滑，应注意与骨碎及骨骺分离鉴别。怀疑有骨折，四肢骨有异常疼痛改变的受检者，应作摄片检查。

三、注意事项

孕妇不合宜检查。X射线有一定辐射作用，受检者需要作好心理准备。曝光次数不得超过2～3次。对婴幼儿的X线检查最好仅将被检查部位暴露，其余部分均应遮盖。X线检查时，安全照射量应在100伦琴以内。

四、检查过程

（一）摄影前准备

1. 头颅、胸部、四肢等部位无需特殊准备；
2. 当腹部、下部脊柱、骨盆和尿路等部位摄影时，必须清除肠道内容物，否则影响诊断。

（二）摄影步骤

1. 认真核对受检者姓名、性别、年龄、摄片位置。
2. 根据检查部位选择适当尺寸的片盒。
3. 放置编号、日期、左右标记。

4. 滤线栅的选择，一般厚度超过12cm的部位都需要用滤线栅。

5. 去除衣物或身体上影响X线穿透力的物质，如发卡、饰物、药膏和敷料（根据实际情况）。

6. 选择适当曝光条件，焦点、千伏、毫安、时间、焦片距离。

7. 与呼吸有关的摄影部位（如胸部、腹部），应做呼气、吸气、屏气的训练。

8. 摆好位置，测量中心线，开动机器曝光。摄影完毕做好摄影条件记录。

第七节　乳腺钼靶摄影

乳腺钼靶，全称乳腺钼靶X线摄影检查，又称钼钯检查。它目前诊断乳腺疾病的首选方法。经济、可靠、无创伤，痛苦小、简便易行、分辨率高，重复性好，图像可供前后对比，不受年龄、体形的限制，目前已作为常规的检查。它可以检测出医生触摸不到的乳腺肿块，特别是对于大乳房和脂肪型乳房，其诊断性可高达95%，对于以少许微小钙化为唯一表现的T_0期乳腺癌，凭借乳腺钼靶照像检查才能被早期发现和诊断，对乳腺癌的诊断敏感性、特异性较高。

乳腺钼靶检查系统是一种低剂量乳腺X光拍摄乳房的技术，能清晰显示乳腺各层组织，发现乳腺增生，各种良恶性肿瘤以及乳腺组织结构紊乱，可观察到小于0.1毫米的微小钙化点及钙化簇，对早期发现，早期诊断乳腺癌具有重要临床意义，尤其对于临床不能触及的，以微小钙化簇为唯一表现的早期乳腺癌具有特征性的诊断意义。

乳腺钼靶检查系统具有成像清晰、检查操作方便快捷、辐射量小等特点，对诊断乳腺增生、病变、包块、钙化的形状、大小、密度、性质等病变，提供可靠依据。用于鉴别彩超无法辨别的乳腺病变、钙化点等疾病。

一、作用

1. 它可作为一种相对无创性的检查方法，能比较全面而正确地反应出整个乳房的大体解剖结构。

2. 观察各种生理因素（如月经周期、妊娠、哺乳、经产情况及内分泌改变等）对乳腺结构的影响，并可以作动态观察。

3. 可以比较可靠地鉴别出乳腺的良性病变和恶性肿瘤。

4. 可发现某些癌前期病变，并可以进行随访摄片观察。

5. 可用于乳腺癌受检者进行放疗、化疗后的病变情况，进行随访检查，观察疗效，并对健侧乳房进行定期监测。

二、异常改变

（一）钙化

钼靶图像上的钙化情况有：片状钙化，簇状钙化，细点状微小钙化等。乳腺钼靶 X 线影像的计算机辅助检测微小钙化点已成为乳癌早期诊断的研究热点。这主要是因为细小的、颗粒状的成簇的微钙化点是乳癌的一个重要的早期表现。国外统计资料表明，占30%～50%的乳腺恶性肿瘤伴有微钙化。

（二）肿块

肿块可在两个不同投照位置均可见到的占位性病变，其中以其边缘征象对判断肿块的性质最为重要，可表现为边缘清晰、模糊、浸润性生长，或可见到从肿块边缘发出的放射状线影。乳腺肿块与其周围乳腺组织相比，多数呈高或等密度，极少数可表现为低密度。

（三）结构扭曲

是指正常结构被扭曲，但无明确的肿块可见，包括从一点发出的放射状影和局灶性收缩，或者在实质的边缘扭曲。

（四）其它征象

如乳头，皮肤，腋窝淋巴结等也可呈现不同的特点。

（五）BI-RADS 报告系统

BI-RADS 0级：需要结合其他检查
BI-RADS 1级：阴性
BI-RADS 2级：良性
BI-RADS 3级：可能为良性，需短期随访
BI-RADS 4级：可疑恶性，建议活检
4A：低度可疑
4B：中度可疑
4C：高度但不肯定
BI-RADS 5级：高度恶性
BI-RADS 6级：已经病理证实恶性

第十三章　CT 检查

CT（Computed Tomography），即电子计算机断层扫描，它是利用精确的 X 线束、γ 射线、超声波等，与灵敏度极高的探测器围绕人体的某一部位作断面扫描，具有扫描快、图像清晰等特点，可用于多种疾病的检查。根据所采用的射线不同可分为 X 射线 CT（X-CT）、超声 CT（UCT）以及 γ 射线 CT（γ-CT）等。

一、成像原理

CT 是用 X 射线束对人体某部一定厚度的层面进行扫描，由探测器接收透过该层面的 X 射线，转变为可见光后，由光电转换变为电信号，再经模拟 / 数字转换器（analog/digital converter）转为数字，输入计算机处理。图像形成的处理犹如对选定层面分成若干个体积相同的长方体，称之为体素（voxel）。

扫描所得信息经计算而获得每个体素的 X 射线衰减系数或吸收系数，再排列成矩阵，即数字矩阵（digital matrix），数字矩阵可存贮于磁盘或光盘中。经数字 / 模拟转换器（digital/analog converter）把数字矩阵中的每个数字转为由黑到白不等灰度的小方块，即像素（pixel），并按矩阵排列，即构成 CT 图像。所以，CT 图像是重建图像。每个体素的 X 射线吸收系数可以通过不同的数学方法算出。

CT 的工作程序是根据人体不同组织对 X 线的吸收与透过率的不同，应用灵敏度极高的仪器对人体进行测量，然后将测量所获取的数据输入电子计算机，电子计算机对数据进行处理后，就可拍摄人体被检查部位的断面或立体的图像，发现体内任何部位的细小病变。

二、设备组成

CT 设备主要有以下三部分：

（一）扫描部分由 X 线管、探测器和扫描架组成。

（二）计算机系统，将扫描收集到的信息数据进行贮存运算。

（三）图像显示和存储系统，将经计算机处理、重建的图像显示在电视屏上或用多幅照相机或激光照相机将图像拍摄。探测器从原始的1个发展到多达4800个。扫描方式也从平移 / 旋转、旋转 / 旋转、旋转 / 固定，发展到新近开发的螺旋 CT 扫描（spiral CT scan）。计算机容量大，运算快，可达到立即重建图像。由于扫描时间短，可避免运动产生的伪影（例如，呼吸运动的干扰）可提高图像质量；层面是连续的，所以不易漏掉病变，而且可行三维重建，注射造影剂做血管造影可得 CT 血管造影（Ct angiography，CTA）。

超高速 CT 扫描所用扫描方式与前者完全不同。扫描时间可短到40ms 以下，每秒可获得多帧图像。由于扫描时间很短，可获得电影图像，能避免运动所造成的伪影，因此，适用于心血管造影检查以及小儿和急性创伤等不能很好地合作的受检者检查。

三、相关参数

（一）CT 值

某物质的 CT 值等于该物质的衰减系数与水的吸收系数之差再与水的衰减系数相比之后乘以分度因素。物质的 CT 值反映物质的密度，即物质的 CT 值越高相当于物质密度越高。

即 CT 值 $=\alpha\times(\mu m-\mu w)/\mu w$

α 为分度因数，其取值为1000时，CT 值的单位为亨氏单位（Hu）。人体内不同的组织具有不同的衰减系数，因而其 CT 值也各不相同。按照 CT 值的高低分别为骨组织、软组织、脂肪、水、气体，水的 CT 值为0Hu 左右。

（二）空间分辨率、密度分辨率、时间分辨率

前者指影像中能够分辨的最小细节，中者指能显示的最小密度差别，后者指机体活动的最短时间间距。

（三）层厚与层距

前者指扫描层的厚度，后者指两层中心之间的距离。

（四）部分容积效应

由于每层具有一定的厚度，在此厚度内可能包括密度不同的组织，因此，每一像素的 CT 值，实际所代表的是单位体积内各种组织的 CT 值的平均数，故不能反映该组织的真实 CT 值。

（五）窗宽与窗位

由于正常或异常的组织具有不同的 CT 值，范围波动在 -1000～+1000Hu 范围内，而人类眼睛的分辨能力相对有限，因此，欲显示某一组织结构的细节时，应选择适合观察该组织或病变的窗宽以及窗位，以获得最佳的显示。

（六）FOV

分扫描野（SFOV）和显示野（DFOV）两种，扫描野是 X 线扫描时的范围，显示野是数据重建形成的图像范围，扫描野大于显示野。

（七）KV、mAs

即管电流（KV）、管电流量（mAs），决定 X 线的硬度和光子数量的两种参数，增大 KV 值可以使 X 线的穿透力增加，增大 mAs 则增加辐射量，所以面对不同年龄、不同体型的受检者时，需要选择对应的检查选项。

（八）矩阵

CT 矩阵用于重建图像，有256×256，512×512等几种，常用的是512×512矩阵。

（九）噪声

一个均匀物体被扫描。在一个确定的 ROI（感兴趣区）范围内，每个像素的 CT 值 [HU] 并不相同，而是围绕一个平均值波动，CT 值的变化就是噪音。轴向（断层）图像的 CT 值呈现一定的涨落。也就是说，CT 值仅仅作为一个平均值来看，它可能有上下的偏差，此偏差即为噪音。噪音是由辐射强度来决定的。也就是由达到探测器的 X-Ray 量子数来决定的。强度越大，噪音越低。图像噪音依赖探测器表面之光子通量的大小。它取决于 X 线管的管电压，管电流，予过滤及准直器孔径等。重建算法也影响噪音。

（十）SNR

即信噪比（SNR），信号与招噪声的比值，适当减少噪声能使图像变得更佳。

四、图像特点

CT 图像是由一定数目由黑到白不同灰度的像素按矩阵排列所构成。这些像素反映的是相应体素的 X 线吸收系数。不同 CT 装置所得图像的像素大小及数目不同。大小可以是1.0×1.0mm，0.5×0.5mm 不等；数目可以是256×256，即65536个，或512×512，即262144个不等。显然，像素越小，数目越多，构成图像越细致，即空间分辨力（spatial resolution）高。CT 图像的空间分辨力不如 X 线图像高。

CT 图像以不同的灰度来表示，反映器官和组织对 X 线的吸收程度。因此，与 X 线图像所示的黑白影像一样，黑影表示低吸收区，即低密度区，如含气体多的肺部；白影表示高吸收区，即高密度区，如骨骼。但是 CT 与 X 线图像相比，CT 的密度分辨力高，即有高的密度分辨力（density resolution）。因此，人体软组织的密度差别虽小，吸收系数虽多接近于水，也能形成对比而成像。这是 CT 的突出优点。所以，CT 可以更好地显示由软组织构成的器官，如脑、脊髓、纵隔、肺、肝、胆、胰以及盆部器官等，并在良好的解剖图像背景上显示出病变的影像。

X 线图像可反映正常与病变组织的密度，如高密度和低密度，但没有量的概念。CT 图像不仅以不同灰度显示其密度的高低，还可用组织对 X 线的吸收系数说明其密度高低的程度，具有一个量的概念。实际工作中，不用吸收系数，而换算成 CT 值，用 CT 值说明密度。单位为 Hu（Hounsfield unit）。

水的吸收系数为10，CT 值定为0Hu，人体中密度最高的骨皮质吸收系数最高，CT 值定为 +1000Hu，而空气密度最低，定为 -1000Hu。人体中密度不同和各种组织的 CT 值则居于 -1000Hu 到 +1000Hu 的2000个分度之间。

CT 图像是层面图像，常用的是横断面。为了显示整个器官，需要多个连续的层面图像。通过 CT 设备上图像的重建程序的使用，还可重建冠状面和矢状面的层面图像，可以多角度查看器官和病变的关系。

五、扫描方式

分平扫（plain CT scan）、造影增强扫描（contrast enhancement，CE）和造影扫描。

（一）平扫是指不用造影增强或造影的普通扫描。一般都是先作平扫。

（二）增强扫描用高压注射器经静脉注入水溶性有机碘剂，如60%～76%泛影葡胺60ml后再行扫描的方法。血内碘浓度增高后，器官与病变内碘的浓度可产生差别，形成密度差，可能使病变显影更为清楚。方法主要有团注法和静滴法。

（三）造影扫描是先作器官或结构的造影，然后再行扫描的方法。例如，向脑池内注入碘曲仑8～10ml或注入空气4～6ml进行脑池造影再行扫描，称为脑池造影CT扫描，可清楚显示脑池及其中的小肿瘤。

第一节 头颅CT

一、适应证

（一）颅脑外伤。

（二）脑血管疾病。

（三）颅内肿瘤、囊肿。

（四）先天性发育异常。

（五）颅内压增高、脑积水、脑萎缩等。

（六）颅内感染、寄生虫病。

（七）脑白质病。

（八）颅骨骨源性疾病。

（九）颅内病变治疗后复查。

二、禁忌证

（一）严重心、肝、肾功能衰竭。

（二）对碘剂过敏者。

三、准备

（一）向受检者说明检查的目的、方法和注意事项，以充分取得受检者的同意和合作。

（二）检查前准备

1. 认真核对CT检查申请单，了解病情，明确检查目的和要求。对检查目的、要求不清的申请单，应与临床医师核准，确认。

2. 去除头部的金属饰物等，避免伪影干扰。

3. 对增强扫描者，按含碘对比剂使用要求准备。

4. 对婴幼儿、外伤、意识不清及躁动不安的受检者，根据情况给予适当的镇静剂。

四、方法

（一）检查方法及扫描参数：急性脑出血、脑先天性畸形、脑积水、脑萎缩、诊断明确的脑梗死只做平扫。肿瘤术后复查可做直接增强扫描。颅内肿瘤、感染、脑动脉瘤和血管畸形、寄生虫病、多发性硬化做平扫和增强扫描。

1. 平扫：

（1）扫描体位：仰卧位，下颌内收，两外耳孔与台面等距。

（2）扫描方式：横断面连续扫描。

（3）定位扫描：确定扫描范围、层厚、层距。

（4）扫描定位基准线：听眦线。

（5）扫描范围：自听眦线向上连续扫描80～90mm。

（6）扫描机架倾斜角度：根据受检者头颅的具体位置，扫描机架作适当倾斜，使射线方向与颅底平面平行。

（7）扫描野（FOV）：头部范围。

（8）扫描层厚：5～10mm。

（9）扫描间隔：5～10mm。

（10）重建算法：软组织或标准算法。

（11）扫描参数：根据CT机型设定。

2. 增强扫描：

（1）对比剂用量：成人为60～100ml离子型或非离子型含碘对比剂，儿童按体重计算为2ml/kg。

（2）注射方式：用压力注射器静脉内注入或加压快速手推注入，速率1.0～2.0ml/s，如重点观察病变的血管特征（动脉瘤、动静脉畸形等），2.5～3.5ml/s。

（3）扫描开始时间：开始注射对比剂后16～20s做动脉期扫描，60～70s做实质期扫描。

（4）扫描程序、参数与平扫相同。

（二）摄片要求

1. 依次顺序摄取定位片、平扫和增强图像。

2. 窗位：L30～40HU，窗宽：W70～100HU。

3. 骨窗窗位：L300～500HU，窗宽：W1300～1800HU。

4. 病灶层面放大摄片（必要时）。

5. 测量病灶大小及病灶层面增强前后的CT值。

6. 根据临床需要，可行图像重建。

（三）脑池造影CT：多用于观察桥小脑角池和鞍上池肿瘤及脑脊液动力异常。

1. 受检者侧卧，按常规腰椎穿刺，蛛网膜下腔内注入非离子型造影剂（240mg Ⅰ /ml）5～8ml。拔针后，受检者取仰卧位，头低30°～60°，30～60s后头低5°～10°，从内听道下缘向头侧扫描至鞍上池上缘，层厚1.5～3mm，层距1.5～3mm。观察脑脊液动力变化，应在注入造影剂后2、6、12、24h 分别进行扫描，必要时于48、72h 做延迟扫描。

2. 受检者取侧卧位，患侧朝上，按常规腰椎穿刺，蛛网膜下腔内注入5～10ml 滤过空气。拔针后，搀扶受检者取斜坐位，患侧在上，使体轴与水平面成45°，头向下倾斜45°，使头颅矢状面与床面平行。轻摇头部以利气体上升进入内耳道。当气体进入桥小脑角时，受检者耳后和颞部有胀痛感。2～3min 后，受检者恢复侧卧位，继而面侧向上转动使头矢状面与水平面成20°～30°。从内听道下缘向头侧扫描至鞍上池上缘，层厚1.5～3mm，层距1.5～3mm。

五、注意事项

（一）应注意扫描检查以外部位的防护屏蔽。

（二）增强扫描后，受检者应留观15min 左右，以观察有无迟发过敏反应。

（三）由扫描技师认真填写检查申请单的相关项目，并签名。

第二节　胸（肺）部 CT

胸部的 CT 是通过 X 线计算机体层摄影（CT）对胸部进行检查的一种方法。正常胸部 CT 层面较多，每一层面结构所表现的图像不同。如检查结果无异常，报告描述为“平扫肺窗显示两肺纹理清晰，走向分布无异常，肺实质未见渗出或占位性病变”。

纵隔窗显示两肺门无增大，气管支气管通畅，强化血管及脂肪间隙清晰，纵隔未见肿大淋巴结。胸膜、肋骨及胸壁软组织未见异常。意见：胸部 CT 扫描未见异常。

一、临床意义

（一）胸壁：可以发现胸片上不能显示的石棉肺伴胸膜增厚；胸腔积液时，若发现胸膜小结节或肿块，有助于转移瘤和间皮瘤的诊断；胸膜肿块的 CT 值可鉴别包裹性积液、局限性间皮瘤及胸膜外脂肪瘤；CT 增强可以诊断胸壁血管瘤；能很好地显示肋骨骨折及肋骨的破坏。

（二）肺脏：对周围型肺癌的早期诊断具有价值；发现主支气管、肺叶支气管及肺段支气管狭窄或截断时，对诊断中央型肺癌有帮助；高分辨率 CT（HRCT）可能显示胸片不能显示的弥漫性间质性病变，有助于早期诊断和鉴别诊断；还可发现胸片上不能显示的肺大泡、支气管扩张、较小的肺结核空洞等。

（三）纵隔：可以发现胸片上不能发现的增大的淋巴结，根据肿块的 CT 值和部位，有助于纵隔肿块的定性诊断；用于鉴别脂肪性、囊性、实性肿块，增强扫描可诊断出肺动脉瘤及主动脉瘤。

（四）CT 血管造影可用于肺动脉血管造影检查，对亚段以上肺动脉血管分支均有较好的显示，可用于肺栓塞的诊断。

（五）CT 仿真内镜可无损伤性显示段支气管及亚段支气管，能从支气管腔鼻塞和狭窄的远端观察病变；同时显示多方位的管腔外的解剖结构，且对壁外肿瘤能精确定位、确定其范围。

（六）CT 由于是断层扫描，并且具有比胸片高10倍的密度分辨率，能够比较容易发现直径小于2mm 的微小结节。

二、意义

（一）有助于对 X 线胸片发现的问题做出定性诊断

1. 鉴别肿块为囊性、实质性、脂肪性或钙化性。

2. 明确肿块的位置、范围，查明肿块与纵隔的解剖关系。

（二）根据临床需要可检出 X 线胸片未发现的隐性病变

1. 查明有无微小转移瘤，可显示肿瘤的部位、大小、数目。

2. CT 引导经皮穿刺活检，使某些肿块能得到组织学诊断。

3. 对 X 线胸片及纤维支气管镜检查阴性，而痰瘤细胞阳性，应作 CT 以查明肺内肿瘤来源。

（三）CT 对支气管浸润、狭窄的程度及形态的检查，不如 X 线断层摄片和支气管造影。

三、适应证

（一）肺部良恶性肿瘤和肿瘤样病变。

（二）肺部急慢性炎症及弥漫性病变。

（三）肺血管性病变。

（四）胸部职业病。

（五）胸膜病变。

（六）纵隔肿瘤和大血管病变。

（七）胸部外伤。

（八）胸部手术后疗效的评价。

（九）气管和支气管内异物。

四、禁忌证

（一）严重心、肝、肾功能不全。

（二）含碘对比剂过敏。

五、检查准备

（一）认真核对 CT 检查申请单，了解病情，明确检查目的和要求，对检查目的、要求不清的申请单，应与临床医师核准确认。

（二）扫描前去除受检者颈、胸部饰物及其他金属物品。

（三）训练受检者呼吸和屏气要领。

（四）对增强扫描者，按含碘对比剂使用要求准备。检查前4小时禁食。

六、方法

（一）做好检查前准备。

（二）检查方法和扫描参数

1. 平扫：

（1）扫描体位：仰卧位，身体置于床面中间，两臂上举抱头。

（2）扫描方式：横断面连续扫描。

（3）定位扫描：确定扫描范围、层厚、层距。

（4）扫描范围：自胸腔入口到肺下界膈面。

（5）扫描机架倾斜角度：0°。

（6）扫描野（FOV）：体部范围。

（7）扫描层厚：5～10mm。

（8）扫描间隔：5～10mm。

（9）重建算法：软组织或标准算法。

（10）扫描参数：根据CT机型设定。

2. 增强扫描：

（1）对比剂用量：成人80～100ml离子或非离子型含碘对比剂。儿童用量按体重2ml/kg计算。

（2）注射方式：压力注射器静脉团注或快速手推加压团注。注射速率一般为3.0～4.0ml/s。

（3）扫描开始时间：含碘对比剂注射60～80ml即可开始扫描。

（4）其他扫描程序、参数：与平扫相同。

（5）延迟扫描：根据需要可在注射含碘对比剂后5～30min做延迟扫描。

（三）摄片要求

1. 依次顺序拍摄定位片（包括有和无扫描线的两幅定位片）、平扫和增强扫描图像。

2. 显示窗有肺窗，窗位L-300～-600HU，窗宽W1300～1600HU；软组织窗，窗位L30～50HU，窗宽W250～350HU；骨窗，窗位L300～600HU，窗宽W1000～2000HU。

3. 必要时测量病灶大小及增强前后病灶同一层面CT值的变化。

七、注意事项

（一）应注意扫描检查以外部位的防护屏蔽。

（二）增强扫描后，受检者应留观15min左右，以观察有无迟发过敏反应。

（三）由扫描技师认真填写检查申请单的相关项目，并签名。

第十四章　超声波检查

超声波检查是指运用超声波的特性和人体组织对超声反射不同的原理，对人体组织、器官的形态结构、物理特性和功能状态及病变情况做出诊断的方法。它是应用雷达技术、声学原理和医学结合的一门边缘学科。

超声波是因为其频率超过了人耳听觉范围的界限，故称为超声波。利用超声产生的波在人体内传播时，通过示波屏显示体内各种器官和组织对超声的反射和减弱规律来诊断疾病。超声波具有良好的方向性，在人体内传播过程中，遇到密度不同的组织和器官，即有反射、折射和吸收等现象产生。根据示波屏上显示的回波的距离、弱强和多少，以及衰减是否明显，可以显示体内某些脏器的活动功能，并能准确地鉴别出组织器官是否含有液体或气体，或为实质性组织。

一、诊断方法

超声波分为A型（示波）法、B型（成像）法、M型（超声心动图）法、扇型（两维超声心动图）法、多普勒超声波法等。B型法分为线扫、扇扫和弧扫三类。

（一）A型法：A型法较常用，从示波上的波幅、波数、波的先后次序等，来判断有无异常病变。在诊断脑血肿、脑瘤、囊肿，及胸、腹水肿、早孕、葡萄胎等方面比较可靠。

（二）B型法：B型法最常用，可得到人体内脏各种切面图形，对颅脑、眼球（如视网膜剥离）及眼眶、甲状腺、肝脏（如检出小于1.5cm直径的小肝癌）、胆囊及胆道、胰腺、脾脏、产科、妇科、泌尿科（肾、膀胱、前列腺、阴囊）、鉴别腹部肿块、腹腔内大血管疾病（如腹主动脉瘤、下腔静脉栓塞）、颈部及四肢大血管疾病的诊断具有价值。图形直观、清晰，容易发现较小病变。

（三）M型法：M型法是根据体内心脏等结构活动，记录其与胸壁（探头）间的回声距离变化曲线，从这种曲线图上，可清晰认出心壁、室间隔、心腔、瓣膜等特征。同时加入心电图、心音图显示记录，用以诊断多种心脏病。某些疾病如心房内黏液瘤等，本法符合率高。

（四）扇型法：扇型法可得到心脏各种切面图像，并可观察到心脏收缩和舒张期的不同表现。由于它看到的图形比较全面，诊断范围大大超过了M型法，并且更为细致和确切。此外，本法可诊断肝、胆、胰、脾、脑、妇产科等疾病。

超声波在医学临床上的应用始于70多年前，与X射线不同，到目前为止，还没有足够的证据可以证明超声波有致畸作用。但因为人类关于超声波对人体的影响还没有长时间的数据的积累，因此，专家建议一般的产前超声波检查应该采用最小化原则，不要因为某些非医学诊断需要的原因进行多次的超声波检查。

二、准备工作

（一）空腹

检查上腹部，如肝脏、胆囊、胆管、胰腺、肾上腺、肾动脉、左肾静脉、腹部血管、腹膜后、上腹部肿块等，需要空腹后检查，通常在前一日晚饭后开始禁食，次日上午空腹检查，以保证胆囊、胆管内胆汁充盈，并减少胃肠道食物和气体的干扰，否则检查结果可能会受较大影响。这些部位的超声图像质量容易受到肠腔内气体的干扰，因而腹胀或便秘的受检者最好检查前服用促消化药物，帮助排气或使用开塞露或一些轻泄剂等帮助排便。

经食管心脏超声检查需提前预约，告知受检者检查当天空腹，受检者还应携带经胸心脏超声结果，以便检查医生了解病情。由于此项检查为半损伤性检查，有一定风险，需要家属及受检者本人在检查知情同意书上签字，应由一名直系家属陪同。

（二）需要充盈膀胱（俗称憋尿）

检查盆腔、膀胱、前列腺、精囊腺、输尿管下段、下腹部包块、子宫、附件、早孕等，需充盈膀胱。可在检查前1～2小时喝水（或各种饮料）1000～1500ml，喝水后不要排尿，使膀胱充盈以利于检查。怀孕3个月以上者无须特殊准备，但妊娠中晚期怀疑有前置胎盘者，仍需饮水充盈膀胱后再做检查。

（三）B超检查前准备

1. 检查腹部之前，受检者需禁食8小时以上，以保证胆囊胆管内充盈胆汁，并减少胃肠道的内容物和气体的干扰。通常在前一日晚饭后开始禁食，次日上午空腹检查。下午检查者中午禁食。

2. 膀胱、前列腺检查者，需充盈膀胱。请检查前1～2小时饮水1000～1500ml，饮水后不要排尿，使膀胱适度充盈，以利于检查。

3. X线胃肠造影的钡剂是超声的强反射和吸收剂。胆囊、胆管附近胃肠道内残存有钡剂，会影响超声检查，应在X线胃肠造影3日后，胆道造影2日后再做超声检查。

4. 胃镜、结肠镜检查者需两天后再做超声检查。

5. 腹部胀气者影响胆囊、胆管及胰腺图像的观察，可服用乳酶生片剂3天后检查。

（四）妇产科受检者检查前准备

1. 凡行妇科经腹及妊娠小于3个月检查时，为避免肠管内容物，尤其是气体的影响，宜在检查前排空大便，使肠内无粪便或钡剂残留。

2. 检查前1～2小时喝水1000～1500ml（或各种饮料），喝水后不要排尿，使膀胱适度充盈，以利于检查，产科受检者怀孕3个月以上者无特殊准备，但妊娠中晚期可疑前置胎盘者，仍需饮水充盈膀胱后再做检查。

（五）心脏、肢体血管、甲状腺、乳腺、胸水及妇科经阴道检查和经颅多普勒超声检查者，均无特殊要求。

第一节　腹部器官

一、肝

超声检测技术是各种肝病的首选检查方法。二维实时超声显像主要用于肝脏形态的变化，彩色多普勒血流显像则用于肝脏血管病变与血流动力学检查。超声检查显示肝脏的病变图像，属于声学物理的性质变化。同一病变，病程发展的不同阶段，超声图像表现不同；而不同病变，其声学物理性质相似，超声图像的表现可能相同。因此，超声不能提示病理解剖学的诊断。小部分肝占位性病变超声检测不能鉴别良、恶性，如弥漫性肝硬化与弥漫性肝癌。有些肝内小结节则难以区别为炎性或肿瘤。必要时可在超声定位下行肝脏介入性活检或其他检查。

（一）正常值

肝右叶最大斜径：正常值不超过12～14cm。肝右叶前后径：正常值8～10cm。肝右叶横径：正常值不超过10cm。左半肝厚度和长度：厚度不超过6cm，长度不超过9cm。肝右叶锁骨中线肋缘下厚度和长度：正常人肝脏在平稳呼吸时，超声在肋缘下常探测不到；当深呼吸时长度可达肋缘下0.5～1.5cm；对肺活量大者，肝上下移动度亦大，深呼吸时，长度明显增加，与平稳呼吸的比较甚至可相差5～6cm。肝脏的大小、形态、边缘、包膜光整及连续性，肝实质内回声的均匀程度，肝血管、胆管的分布、走向、纹理的清晰度；肝脏的活动度无异常现象，包膜与周围组织无粘连。肝门部及腹腔内无肿大淋巴结；无腹水。

（二）临床意义

1. 肝硬化，门静脉高压侧支循环形成。
2. 膈下积液或脓肿。
3. 肝内液性病变，如肝囊肿、多囊肝、肝包虫病及肝脓肿形成期。
4. 脂肪肝。
5. 肝原发性或转移性肿瘤。
6. 肝内明显的血管异常，如肝瘀血、门静脉异常病变、动脉瘤。
7. 肝先天性异常。
8. 血吸虫性肝病。
9. 肝外伤出血。

（1）肝脏的测量

①肝右叶最大斜径：不超过12～14cm。

②肝右叶前后径：在肋间切面声像图上测量得到的肝脏前后缘间的垂直距离，正常测量8～10cm。

③肝右叶横径：自肝最右外侧缘至下腔静脉右侧壁间的距离，正常测值不超过10cm。

④左半肝厚度和长度：以通过腹主动脉的矢状纵切声像图作为测量左半肝厚度和长度的标准切面，尽可能显示膈肌，正常测值为左半肝厚度（包括尾状叶）不超过6cm，长度不超过9cm。

⑤肝右叶锁骨中线肋缘下厚度和长度：正常人肝脏在平稳呼吸时，超声在肋缘下常探测不到；当深呼吸时长度可达肋缘下0.5-1.5cm；对肺活量大者，肝上下移动度亦大，深呼吸时，长度明显增加，与平稳呼吸的比较甚至可有5～6cm 之差。

（2）观察肝脏的大小、形态、边缘、包膜光整及连续性，及右叶膈顶部、左外叶边角部位。

（3）肝实质内回声的均匀程度，有无弥漫性或局灶性增强、衰减、透声性增加或减低。

（4）肝实质内异常病灶的部位、大小形态、数量、回声性质、有无包膜、内部液化、声晕、侧空失落效应及后方增强或衰减。

（5）肝血管、胆管的分布、走向、纹理的清晰度；有无局限性或整体的增粗、扩张、扭曲、狭窄、移位、闭塞；病灶内、外的血流分布情况；血管内有无栓子形成。

（6）体位移动、深呼吸时观察肝脏的活动度，包膜与周围组织有无粘连。

（7）肝门部及腹腔内有无肿大淋巴结；有无腹水。

（三）注意事项

1. 检查前上腹脏器空腹（至少8小时），必要时排气、导泄，盆腔脏器检查前憋尿充盈膀胱，超声检查当日不能行钡餐造影和胃镜检查，以避免胃肠内容物、气体干扰显像。

2. 检查时注意：右肋间扫描观察右膈顶部肝组织结构时应让受检者尽可能呼气，使横膈尽量上升后做屏气动作，以便超声束能有效投射至上述区域，并使检查者有足够时间调整声束投射方向及观察、分析声像图特征。同理，在肝脏其他部位检查中，尽可能吸气使横膈尽量下降后再屏气，以避开肋骨、肋弓和胃肠气体的遮挡而获得最佳显示。

在测量血管血流频谱时，暂时屏住呼吸3～5s，在此时间内获取一段平稳频谱即可。切不可长时间屏气，以免造成频谱误差。

（四）检查过程

1. 检查体位：

（1）仰卧位：为常规检查体位。受检者仰卧，平稳呼吸，两手上举置于枕后。主要用于检查肝左叶、右前叶和部分右后叶。

（2）左侧卧位：受检者向左侧45°～90°卧位，右臂上举置于头后，便于观察肝右叶，特别是对右后叶的观察。

（3）半卧位、坐位和站立位：适用于肝脏位置较高的受检者，用于了解肝脏的活动度以诊断肝脏下垂。

（4）俯卧位：一般不用，仅在肝脏位置过高、肝右叶显著肿大或需与其他疾病如腹膜后肿块鉴别诊断时选用。

2. 检查方法：

（1）常规检查使用 B 型超声仪，凸阵或线阵探头，频率2.5～5.0MHz。观察肝血管血流状态需用彩色多普勒超声仪。检查前一般不需特殊准备。肝硬化、腹部气体较多者可在饮水500～800ml 后检查。

（2）受检查者常取平卧位，根据需要亦可取左右侧卧位或坐位。平静均匀呼吸，但测量肝肋下斜径与左叶的长度和厚度时，深呼吸后屏气。

（3）检查肝脏大小、位置，常规观察以下4组切面：

①自右侧第五肋间隙开始，测量肝脏上界，沿肋间隙自右锁骨中线至腋中线依次向下至肝下缘，显示肝脏、门静脉主干至门静脉右干和分支的长轴与下腔静脉。

②肝右下缘至横膈间的肝区探测右肝静脉长轴，测量肝右叶最大斜径；腹部正中线两侧与其平行的矢状切面或斜切面，显示尾状叶、肝段下腔静脉；胆囊长轴、胆总管。

③剑突下矢状切面腹主动脉前，测量肝左叶长度和厚度；探头置于左肋缘下，声束朝向左肩、左季肋部方向，显示左外叶、左侧角。

④剑突下横或半横切面，探头前后转动显示第一肝门，门静脉及其左干分支，肝圆韧带，静脉韧带，三支肝静脉，第二肝门与部分下腔静脉。疑肝、脾易位时，左侧肋间隙检测并与右侧比较，观察胆囊的位置，门静脉、总胆管与其分支肝内走向及肝圆韧带，确认肝、脾位置。

（4）显示肝血管。门静脉系统与肝动脉并行，由第一肝门进入肝实质，其主要分支在肝内走行；三支肝静脉由肝周边回流，至第二肝门进入下腔静脉。

（5）检测门静脉系统、肝静脉及肝段至下腔静脉血流的方向、速度以及病灶部位的彩色血流。

（6）显示肝内外胆管系统。一般胆管与门静脉平行，多走行于门静脉之前，内径约为门静脉的1/3。

（7）对肝内异常病灶，声束需从三个方位确认，以排除伪像干扰。另需标记病变在肝脏的部位，相邻的血管或组织。

（8）检测肝与毗邻脏器、周围组织的关系。

（五）临床意义

常见疾病有肝脏血管瘤、小儿先天性胆总管囊肿、小儿先天性肝囊肿、非酒精性脂肪肝病、妊娠合并肝硬化、肝大、巴德-吉亚利综合征、肝脓肿、肝损伤、小儿糖原贮积病Ⅸ型。

二、胰腺

（一）检查前准备

胰腺检查应该在空腹进行超声检查。胰腺位于腹膜后，前方胃肠道，如果进食后，一旦产生气体，干扰超声的穿透。因此胰腺的检查必须空腹进行。必要时，还可以饮水300～500ml。让胃内形成很好的透声窗，利于检查。

（二）临床意义

1. 胰腺癌：超声检查可见胰腺肿物，呈低回声，边界不整，诊断一般不困难。但是需要和胰腺其他肿瘤或病变相鉴别。

2. 假瘤型胰腺炎：本病是胰腺炎，它呈瘤样改变。但是症状轻微，血管走行不变。

3. 胰岛素瘤：肿瘤边界光滑清晰，血流丰富。

4. 胰腺囊腺瘤（癌）：多生长在胰腺体尾部，肿瘤呈多囊样改变，发展较慢，血流丰富，转移较晚。

5. 慢性胰腺炎：内部回声不均，但形态基本正常，发展缓慢。

三、脾

（一）超声检查

1. 超声正常声像图：脾的膈面呈弧形结构，光滑而整齐，脏面略陷，可见脾门切迹，回声较强。脾实质回声非常均匀，回声强度稍低于或接近肝脏，比肾皮质的回声略高。

2. 脾脏长度：通过脾脏肋间斜切面上测量，由脾下极最低点到上极最高点间的距离即为脾脏长度，正常值范围为8～12cm。

3. 脾脏厚度：通过肋间斜切面显示脾门及脾静脉，测量脾门至脾对侧缘的径线，即为脾厚度，正常值范围为3～4cm。个别可稍厚，但不超过4.5cm。

4. 脾脏肋间斜切面略呈半月形，上部较下部靠近中线，内上端有时与脊柱及腹主动脉相距仅1.0cm。

5. 长轴常与左第10肋间平行，下极有时可达腋中线。

6. 轮廓清晰，表面光滑整齐，外侧缘呈向外突的弧形，内侧缘中部向内凹陷为脾门，可见有数条管状无回声区通过，主要为脾静脉，有时尚可见有模糊而带搏动的较细小管状回声，则为脾动脉。

（二）临床意义

见于脾肿大、脾脓肿、脾肿瘤、小儿无脾综合征、小儿脾外伤、脾功能亢进、肝硬化性肾损害、小儿慢性充血性脾肿大、脾脓肿、小儿脾大、游走脾等疾病时，脾脏的超声图像改变。

四、胆囊和胆道

超声检查无放射性辐射，不受胆囊收缩功能的影响，无须静脉注射造影剂，能够实时地清晰显示胆囊和胆道系统，显示胆系结石、肿瘤等病变，还能进行胆囊收缩功能检查。

（一）适应证

1. 胆道系统结石。
2. 胆道系统炎症。
3. 胆囊腺肌症。
4. 胆囊息肉样病变。
5. 胆道系统肿瘤。
6. 胆道蛔虫。
7. 先天性胆道异常。
8. 黄疸的鉴别诊断。

（二）检查前准备

1. 受检者须禁食8小时以上，早晨空腹检查较为适宜。

2. 必要时饮水300～500ml，有利于肝外胆管显示。

3. 胃肠道气体干扰明显者，改日复查。

（三）检查方法

1. 扫查方法

（1）利用肝脏显示充盈的胆囊及肝外胆管，在受检者深吸气屏气状态下，用探头加压推挤气体可提高胆管显示率。

（2）右上腹直肌外缘纵断切面，探头稍向左倾斜，显示胆囊纵轴断面。

（3）受检者深吸气后屏气，探头从肋缘下向膈肌斜切面扫查，显示胆囊位于右肾前方，向左上移动可见胆囊颈管部及肝外胆管截面位于下腔静脉横断面的前外侧，并可见门脉左右支及其腹侧伴行的左右肝胆管。

（4）受检者取右前斜位45°，探头置右上腹正中肋缘下纵切面下段稍侧向右外侧扫查显示肝外胆管。

2. 检查内容

（1）胆囊的形态、大小，壁的厚度。

（2）胆囊内有无胆泥、结石、息肉性病变或肿瘤。

（3）疑有胆囊炎或胆囊颈部梗阻者，用脂肪餐试验观察胆囊收缩功能。

（4）肝内外胆管管径；胆管有无扩张，扩张程度、范围、部位。

（5）胆管有无结石、肿瘤、局部壁增厚或囊状扩张。

3. 正常胆囊

（1）胆囊纵切面多呈梨形或长茄形，横断面呈椭圆形。正常胆囊轮廓整齐、清晰。胆囊内胆汁为无回声，透声性好。

（2）胆囊纵轴指向肝门，颈部位置较深，邻近门脉右支。体部前壁贴于肝脏的胆囊床，底部游离于肝下缘邻近腹前壁。

（3）超声测量：正常胆囊的长径一般不超过8.5cm，前后径多数不超过3.5cm；在胆囊的测量中，前后径对胆囊张力的反映较长径更有价值。正常胆囊壁厚度不超过2mm，测量时探头须垂直于胆囊壁，否则会产生囊壁增厚的假象。

4. 正常胆道

（1）肝内胆管，左、右肝管在门脉左右支的前方，内径在2mm 以下；正常肝内胆管二级以上分支超声难以清晰显示。

（2）肝外胆管，声像图上肝外胆管大致分为上下两段：上段紧贴于门静脉腹侧与之伴行，下段与下腔静脉伴行，前方为胃十二指肠，胆管下段延伸进入胰头背外侧。下段胆管由于胃肠道气体的干扰，不易清晰显示。正常人肝外胆管上段内径≤5.0mm，下段内径不超过8～10mm，高龄者有增宽趋势。

（四）临床意义

1. 超声可提示诊断的病变：
（1）急性胆囊炎、明显的慢性胆囊炎、胆石症。
（2）胆囊息肉性病变。
（3）胆总管、肝管囊肿。
（4）梗阻性黄疸。
（5）肝内胆管结石。
2. 需结合临床与其他检查确诊的病变：
（1）胆囊内1cm 大小的实性占位。
（2）胆囊癌。
（3）胆管结石。
（4）肝内外胆管扩张。
（5）胆道蛔虫、化脓性胆管炎。
（6）胆囊、胆道术后并发症。
3. 提示胆道系统轻度异常，需进一步检查：
（1）胆囊腺肌症。
（2）胆囊癌合并感染或结石。
（3）早期胆道肿瘤。

五、肾

肾病 B 超检查了解其形态、位置、局部病理变化，如肾肿瘤、肾囊肿、肾脏脓肿、肾盂结水、肾结石、肾下垂等。

（一）适应证

1. 肾脏定位：如肾下垂、肾移位、肾脏的位置和大小；指导肾脏穿刺定位。

2. 肾脏活动度：正常人的肾脏有一定的活动范围，一般在3cm 之内。通常是以肾脏下极为测定标准。如果肾脏活动度超过了3cm，可诊断为肾下垂。如果肾脏发生移位，在肾脏部位找不到它，则可能是游走肾、异位肾或一侧是肾缺少，应在腹腔或盆腔内仔细寻找异位的肾脏。

3. 肾积水：液体表现为均匀的暗灰色，超声对液体物质的诊断准确，可以明确肾囊肿的大小和数目，肾盂积水和程度。

4. 肾实质性病变：超声对肾脏内肿瘤的大小、数目和部位可以做出正确的诊断。

5. 肾结石：肾结石与肾组织在超声学性质上有很大的差别，即使很小的肾结石也能检查出来，但需要仔细扫查。

6. 移植肾：肾移植手术后，了解移植肾脏情况，对移植术后的排异现象、肾脓肿、手术后血肿和尿液渗出等情况都很有价值，严重的排异反应肾脏可变得很大。

（二）注意事项

肾脏 B 超检查前一般不需要特别准备，但应注意肾脏 B 超检查前勿大量饮水，仰卧位，最好空腹，怀疑肾盂病变者，可于检查前饮水500ml。一般来说，检查中不同的体位和探测途径相配合可取得较满意的声像图。

（三）参考值

1. 肾脏长度（上下径）
男性：10.6±0.6cm；女性：10.4±0.6cm。
2. 肾脏宽度（左右径）测量
男性：5.6±0.5cm；女性：5.4±0.4cm。
3. 肾脏厚度（前后径）
男性：4.2±0.4cm；女性：4.0±0.5cm。

正常肾的大小有较大出入。一般男性肾脏大于女性，左肾大于右肾。超声诊断中，并不因为肾的大小略有出入而影响其诊断结果，只有当肾脏巨大或缩小时才有诊断意义。而对肾实质的厚度，尤其是肾皮质的厚度变薄意义较大。

（四）临床意义

泌尿系统疾病如肾盂积水、肾囊肿、多囊肾、肾肿瘤、肾癌、肾结石的声像图出现异常。

六、输尿管

（一）超声检查输尿管的特点

超声检查输尿管病变具有方便、快速、可重复检查等优点，对于 X 线造影不显影的阴性结石更有实用价值。但对于轻微输尿管病变或发育异常者，X 线摄片、X 线造影优于超声检查。正常情况下双侧输尿管不增大。

临床上出现输尿管结石、输尿管外伤、输尿管肿瘤、泌尿系统器官先天性发育异常、先天性巨输尿管等疾病超声图像表现异常。

超声检查时注意原发性输尿管肿瘤一般体积较小，超声显示困难，应首选泌尿系统 X 线造影。

（二）输尿管肿瘤（癌）（tumor of ureter）

1. 检查前准备：一般无须特殊准备，饮水300～500ml，待肾盂、膀胱充盈后，容易显示输尿管的病变处。

2. 临床意义：超声显示：输尿管肿瘤首先发现输尿管扩张，肾盂积水，沿输尿管检查，可以发现肿瘤。有助于确定梗阻的部位，结合受检者有血尿等症状，可为进一步明确诊断提供线索。

七、膀胱

（一）参考值

膀胱径线和容量测量，测量切面与部位：

膀胱的最大纵断面：测量膀胱长径（上下径 d_1）；
膀胱的最大横断面：测量膀胱厚径（前后径 d_2）；
测量膀胱宽径（左右径 d_3）；
按容积公式计算膀胱容量：V（ml）=$0.5d_1 \cdot d_2 \cdot d_3$；
正常值：350～500ml。

（二）膀胱肿瘤（neoplasm of bladder）

超声显示：膀胱内壁增厚，并发现向膀胱内突出的肿瘤。目前认为超声为诊断膀胱肿瘤的筛选和诊断的首选方法，它对肿瘤的位置、大小、数目、内部回声、边界等可以准确描述。对膀胱壁的浸润程度也可以提供重要线索，为临床的治疗及预后判断提供可靠依据。

1. 检查前准备：饮水300～500ml 后，膀胱内适当充盈后，肿瘤易于显示。

2. 临床意义：超声仪器的诊断图像具有高分辨率和高清晰度，提高膀胱肿瘤的诊断率。膀胱肿瘤80% 位于膀胱三角区、膀胱底部及两侧壁，前壁很少，呈现等回声或强回声，比较固定。彩色多普勒显示：肿瘤内可以探及树枝状动脉血流信号。如果是男性血尿受检者，超声发现：膀胱壁上有隆起物，应该考虑膀胱肿瘤，以膀胱癌最为常见。超声检查膀胱癌的敏感性及特异性均很高，是首选的检查方法。需要与膀胱内血块、膀胱异物及膀胱结石等鉴别。肿瘤固定在膀胱壁上，其他病变可以随体位移动。但是，两者同时存在的，应注意区别。

八、前列腺

B 型超声波检查：临床用于测定前列腺的形态、大小及位置，用于诊断前列腺增生、前列腺肿瘤、结石、钙化等症以及前列腺脓肿、囊肿及慢性前列腺炎，也可用于探测前列腺尿道合金支架管的位置。适应于怀疑患有前列腺增生疾病的受检者，也常用于健康男性的体检。

（一）参考值

前列腺为包绕在前列腺部尿道的生殖腺体。正常横径约4cm，纵径约3cm，厚约2cm，横切面呈对称而圆钝的三角形，上大下小。前列腺包膜光滑，连续且较薄，实质呈低回声，内有分布均匀的散在细小光点。

（二）临床意义

1. 前列腺增生：超声波声像图显示前列腺增大，以前后径增大为主，失去正常形态，呈半球形或接近球形。腺体外形规则，左右对称，边缘整齐。包膜可增厚，但联系完整。内部回声增多，分布基本均匀。以中叶增大为主者可伴有尿潴留和残余尿。

2. 前列腺癌：超声波声像图显示前列腺畸形、增大，形态不对称，轮廓不规则、不完整，包膜断裂失去连续性，内部回声紊乱不均，局部出现光点、光斑或光团，或出现局灶性低回声区。部分病例累及膀胱或精囊时，可出现相应的异常超声波像图。

3. 慢性前列腺炎：腺体大小变化不大，可稍大或稍小。声像图呈对称的栗子形或半月形。包膜回声因炎症进展而增厚，且厚薄不均，但一般仍保持其完整性和连续性。内部回声增多，光点大小不等，分布不均。

4. 前列腺结石

（1）散在小结石：前列腺大小正常，内有多个散在强回声，直径为1-3cm，无声影。

（2）弧形结石：均伴有前列腺增生。结石出现在内腺与外腺的交界处，许多小结石排列呈弧形，多半无声影，只有结石较大，聚集成很密或含钙成分多时才出现声影。经直肠纵向扫查较易显示弧形结石。

（3）成堆小结石：一般也伴有前列腺增生。十几个强回声小结石聚集成堆，常在纵切面图上的前列腺尖端部附近见到。

（4）单个大结石：单个斑状强回声，出现在前列腺中部或左右侧叶，约5mm或更大，伴有声影，前列腺不增大甚至缩小。此型多在经腹部或经直肠横切面显示。

5. 前列腺脓肿：前列腺肿大，包膜完整。左右对称或不对称，根据脓肿所在部位而不同。内部回声多变，液化者为低回声区，未液化或部分液化者，回声不均匀。脓肿向周围穿破者，包膜不完整，前列腺不再肿大。经直肠探测，脓肿已液化者可见到脓腔内的流动回声，有助于诊断。由产气杆菌或大肠杆菌所致的前列腺脓肿，在脓腔里会有气体存在，须改变体位探测才可避免气体对超声波的影响。

6. 前列腺囊肿：在前列腺内出现圆形或椭圆形液性区，后方回声增强。囊肿或局限在前列腺内，或凸入膀胱腔内。囊肿一般较小，在1～2cm或以下。大囊肿可有下尿路梗阻的声像图激发征象。

7. 前列腺尿道合金支架的探测：合金支架的声像图呈管道形网纹状强回声，位于近侧前列腺尿道。该段尿道被其撑开，管道内无任何堵塞物，超声探测路径以直肠法为好，纵切图及横切图均显示清楚。

（三）注意事项

检查前需保留膀胱尿液，可在检查前2小时饮温水400～600ml，检查前2～4小时不要小便（憋尿后检查）。

九、精囊腺

精囊位于膀胱与直肠之间，在前列腺基底部的后方。精囊腺呈椭圆形、袋形、橄榄形结构，左右对称；囊壁完整、光滑。囊内精液充满时，超声显示呈一无回声区，探头挤压精囊时，精液流动，可见散在的强回声点。精囊腺大小：长3～5cm，宽约1.5cm，厚约1.0cm。两侧基本对称，但也有差异。

（一）检查前准备

受检者检查前1天禁同房。方法包括：经腹部、经会阴、经直肠检查。

1. 经腹部及经会阴检查：应该嘱受检者饮水，使膀胱充盈，便于检查精囊腺。

2. 经直肠检查：检查前嘱受检者排尽大便，必要时，应该清洁灌肠后，再用直肠探头进行检查，本法优点是不受骨骼、肥胖及肠气的干扰。

（二）临床意义

1. 经腹部及经会阴检查：横切面，在前列腺基底部的后外见，精囊腺呈圆形或椭圆形无回声区，囊壁薄而光滑。纵切面，精囊呈条状低回声结构。

2. 经会阴检查：为精囊的冠状面，可以显示前列腺与精囊、输精管壶腹部的关系。

3. 经直肠检查：精囊的纵及横切面，与腹部检查图像相似，但是，因不受肠腔内气体干扰，图像更加清晰可见。

十、子宫及附件

（一）检查方法

1. 了解受检者月经是否正常，有无不规则或闭经的情况。过去有无慢性疾病，如结核、贫血和消化吸收不良等，是否动过手术，以往性发育的情况和有无职业性的有毒物质影响等，以使初步推测有无可能影响排卵的病变。

2. 由妇科医生检查生殖器的发育情况和卵巢有无增大。

3. 通过测量基础体温、检查宫颈黏液、子宫内膜活组织检查和激素测定，以间接推测有无排卵。

4. 根据体形、体态、毛发、嗓音、乳房发育等第二性征的情况，及颈部、四肢有无畸形等现象。综合分析，可以初步推断排卵障碍的原因，如身材矮小、第二性征发育不良，且从未来过月经就可能是卵巢发育不良。

（二）检查部位

输卵管与其他空腔器官相似，其管壁由内向外为黏膜层（tunica mucosa）、肌层（muscular layer）和浆膜层所构成。

1. 黏膜层：黏膜层包括上皮和其下的纤维结缔组织层，后者又称为固有膜。黏 膜层沿输卵管长轴向管腔突出许多皱襞，每个皱襞又有第二级或第三级分支突起。因此，在输卵管横切面上，输卵管腔被无数的皱襞所占据。黏膜层的厚度和皱襞的多寡不一，以壶腹部黏膜层最厚，皱襞最多，在该部管腔纵横曲折，有似迷路。峡部皱襞较少，至间质部则更短而少。

（1）纤毛细胞（ciliated cell）：纤毛细胞较高且宽，胞浆灰白、反光，核周更明显，可见核周晕。胞浆中含有匀细颗粒。

（2）分泌细胞（secretory cell）：亦称为无纤毛细胞，胞浆染色深且布满微细颗粒，细胞核呈卵圆形、染色深、核染色体致密。分泌细胞在上皮皱襞的底部及皱襞间较为明显，其形态及核的位置随月经周期而不同。

（3）楔形细胞（wedge cell）：楔形细胞表现为有被挤压在细胞间、染色深而狭长的细胞核，仅少量或无细胞浆。电镜下顶缘有胞浆形成的微绒毛突起，在月经前期和月经期，楔形细胞较多而明显。

（4）未分化细胞：亦称游走细胞。细胞呈小圆形，位于上皮深部，大如白细胞。胞浆少而明亮，核居中央而染色深。

2. 固有膜：上皮下的固有膜为一层疏松、由细纤维所组成的结缔组织，内有许多游走细胞和肥大细胞。输卵管缺乏黏膜肌层，故固有膜直接移行于肌膜的结缔组织。固有膜内有血管、淋巴管网和无髓鞘神经，壶腹部血管特别丰富。输卵管妊娠时，固有膜内的结缔组织可转化为蜕膜细胞。

3. 肌层：输卵管肌层与子宫肌层相连，子宫最内层的纵行肌至峡部消失。因此，在横断面上，输卵管肌层分为3层，但3层间无明显分界。内层为近黏膜层的输卵管的固有肌层，最厚，又可分为3组不同肌束，内、外为方向相反的纵行螺旋形肌束，中间为密螺旋状环行肌束；中层在固有肌层之外，有肌纤维构成的网，其中伴有血管，这种血管周围的肌纤维进入固有肌层内 . 外层为纵行的浆膜下肌层，此层在输卵管的上方较明显，往下则与阔韧带相连而逐渐消失。

（三）注意事项

1. 输卵管内口与峡部管腔细，肌层较厚，受到刺激时易发生痉挛。因而在通畅检查前、中适当应用镇静剂或解痉药。

2. 检查前了解生殖道无活动性炎症，包括阴道、宫颈检测致病微生物为阴性。若有炎症者，经治愈后相隔数月再复查。有炎症病史者，适当应用抗菌素防治感染，以防炎症发作及扩散。检查周期内禁忌性交与盆浴。

3. 通畅性检查宜选择在月经净后3～7天。因为检查时间太早，子宫内膜尚未完全修复，检查中的气体或油剂可能进入血窦，形成栓塞；亦可能将宫腔中残存的经血内容挤推到输卵管，再落入腹腔，导致造成感染或炎症。若在近排卵期后进行检查，子宫内膜肥厚，容易造成输卵管内口假性阻塞；同时介入宫腔的导管类器械擦伤内膜，易致手术中及手术后子宫出血。

第二节　双侧乳腺和腋下

乳腺超声技术应用于乳腺癌诊断始于20世纪50年代，具有无创伤、快捷、重复性强等优点，能清楚地显示乳腺各层软组织及其中肿块的形态、内部结构及相邻组织的改变。由于无放射性，可适用于任何年龄，尤其是妊娠及哺乳期女性的乳腺检查。对X线照射有困难的部位（如乳腺边缘），可以作为补充检查，而且能较好地显示肿块的位置、形态、结构等。对较致密乳腺，即使有肿块也难以分辨时，超声可利用声波界面反射的差别，清晰显示病灶的轮廓和形态。

一、检查前准备

1. 检查前一般无须特殊准备。
2. 如怀疑乳腺增生，最好在月经干净后1周进行检查。
3. 对有乳头溢液受检者，检查前应避免挤压导管，充盈的导管可利于查出溢液原因。
4. 检查前应避免乳腺导管造影和穿刺活检，以免造影剂和出血影响诊断结果。

二、检查方法

常规采用仰卧位，双手上举，充分暴露乳腺及双侧腋窝；当外象限检查困难时，可辅以侧卧位。乳腺超声检查目前多采用直接法，检查时在乳腺皮肤表面涂以耦合剂，探头直接放在皮肤表面进行检查，检查时应依照一定顺序对乳腺进行连续的横切、纵切，并以乳头为中心做放射状检查，检查范围应包括整个乳腺及双侧腋窝，检查断面应互相覆盖，避免遗漏，尤其是腺体边缘及乳头后方。

三、检查内容

（一）乳腺组织内病变

乳腺导管系统的形态结构，导管是否扩张，扩张的导管内是否清晰，有无占位性病变；乳腺腺体内有无局限性病变，观察病变的形态、边界、内部回声、血流分布、频谱特点等，并结合病史判断病变的性质。对于触诊发现肿块及乳腺 X 线检查发现肿块或密集细小钙化灶时，更应仔细检查是否存在局限性病变。

（二）引流淋巴结检查

乳腺的引流淋巴结包括腋窝淋巴结，胸骨旁淋巴结，锁骨上、下窝淋巴结。检查时要常规检查其引流淋巴结，尤其是腋窝淋巴结，在扫查腋窝时同时要注意是否有副乳或其他病变。

四、临床意义

超声对乳腺内囊性或实性肿物的鉴别最有特征性。故发现孤立、活动的肿块应首选超声检查，以区别肿块为囊性或实性。超声可提示肿块的位置、瘤体大小和数目，故可应用于超声下定位穿刺或协助定位手术切除。通过彩色多普勒超声血流信号的分析，可以提高良性肿物与恶性肿瘤的鉴别诊断和阳性诊断率。

第三节　甲状腺和涎腺

一、甲状腺

甲状腺是人体最大的内分泌腺，超声检查能对其大小、体积与血流做定性和定量估测，对肿瘤的良、恶性可进行定性或半定性诊断，因此超声显像已成为影像检查甲状腺疾病的首选方法。目前通常采用彩色多普勒超声进行检查，进一步观察甲状腺血流分布和血流动力学，增加了对甲状腺功能的诊断依据。如带有超声造影技术和容积成像技术，还可以增加组织的血流显像和三维容积成像。近年来发展的弹性成像技术，可以对甲状腺组织的质地进行定性或定量检查，但临床应用尚在探索阶段。

（一）检查前准备

受检者一般无须特殊准备，不宜穿高领上衣，有金属项链者宜解开，以免扫查过程中损害超声探头。

（二）检查方法

1. 直接扫查法：采用高频线阵探头在颈部甲状腺区涂耦合剂后直接扫查，包括纵断（从外向内）、横断（自上而下）扫查。全面了解甲状腺形态、大小、内部回声以及血流等情况，包括甲状腺左、右叶和峡部。此法的优点在于所获图像清晰，伪像干扰少，简便易行，可作为首选方法。缺点是由于探头较短，甲状腺长度测量比较困难。

2. 间接扫查法：以往采用3.5～5MHz 线阵或凸阵式探头，由于近场图像分辨力差，需在颈部皮肤与探头之间加一水囊或导声垫，采用水囊间接扫查易出现混响伪像干扰，图像分辨力低。目前间接扫查法已基本不用，3.5～5MHz 探头仅适用于体积很大的甲状腺肿物，无需加用水囊或导声垫。

（三）检查内容

1. 左右：通常在左侧颈总动脉和颈静脉至右侧颈总动脉和颈静脉之间，甲状腺肿大时，需超出此范围。

2. 上下：自下颌骨向下，至锁骨和胸骨柄之间的范围，重点观察甲状腺的左、右叶，峡部和颈部淋巴结。

（四）临床意义

超声检查对甲状腺疾病的发现和诊断具有重要意义，常用于以下检查。

1. 甲状腺肿：格雷夫斯病（Graves 病，又称毒性弥漫性甲状腺肿）、单纯性甲状腺肿、结节性甲状腺肿。

2. 甲状腺炎：急性化脓性甲状腺炎、亚急性甲状腺炎、慢性淋巴细胞性甲状腺炎（又称桥本病 Hashimoto disease）、慢性纤维增生性甲状腺炎。

3. 甲状腺肿瘤：甲状腺腺瘤、甲状腺恶性肿瘤（甲状腺腺癌、淋巴瘤转移癌等）。

4. 甲状腺囊性肿物。

5. 介入性超声应用：

（1）甲状腺及颈部淋巴结超声引导下穿刺细胞学、组织病理学活检。

（2）囊性肿物穿刺抽液、超声引导下酒精硬化治疗（限于良性的囊肿和某些孤立性良性结节）。

（3）酒精消融用于治疗甲状腺癌术后复发转移性淋巴结肿大。

二、涎腺

口腔内大涎腺有腮腺、颌下腺、舌下腺三对。小的黏液腺很多，分布在唇、颊、舌、腭等黏膜内。涎腺 B 超检查受检者的涎腺，常用于诊断涎腺类的疾患。

（一）正常值

涎腺，颈部没有有肿大的结节。涎腺内导管状态无扩张，走行正常，导管内无异常回声。

（二）临床意义

1. 涎腺肿大或萎缩（涎腺内如有结节，应检查位于左叶或右叶，是单发或多发。）
2. 涎腺结节是囊性或实性。
3. 涎腺结节的边界是否光滑、包膜是否完整，内部回声是强或弱，有无钙化结节。
4. 颈部有肿大的淋巴结。
5. 如有彩色多普勒超声仪，还应观察血流，供临床参考。
6. 涎腺内导管状态：扩张，走行异常，导管内有异常回声。需要检查人群：用于涎腺良性肿大、炎症，或是混合瘤、腺瘤与腺癌的辅助诊断。

（三）注意事项

1. 检查前禁忌：如毛发或胡须较多干扰超声穿透时，需在检查前剔除。
2. 检查时注意：体位宜仰卧位。
3. 检查过程：涎腺检查前无须特殊准备。

（1）检查涎腺时探头应轻放于皮肤上，不宜加压，以免改变肿块形态、位置等，特别是检查肿块内血流时，加压会影响小血管显示。

（2）检查时应注意对两侧腺体的检查与比较，注意对比原则，可提高其诊断符合率。

（3）检查时，除腺体和导管本身外，还应注意相邻动脉、肌肉、骨骼等的状态。

（4）舌下腺位置较深，正常舌下腺超声不易显示，当增大或发生肿瘤时，超声才易发现。正常左右舌下腺可以连接在一起，呈马蹄形。

第四节　颈部淋巴结

颈部淋巴位于颏下三角内，收纳颏部、口底及舌尖等处的淋巴，注入下颌下淋巴结及颈内静脉二腹肌淋巴结。颈部淋巴组织来自鼻、鼻窦、咽、喉，口腔和面部的淋巴回流。

颈上部淋巴结多为头部淋巴管的局部淋巴结，沿头、颈交界处排列，位置表浅，分为5组：

1. 枕淋巴结。
2. 乳突淋巴结。
3. 腮腺淋巴结。
4. 下颌下淋巴结。

位于颌下腺附近，收纳眼、鼻、唇、牙、舌及口底的淋巴，注入颈外侧上、下深淋巴结。

5. 颏下淋巴结。

淋巴结是机体重要的免疫器官，是接受抗原刺激产生免疫应答反应的场所，有过滤、增殖和免疫作用。正常人体浅表淋巴结很小，直径多在0.5cm 以内，表面光滑、柔软，与周围组织无粘连，亦无压痛。

一、检查前准备

检查前是否准备，根据检查部位决定。检查颈部、腋下、腹股沟的淋巴结时，因为在浅层，一般不需准备。

二、临床意义

超声显示：淋巴结肿大时，其结节长圆，边界光滑、完整，呈均匀性低回声区。淋巴结皮质相对增厚，髓质缩小血流增多，呈树枝状或羽毛状。

三、检查方法

受检者取仰卧位，将探头轻轻置于颈部，从上到下的移动探头，进行横切面、纵切面及斜切面等多切面与多角度扫查。

第五节　彩超

一、心脏

心脏彩超是唯一能动态显示心腔内部结构、心脏的搏动和血液流动的仪器，对人体没有任何损伤。心脏探头就像摄像机的镜头，随着探头的转动，心脏的各个结构清晰地显示在屏幕上。

心脏彩超也是唯一能直观显示瓣膜病变的仪器，通过彩超的测量，医生可了解瓣膜病变的程度以决定保守治疗还是手术治疗。心肌病是近年来发病率逐渐上升的疾病，心肌的增厚、心腔的扩大都要依赖彩超来判断；对冠心病，彩超能直观显示心肌的运动状况及心功能，提示心肌缺血的部位等。

（一）正常值

1. 心脏壁和血管壁厚度

项目名称:	内径 (mm)	部位名称	厚度（mm）/ 内径（mm）
左房 LA	<35	室间隔 IVS	<12
左室 LV	<55	左室后壁 LVPW	<12
升主动脉 AO	<35	右室壁	<3-4
主肺动脉 PA	<30	左室壁	<9-12
右房 RA	<40×35	右室	<25
左室流出道	18-40	右室流出道	18-35

2. 瓣膜口面积 (cm2)
二尖瓣瓣口面积（MVA）：4～6cm^2
主动脉瓣口面积（AVA）2.5～3.5cm^2

（二）二尖瓣狭窄

最轻：≤2.5

轻度：2.0～2.4
轻 - 中度：1.5～1.9
中度：1.0～1.4
重度：0.6～1.0
最重度：<0.5

（三）主动脉瓣狭窄

轻度：1.6～1.1压差：20～50mmHg
中度：1.0～0.75压差：20～50mmHg
重度：<0.75压差：50～150mmHg

（四）肺动脉高压

正常：15～30mmHg
轻度：30～50mmHg
中度：50～70mmHg
重度：>70mmHg

（五）左室功能（LVEF）

正常：>50%
轻度降低：40%～50%
中度降低：30%～40%
重度降低：<30%

（六）左室充盈功能

左室等容舒张时间：（IVRT）<40岁69±12ms，>40岁76±13ms。
E 波减速时间：（EDT）199±32ms。
A 峰 E 峰流速比值：E/A>1。

（七）血管正常值

动脉血管：内膜增厚 >1mm，动脉硬化斑块 >1.2mm。
血流速度：>50cm/s。

（八）狭窄分级

轻度内径减少0～50%　收缩期峰值流速 <120cm/s。
中度内径减少51～70%　收缩期峰值流速 >120cm/s　舒张期流速 <40cm/s。
严重狭窄内径减少71～90%　收缩期峰值流速 >170cm/s　舒张期流速 >40cm/s。
极严重狭窄内径减少91～99%　收缩期峰值流速 >200cm/s　舒张期流速 >100cm/s。
闭塞内径减少100%，闭塞段可见血栓回声，管腔无血流信号。

（九）下肢深静脉瓣功能不全分级

Ⅰ级反流时间1～2s、Ⅱ级反流时间2～3s、Ⅲ级反流时间4～6s、Ⅳ级反流时间 >6s。

（十）心包积液分级

微量：2～3mm，<50ml：房室沟下后壁。
少量：3～5mm，50～100ml：下后壁。
中量：5～10mm，100～300ml：房室沟下后壁心尖区。
大量：10～20mm，300～1000ml 整个心腔。
极大量：20～60mm，1000～40000ml：明显摆动。

二、颈动脉

颈动脉彩超是检查动脉血管的辅助检查。颈动脉超声是诊断、评估颈动脉壁病变的有效手段之一，在动脉粥样硬化的流行病学调查和对动脉粥样硬化预防、治疗试验的有效性评价中具有重要意义。

（一）正常值

血管内中膜无增厚、无斑块形成，血管不狭窄，无闭塞。

（二）临床意义

颈动脉彩超不仅能清晰显示血管内中膜是否增厚、有无斑块形成、斑块形成的部位、大小、是否有血管狭窄及狭窄程度、有无闭塞等详细情况，并能进行测量及定位，对检测动脉的血流动力学结果进行分析。可检测早期颈动脉粥样硬化病变的存在，使受检者得到及时预防和治疗；对中重度颈动脉狭窄和闭塞的及时确诊，可为临床选用颈动脉内膜剥脱术治疗提供依据。

（三）注意事项

颈动脉彩超检查前一般不需要特殊准备，只要在检查前，把影响检查的颈部饰物除去即可。如果剧烈运动，则需要先休息5～10分钟，等呼吸及心率相对平稳后再进行检查。

（四）检查过程

检查时，受检者一般不会有不适感。做脉冲多普勒超声检查时，超声仪器会发出“呜呜”的声音，这声音是血液流动时产生的多普勒频移信号，通过这种声音，医生可判断血管是否有病。

三、四肢动脉静脉

四肢动脉与四肢静脉的超声检查，能清晰显示血管解剖结构的切面图像，又具有高敏感性的彩色血流显像，可实时动态、无损伤、直接地提供血流动力学信息。

（一）适应证

1. 四肢动脉疾病：四肢动脉狭窄和闭塞性疾病（如动脉粥样硬化、血栓闭塞性脉管炎、大动脉炎）、动脉栓塞、四肢动脉瘤。
2. 四肢静脉疾病：如四肢静脉血栓、下肢深静脉瓣功能不全。
3. 四肢动静脉瘘。

（二）检查方法

用二维断面检查血管内径是否均匀，结构、走行有无异常，管腔内有无异常回声。用彩色多普勒超声检查血流颜色、方向、性质、有无异常通道及瘘管。用频谱多普勒超声检查血流性质、速度、时间等。

（三）临床意义

1. 高频二维超声可观察动脉血管内膜、中膜是否光滑，有无增厚，动脉有无粥样硬化斑块形成，还可判断管腔有无狭窄和闭塞。
2. 高频二维超声可观察静脉血管内膜是否光滑、静脉瓣有无增厚、静脉腔内有无血栓形成，还可诊断动、静脉混合性疾病，先天性静脉畸形等。

（四）注意事项

检查时穿宽松的衣裤。

第十五章　心电图检查

第一节　概述

一、心电图概念

心电图（electrocardiogram，ECG）是用心电图机从体表记录心脏每一心动周期所产生的电活动变化的图形。

1842年法国科学家 Mattencci 首先发现了心脏的电活动；1872年 Muirhead 记录到心脏波动的电信号。1885年荷兰生理学家 W.Einthoven 首次从体表记录到心电波形，当时是用毛细静电计，1910年改进成弦线电流计。由此开创了体表心电图记录的历史。1924年 Einthoven 获诺贝尔医学生物学奖。经过100多年的发展，心电图机日臻完善。不仅记录清晰，抗干扰能力强，而且便携，并具有自动分析诊断功能。

二、心电图的应用

1. 了解体检者心脏的电活动变化。
2. 诊断心律失常。
3. 协助诊断心肌缺血、心肌梗死及部位。
4. 协助诊断心房、心室肥大。
5. 协助判断药物或电解质情况对心脏的影响。
6. 判断人工心脏起搏状况。

第二节　心电图产生的原理

一、静息电位与等电位

心肌细胞膜是半透膜，静息状态时，膜外排列一定数量带正电荷的阳离子，膜内排列相同数量带负电荷的阴离子，膜外电位高于膜内，称为极化状态。静息状态下，由于心脏各部位心肌细胞都处于极化状态，没有电位差，电流记录仪描记的电位曲线平直，即为体表心电图的等电位线。

二、动作电位与体表心电波形变化

心肌细胞在受到一定强度的刺激时，细胞膜通透性发生改变，大量阳离子短时间内进入膜内，使膜内电位由负变正，这个过程称为除极。对心脏来说，心肌细胞从心内膜向心外膜顺序除极过程中的电位变化，由电流记录仪描记的电位曲线称为除极波，即体表心电图上心房的 P 波和心室的 QRS 波。细胞除极完成后，从细胞内又移出大量阳离子，使膜内电位由正变负，恢复到原来的极化状态，此过程由心外膜向心内膜进行，称为复极。同样心肌细胞复极过程中的电位变化，由电流记录仪描记出称为复极波。由于复极过程相对缓慢，复极波较除极波低。心房的复极波低隐含于心室的除极波中，体表心电图不易辨认。心室的复极波在体表心电图上表现为 T 波。整个心肌细胞全部复极后，再次恢复极化状态，各部位心肌细胞间没有电位差，体表心电图记录到等电位线。

第三节　心电图导联

心脏是一个立体的结构，为了反应心脏不同面的电活动，在人体不同部位放置电极，以记录和反应心脏的电活动。心脏电极的安放部位如下表（见表15-1）。在进行常规心电图检查时，通常只安放四个肢体导联电极和 V_1～V_6 六个胸前导联电极，记录常规12导联心电图。

表 15-1　体表电极名称及安放位置

电极名称	电极位置
LA	左上肢
RA	右上肢
LL	左下肢
RL	右下肢
V_1	第 4 肋间隙胸骨右缘
V_2	第 4 肋间隙胸骨左缘
V_3	V_2 导联和 V_4 导联之间
V_4	第 5 肋间隙左锁骨中线上
V_5	第 5 肋间隙左腋前线上
V_6	第 5 肋间隙左腋中线上
V_7	第 5 肋间隙左腋后线上
V_8	第 5 肋间隙左肩胛下线上
V_9	第 5 肋间隙左脊柱旁线上
V_{3r}	V_1 导联和 V_{4r} 导联之间
V_{4r}	第 5 肋间隙右锁骨中线上
V_{5r}	第 5 肋间隙右腋前线上

两两电极之间或电极与中央电势端之间组成一个个不同的导联，通过导联线与心电图机电流计的正负极相连，记录心脏的电活动。

一、双极导联

两个电极之间组成了双极导联，一个导联为正极，一个导联为负极。双极肢体导联包括Ⅰ导联、Ⅱ导联和Ⅲ导联。

二、单极导联

电极和中央电势端之间构成了单极导联，此时探测电极为正极，中央电势端为负极。由于avR、avL、avF远离心脏，以中央电端为负极时记录的电位差太小，因此，负极为除探查电极以外的其他两个肢体导联的电位之和的均值。avR、avL、avF、V_1、V_2、V_3、V_4、V_5、和V_6导联均为单极导联。由于这样记录增加了avR、avL、avF导联的电位，因此，这些导联也被称为加压单极肢体导联。

三、心电图各导联名称及正负极的构成（见表15-2）

表15-2　心电图各导联连接示意图

导联名称	正极	负极
Ⅰ	LA	RA
Ⅱ	LL	RA
Ⅲ	LL	LA
avR	RA	1/2（LA+LL）
avL	LA	1/2（RA+LL）
avF	LL	1/2（LA+RA）
V_1	V_1	中央电势端
V_2	V_2	中央电势端
V_3	V_3	中央电势端
V_4	V_4	中央电势端
V_5	V_5	中央电势端
V_6	V_6	中央电势端

肢体导联系统反映心脏电位投影在矢状面情况，包括Ⅰ、Ⅱ、Ⅲ、avR、avL和avF导联。胸前导联系统反映心脏电位投影水平面情况，包括：V_1、V_2、V_3、V_4、V_5、V_6导联。进一步将这些导联分组，以反应心脏不同部位的电活动。（见表15-3）

表15-3　心电图导联的分组图示

Ⅰ高侧壁导联	avR	V_1前间壁导联	V_4前壁导联	V_7正后壁导联	V_{3r}右室导联
Ⅱ下壁导联	avL高侧壁导联	V_2前间壁导联	V_5左侧壁导联	V_8正后壁导联	V_{4r}右室导联
Ⅲ下壁导联	avF下壁导联	V_3前壁导联	V_6左侧壁导联	V_9正后壁导联	V_{5r}右室导联

中央电势端：也称威尔森中央电端，是通过一个电阻网络将RA，LA，LL电极连接而产生的，代表了身体的平均电压。这个电压接近于极大值（即0）。

第四节　心电图各波段命名

一、心脏的特殊传导系统由窦房结、结间束（分为前、中、后结间束）、房间束（起自前结间束，称Bachmann束）、房室结、希氏束（His bundle）、束支（分为左、右束支，左束支又分为前分支和后分支）以及普肯耶纤维（Pukinje fiber）构成。心脏的传导系统与每一心动周期顺序出现的心电变化密切相关。

二、正常心电活动始于窦房结，兴奋心房的同时经结间束传导至房室结（激动传导在此处延迟0.05～0.07s），然后沿希氏束→左、右束支→普肯耶纤维顺序传导，最后兴奋心室。这种先后有序的电激动的传播，引起一系列电位改变，形成了心电图上的相应的波段。临床心电学对这些波段规定了统一的名称：①最早出现的幅度较小的P波，反映心房的除极过程；② P-R段（实为P-Q段，传统称为P-R段）反映心房复极过程及房室结、希氏束、束支的电活动；P波与P-R段合计为P-R间期，反映自心房开始除极至心室开始除极的时间；③幅度最大的QRS波群，反映心室除极的全过程；④除极完毕后，心室的缓慢和快速复极过程分别形成了ST段和T波；⑤ Q-T间期为心室开始除极至心室复极完毕全过程的时间。

三、QRS波群由于检测电极的位置不同而呈多种形态，其命名为：首先出现的位于参考水平线以上的正向波称为R波；R波之前的负向波称为Q波；S波是R波之后第一个负向波；R波是继S波之后的正向波；R波后再出现负向波称为S波；如果QRS波只有负向波，则称为QS波。至于采用Q或q、R或r、S或s表示，应根据其幅度大小而定。

四、正常心室除极始于室间隔中部，自左向右方向除极；随后左右心室游离壁从心内膜朝心外膜方向除极；左室基底部与右室肺动脉圆锥部是心室最后除极部位。心室肌这种规律的除极顺序，对于理解不同电极部位QRS波形态的形成颇为重要。

第五节　心电图各波及波段的组成

一、心电图记录纸

心电图记录的是电压随时间变化的曲线。心电图记录在坐标纸上，坐标纸为由1mm宽和1mm高的小格组成。横坐标表示时间，纵坐标表示电压。通常采用25mm/s走纸速度记录，1小格=1mm=0.04s。纵坐标电压1小格=1mm=0.1mv。

二、心电图各波及波段的组成（见表15-4）

1. P 波：正常心脏的电激动从窦房结开始。由于窦房结位于右心房与上腔静脉的交界处，所以窦房结的激动首先传导到右心房，通过房间束传到左心房，形成心电图上的 P 波。P 波代表了心房的激动，前半部代表右心房激动，后半部代表左心房的激动。P 波时限为0.12s，高度为0.25mv。当心房扩大，两房间传导出现异常时，P 波可表现为高尖或双峰的 P 波。

2. PR 间期：激动沿前中后结间束传导到房室结。由于房室结传导速度缓慢，形成了心电图上的 PR 段，也称 PR 间期。正常 PR 间期在0.12～0.20s。当心房到心室的传导出现阻滞，则表现为 PR 间期的延长或 P 波之后心室波消失。

3. QRS 波群：激动向下经希氏束、左右束枝同步激动左右心室形成 QRS 波群。QRS 波群代表了心室的除极，激动时限小于0.11s。当出现心脏左右束枝的传导阻滞、心室扩大或肥厚等情况时，QRS 波群出现增宽、变形和时限延长。

4. J 点：QRS 波结束，ST 段开始的交点。代表心室肌细胞全部除极完毕。

5. ST 段：心室肌全部除极完成，复极尚未开始的一段时间。此时各部位的心室肌都处于除极状态，细胞之间并没有电位差。因此，正常情况下 ST 段应处于等电位线上。当某部位的心肌出现缺血或坏死的表现，心室在除极完毕后仍存在电位差，此时表现为心电图上 ST 段发生偏移。

6. T 波：T 波代表了心室的复极。在 QRS 波主波向上的导联，T 波应与 QRS 主波方向相同。心电图上 T 波的改变受多种因素的影响。例如，心肌缺血时可表现为 T 波低平倒置。T 波的高耸可见于高血钾、急性心肌梗死的超急期等。

7.U 波：某些导联上 T 波之后可见 U 波，目前认为与心室的复极有关。

8. QT 间期：代表了心室从除极到复极的时间。正常 QT 间期为0.44s。由于 QT 间期受心率的影响，因此引入了矫正的 QT 间期（QTC）的概念。其中一种计算方法为 $QTc=QT/\sqrt{RR}$。QT 间期的延长往往与恶性心律失常的发生相关。

表 15-4　心电图各波及波段的组成

心电图波段	相应心电活动的意义
P 波	心房除极
PR 间期	房室传导时间
QRS 波群	心室除极
ST 段	心室除极完成
T 波	心室复极化
U 波	可能复极化有关
QT 间期	心室除极到完全复极的时间

第六节　心电向量轴

心电轴的测量方法主要包括目测法、作图法和查表法。心脏是一个立体的结构，由无数心肌细胞组成。心脏在除极与复极过程中会产生很多不同方向电偶向量。把不同方向的电偶向量综合成一个向量，构成整个心脏的综合心电向量。心脏向量是一个立体的，有额面、矢状面和水平面的分向量。临床上常用的是心室除极过程中投影在额状面上的分向量的方向。帮助判断心脏电活动是否正常。

额面电轴采用六轴系统。坐标采用 ±180° 的角度标志，以左侧为0°，顺钟向的角度为正，逆钟向者为负。每个导联从中心点被分为正负两半，每个相邻导联间的夹角为30°。如果 QRS 波额面电轴落在0～+90° 为电轴正常；0～-30° 为电轴轻度左偏；-30° ～-90° 为电轴明显左偏；+90° ～+180° 为电轴右偏；+180° ～+270° 电轴极度右偏。

表 15-5　目测法评估心电轴的方向

心电轴偏移	Ⅰ	Ⅱ	Ⅲ	心电轴值范围
正常	+	+	+	0 ～ +90°
轻度左偏	+	+	—	0 ～ -30°
明显左偏	+	—	—	-30° ～ -90°
电轴右偏	—	±	+	+90° ～ +180°
电轴极度右偏	—	—	—	+180° ～ +270°

第七节　正常心电图

正常心电图的心律、心率、电轴、P-QRS-T 各波段、间期、时限、电压均正常，如成人心率在正常范围时，P-R 间期为0.12-0.2s；P 波的时间≤0.11s；P 波电压在肢导联＜0.25mV，胸导联＜0.2mV。

一、P 波

1. 参考值：正常 P 波在多数导联呈钝圆形，有时可有轻微切迹，但切迹双峰之间的距离＜0.04s；窦性 P 波在 aVR 导联倒置，Ⅰ、Ⅱ、aVF、V_5、V_6 导联直立；P 波的时间≤0.11s；P 波电压在肢导联＜0.25mV，胸导联＜0.2mV。

2. 临床意义：逆行性 P 波表示激动自房室交界区逆行向心房传导使整个心房除极。P 波时间 >0.11s 且切迹双峰的距离≥0.04s，提示左心房肥大或心房内传导阻滞。P 波电压在肢导联≥0.25mV、胸导联≥0.2mV，常提示右心房肥大。

二、P-R 间期

1. 参考值：成人心率在正常范围时，P-R 间期为0.12-0.2s。

2. 临床意义：P-R 间期超过正常最高值者，称为 P-R 间期延长，见于 I 度房室传导阻滞。P-R 间期＜0.12s、P 波方向正常，见于预激综合征；P-R 间期＜0.12s、伴有逆行型 P 波时，见于房室交界区心律。

三、QRS 波群

1. 参考值：QRS 波群时间电压：0.06-0.10s，V_1VAT ＜0.03s，V_5VAT ＜0.05s。QRS 波群形态与电压，自 V_1 至 V_5，R 波逐渐增高至最大，S 波逐渐变小甚至消失；V_1 导联为 QS 型，R/S ＜1、RV_1 ＜1.0mV；V_5 导联呈 qR、qRs、Rs 型，R/S>1、RV_5 ＜2.5mV；V_3、V_4 导联，一般呈 RS 型，R/S 接近于1。aVR 导联 QRS 波群主波向下（1S、Qr、OS、rSr' 型），RaVR ＜0.5mV。Q 波时间≥0.04s、Q>R1/4。

2. 临床意义 QRS 波群时间和 VAT 延长，常见于心室肥大、心室内传导阻滞及预激综合征。低电压除见于少数正常人外，多见于肺气肿、心包积液、全身水肿、心肌梗死、心肌炎、心肌病、黏液性水肿、缩窄性心包炎、胸腔积液、气胸等。Q 波超过正常范围，称为异常 Q 波或坏死性 Q 波，常见于心肌梗死。

四、ST 段

1. 参考值：任何导联 ST 段下移不应超过0.05mV；ST 段抬高在 Vl-V3导联不应超过0.3mV，其他导联不应超过0.1mV。

2. 临床意义：ST 段下移超过正常范围见于心肌缺血、心肌损害、洋地黄作用、低血钾、心室肥厚及束支传导阻滞等。ST 段上移超过正常范围见于急性心肌梗死（弓背向上）、急性心包炎（弓背向下），亦可见于变异型心绞痛和室壁膨胀瘤。

五、T 波

1. 参考值：T 波前支占时较长，后支占时较短。T 波的方向与 QRS 波群主波的方向一致。在 R 波为主的导联上，T 波电压≥同导联 R 波的1/10。

2. 临床意义：在 R 波为主的导联中，T 波低平、双向或倒置见于心肌缺血、心肌损害、低血钾、洋地黄作用、心室肥厚及心室内传导阻滞等。T 波高耸见于急性心肌梗死早期及高血钾。

六、Q-T 间期

1. 参考值：代表心室除极和复极所需时间的总和。QT 时间：0.32～0.44s。Q-T 间期的长短与心率密切相关，心率越快，Q-T 间期越短；心率越慢，Q-T 间期越长。Q-T 间期的长短可用公式表示 $Q\text{-}Tc=QT/\sqrt{RR}$，式中 Q-Tc 代表用心率校正的 Q-T 间期，Q-T 是实测值，R-R

是基本心律的心动周期，单位是 s。Q-Tc 的正常值为：0.4±0.04。Q-Tc>0.44为 Q-T 间期延长。

2. 临床意义：Q-T 间期延长见于心肌损害、心肌缺血、心室肥大、心室内传导阻滞、心肌炎心肌病、低血钾、低血钙、低血镁、特发性 Q-T 间期延长综合征及其药物（如奎尼丁、胺碘酮）作用。Q-T 间期缩短见于高血钙和洋地黄作用。

七、U 波

1. 参考值：U 波的方向与 T 波方向一致，但在胸导联上全都是直立的。正常 U 波<0.1mV，一般不超过 T 波的一半。

2. 临床意义：低血钾是 U 波增高的最重要因素。高血压、冠心病、主动脉瓣关闭不全或二尖瓣关闭不全时，U 波可以倒置。

第八节　心房肥大

一、右心房肥大（Right atrial hypertrophy）

右心房长期负荷过重，压力增高，可导致右心房肥大，反应在心电图上为 P 波振幅增高，P 波时限正常或无明显延长。心房的扩大而较少表现心房肌肥厚。心房扩大引起心房肌纤维增长变粗以及房间传导束牵拉和损伤，导致整个心房肌除极综合向量的振幅和方向发生变化。心电图上主要表现为 P 波振幅，除极时间及形态改变。

心脏是一个泵血器官，会伴随着人的年龄而老化，当然也会出现器质性的病变。老年人的脏器功能衰退，血管弹性减弱，血压增高，心脏后负荷增加，如果伴有心肌梗死的话，冠状动脉供血不足会更严重，心脏泵血功能减退，这时候，心肌纤维会代偿性的增厚，久而久之就会出现心房增大，心房增大是心功能减弱的表现，具体程度视临床而定。

（一）心电图表现

1. P 波电压增高：II、III、aVF 导联出现高而尖的 P 波，振幅大于0.25mV（国外有的学者以0.20mV 作为诊断标准），称为“肺型 P 波”。在慢性肺气肿合并右房肥大时，QRS 电压降低，P 波电压也相应降低。因此，此种受检者 II、III、aVF 导联的 P 波电压多达不到0.20～0.25mV 的诊断标准，此时只要 P 波呈尖峰状，其电压达到同导联 R 波的1/2时即应考虑右房肥大的存在。I、aVL 导联 P 波低平或倒置。

在 V_1～V_2 导联，P 波振幅≥0.15mV（有的作者认为≥0.20mV 为诊断标准），有作者分析，发现 PV_2 振幅 >0.15mV 时，其诊断敏感性超过 PII>0.25mV。V_1 导联有时可出现先正后负的双向 P 波，其起始正向波高而尖。V_4～V_6 导联 P 波可呈双峰型，第一波峰大于第二波峰。

某些先天性心脏病如法洛四联症、房间隔缺损等均可发生右房肥大，称为“先天性 P 波”。其心电图特点是尖峰状 P 波出现于 I 导联，I 导联的 P 波高于 II、III 导联。胸前导联 P 波的改变与典型“肺型 P 波”一样，尖峰状 P 波出现于 V_1、V_2 导联。

2．心房复极波异常改变：右房肥大时由于心房除极向量增大，心房复极向量（Ta 波）也随之增大，其方向与 P 波相反，表现为 PR 段轻度下移。

3．P 波时间：在各个导联上，P 波时间一般均不超过0.10s。因为右房开始除极较早，即使除极时间延长，也不会延长至左房除极结束之后。

（二）诊断标准

1．PII、III、AVF ≥0.25mV，PV_1、V_2 ≥0.15mV。

2．P 电轴右偏，+75°～+90°。

3．P 波时间不延长。

4．V_1 导联 R/S>1（无右束支阻滞）。如果增加 V_1 导联 R/S>1这一指标，可明显增加上述诊断指标的特异性。

（三）鉴别诊断

1．心房梗死：心房梗死时可出现 P 波高大增宽、变形，但心房梗死均并发于心室梗死，故心电图出现心肌梗死图形，另外，心房梗死可出现 PR 段抬高或水平型下移，此种图形罕见右房肥大。

2．低钾血症：低钾血症可出现 P 波增高变尖，但同时出现 U 波增高、TU 融合，T 波低平、倒置，ST 段下移等。

3．一过性“肺型 P 波”：急性右室梗死、肺栓塞由于右房压力增高，可出现一过性“肺型 P 波”。此外，心动过速、交感神经兴奋、深吸气及屏气动作等使胸腔内压力增加等也可引起 P 波电压一时性升高。结合临床表现，上述情况不难识别。

4．间歇性右房内阻滞：有时“肺型 P 波”可在同一份心电图内间歇出现，多见于心率增快时。这显然不能用右房肥大或右房负荷增加解释。最可能的机制是由于间歇性右房内阻滞所致，属于3相房内阻滞的范畴。

5．假性“肺型 P 波”：有时左房肥大在 II、III、aVF 导联 P 波高而尖，酷似“肺型 P 波”。仔细观察可发现 P 波起始向量（第一波峰）并无增大，而是终末向量（第二波峰）增大，另外，V_1 导联终末负向波十分明显，$PtfV_1$ 绝对值 >0.04mms。此类受检者多半患有高血压病，心电图还可出现左室肥大。

（四）临床意义

右房肥大的心电图改变必须结合临床考虑。如果受检者有先天性心脏病（如房间隔缺损、法洛四联症、肺动脉狭窄）或慢性阻塞性肺气肿、肺心病等，“肺型 P 波”的出现往往提示右房肥大和 / 或右房负荷增加，经有效的治疗后，P 波电压可能降低，甚至恢复正常。如果受检者突然发作胸痛、呼吸困难、心电图出现“肺型 P 波”，提示肺栓塞、右室梗死等，需要对合心电图其他改变和临床资料进行判断。如果受检者无引起右房肥大的病因，也无任何症状，不能因为 P 波电压增高而轻易下右房肥大的诊断，应根据具体情况采用其他检查技术，除外或确定右房肥大的存在。最后，应注意的是某些甲状腺功能亢进受检者可出现典型的“肺型 P 波”，应注意鉴别。

二、左心房肥大

由于左心房内压力增高或容积负荷过重而引起左心房肥厚、扩张及房内传导障碍，因而使除极时间延长，向量增大。通常左心房除极迟于右心房，因此，左心房肥大会延长心房除极化的总时间，表现为异常增宽的 P 波。因此种 P 波改变最早见于二尖瓣病变，故又称“二尖瓣型 P 波”。

（一）心电图表现

左心房肥大（LAE）的心电图特征表现为是出现时限≥0.11s（至少3个小格）的宽大 P 波。P 波呈常有明显切迹，切迹两峰距离≥0.04s。

有些受检者，尤其是冠心病受检者，可以出现宽大 P 波，但经检查无左心房肥大。这种异常 P 波可能表示心房大小正常而存在传导延缓。因此，在描述这些异常宽大的 P 波时，用左心房异常比在心房肥大更为合适。

（二）临床意义

临床上，左心房异常（LAA）主要发生于以下几种情况：

1. 瓣膜性心脏病，主要是主动脉瓣狭窄、主动脉瓣反流，二尖瓣反流和二尖瓣狭窄。
2. 高血压性心脏病，引起左心室肥大最终导致左心房异常（LAA）。
3. 心肌病（扩张性、肥厚性和限制性）。
4. 冠心病。

三、双房增大

（一）心电图表现

如果 P 波在Ⅱ、Ⅲ、aVF 导联的电压增高，振幅≥0.25mV，同时 P 波时间超过正常，≥0.11s；PV_1 为双向波，其前部向上高而尖，后部向下宽而钝，则可诊断为双房增大。

（二）临床意义

双心房肥大的受检者（双心房肥大或异常）可出现混合的图形（例如高而宽的 P 波），这种表现最可能出现在严重的心肌病或瓣膜病、左向右分流先心病合并肺动脉高压。

第九节　心室肥大

一、左心室肥大

（一）心电图表现

正常左心室的位置位于心脏的左后方，且左心室壁明显厚于右心室，故正常时心室除极综合向量表现左心室占优势的特征。左心室肥大时，可使左室优势的情况显得更为突出，心电图上可出现如下改变：

1．QRS 波群电压增高：胸导联 Rv_5 或 Rv_6>2.5mv；Rv_5+Sv_1>4.0mv（男性）或 >3.5mv（女性）。肢体导联中，R_1>1.5mv；RaVL>1.2mv；RaVF>2.0mv；RI+SIII>2.5mv。

近年，有学者建立 Cornell 电压标准：RaVL+SV_3>2.8mv（男）或2.0mv（女）。据报道该标准可以提高检测左室肥大的敏感性，并改善心电图诊断的准确率。

2. 可出现额面心电轴左偏。

3. QRS 波群时间延长到0.10～0.11s，但一般 <0.12s。

4. 在 R 波为主的导联，其 ST 段呈下斜型压低达0、05mV 以上，T 波低平、双向或倒置。在以 S 波为主的导联（如 V_1 导联）则反而可见直立的 T 波。当 QRS 波群电压增高同时伴有 ST-T 改变者，称左室肥大伴劳损。

在符合一项或几项 QRS 电压增高标准的基础上，结合其他阳性指标之一，一般可以诊断左室肥大。符合条件越多，诊断可靠性越大。如仅有 QRS 电压增高，而无其他人任何阳性指标者，诊断左室肥大应慎重。

（二）临床意义

左心室肥大本身并非一种疾病，但往往是心脏病的先兆。左心室肥大可以是一种心肌对有氧运动和力量训练的自然反应，也会是对心血管疾病和高血压的病理反应，不过更可以由增加心脏后负荷或心肌的疾病引起。心脏肥大的原因有很多，包括高血压性左心室肥大、郁血性心衰竭、前部心机梗死、运动员的心脏、二尖瓣逆流、主动脉狭窄、增生性阻塞性心肌病、肺动脉高压、心肺病、扩张性心肌病变、心内膜炎、心包膜积水、左心室动脉瘤、二尖瓣狭窄等。

二、右心室肥大

（一）心电图诊断

1.QRS 波群的形态和电压改变

（1）肢体导联：导联Ⅰ的 S 波加深，导联 aVR 的 r 波增高，导联Ⅰ以负向波为主（S>R），aVR 以正向波为主（R>Q），aVR 的 R 往往超过0.5mV。

（2）胸导联：V_1 的 R 波增高，V_5 的 S 波增深，RV_1 + SV_5 往往超过1.2mV。V_1 导联的 R 波增高、S 波变浅，使其 R / S 比值大于1。

2. 心电轴右偏：心电轴右偏 > +110）。

3.V_1 的“室壁激动时间”（VAT）延长，V_1 的“室壁激动时间”可超过0.03s。

4. ST 段与 T 波的改变：可出现 V_1 的 ST 段降低，T 波双向或倒置，而 V_5 的 T 波则为直立。

（二）临床意义

见于先天性心血管疾病（肺动脉瓣狭窄、法洛四联症、房间隔缺损等）、原发性肺动脉高压、慢性肺心病等。

三、双侧心室肥大

双侧心室肥大（biventricularhypertrophy）的心电图表现可出现下列情况：

（1）大致正常心电图：由于双侧心室电压同时增高，增加的除极向量方向相反互相抵消。

（2）单侧心室肥大心电图：只表现出一侧心室肥厚，而另一侧心室肥厚的图形被掩盖。

（3）双侧心室肥大心电图：既表现右室肥大的心电图特征（如 V_1，导联 R 波为主，电轴右偏等），又存在左室肥大的某些征象（如 V_5 导联 R/S>1，R 波振幅增高等）。

第十节　心肌缺血

一、心肌缺血

心肌缺血（myocardial ischemia）是指心脏的血液灌注减少，导致心脏的供氧减少，心肌能量代谢不正常，不能支持心脏正常工作的一种病理状态。心脏活动所需要的能量几乎完全靠有氧代谢提供，所以即便在安静的时候，心肌的血氧摄取率也很高（约为70%），正常情况下，机体可通过自身调节，促使血液供需相对恒定，保证心脏正常工作。当某种原因导致心肌血液供需失衡，就构成了真正意义上的心肌缺血。而冠心病是引起心肌缺血最主要、最常见的病因。随着人民生活水平的提高，目前心肌缺血在我国的患病率呈逐年上升的趋势，已成为中老年人的常见病和多发病，一些20～30岁的年轻人也出现心肌缺血的表现。

二、急性心肌缺血

急性心肌缺血时的心电图改变包括一过性 ST 段偏移、一过性 T 波改变、一过性 QT 间期改变、J 波和 J 波电交替、Wellen’s 综合征、一过性 U 波改变及一过性心律失常。

（一）一过性 ST 段偏移及一过性 T 波改变

ST 段偏移是损伤电流引起。在心室肌细胞动作电位静息期和平台期（分别对应于心电图 TQ 段和 ST 段），缺血区与非缺血区之间存在电压梯度，形成损伤电流。

1.ST 段偏移的正常范围

（1）年龄≥40岁男性，J 点处 ST 段抬高正常值在 V_2、V_3 <0.2mv，其余导联<0.1mv。

（2）年龄<40岁男性，J 点处 ST 段抬高正常值在 V_2、V_3 <0.25mv。

（3）女性 J 点处 ST 段抬高正常值在 V_2、V_3 <0.15mv，其余导联<0.1mv。

（4）V_3R、V_4R 导联 J 点处 ST 段抬高正常值<0.05mv，年龄低于30岁男性<0.1mv。

（5）V_7-V_9 导联 ST 段抬高正常值<0.05mv。

（6）V_2、V_3 导联 J 点处 ST 段压低<0.05mv，其余导联<0.1mv。

2. 急性心肌缺血的 ST-T 诊断标准

连续两个导联新发的从 J 点开始的 ST 段抬高或 ST-T 改变：

（1）ST 段抬高：STV_2～V_3：男性≥40岁≥2mm，<40岁≥2.5mm；女性各年龄段≥1.5mm。其他导联≥1mm。

急性期 ST 段的抬高呈多态性，常为斜型向上或弓背向上型，可与直立 T 波的升肢融合成单项曲线、墓碑样改变。

（2）ST-T 改变：STV_2～V_3：ST 段压低≥0.5mm，其他导联≥1mm，T 波在 R 波为主或 R/S>1的导联倒置≥1mm。

（3）ST 段下移：ST 段下移多提示相对稳定的心内膜下心肌急性缺血。当斑块不稳定而致管腔狭窄在短时间内加重，或在狭窄的基础上出现痉挛，此时由于冠脉分支间没有侧支循环形成，急性冠脉供血不足多引起透壁性心肌缺血，ST 段弓背向上型抬高，幅度常达 0.10mV 以上，部分受检者伴有 QRS 波增宽和 T 波高尖。缺血消失或缓解后 ST 段可回到正常状态或缺血发作前状态。部分受检者可出现异常 Q 波，持续数小时后消失，提示严重缺血引起心肌抑顿。急性心肌缺血持续时间过长者可发展为急性心梗。

ST 段下移幅度≥0.1mv。部分受检者因慢性供血不足已有 ST 段下移，当急性供血不足时，ST 段可在原有基础上进一步下移达0.1mv 以上。

（4）T 波改变：可见 T 波形态高尖、低平、双向或倒置；很少单独出现，常常与 ST 段改变伴随。

（二）一过性 QT 间期改变

多数受检者发作急性心肌缺血时出现 QT 间期延长，少数受检者会出现 QT 间期缩短。动物实验表明，结扎冠脉后最早出现的心电图改变为 QT 间期延长，提示急性冠脉综合征发生时，QTc 的延长是超急性期的另一个心电图改变。

（三）J 波和 J 波电交替

J 波是指 J 点的抬高≥0.2mV、时程≥20ms 的圆顶状或驼峰状波，又称 Osborn 波；在心电图上位于 QRS 波终末与 ST 段起始之间。我国心电学者郭继鸿教授发现了在急性冠脉综合征超级性期的J波图形，并提出“缺血性J波”的概念。缺血性J波指冠状动脉因闭塞、痉挛、冠脉介入手术等情况下发生严重的急性心肌缺血事件，心电图上可有J波的出现或原来的J波振幅增高或时限延长。这种J波称为缺血性J波。J波出现的导联与急性缺血发生的部位密切相关。缺血性J波不仅是心肌缺血超急性期心电图的改变，它还是猝死的高危预警指标。

关于J波电交替，目前国内外研究及报道很少。有些学者研究发现，有些急性心肌缺血的受检者在超急性期心电图中不仅有J波的出现，还存在J波的电交替现象。受检者在缺血症状出现后1-1.5小时均出现恶性室性心律失常。体表心电图上出现J波电交替现象较单纯J波出现时更容易出现2相折返引发恶性室性心律失常，引起急性心肌缺血受检者发生急性的心源性猝死。

（四）Wellen's 综合征

Wellen's综合征是在1982提出的，是急性冠脉综合征的一种特殊类型，表现为T波孤立性改变。受检者可能有典型胸痛发作，时间较长；心电图可见右胸导联冠状T，不伴ST段改变，无病理性Q波等；冠脉造影提示大多为前降支近、中段严重狭窄或痉挛。Wellen's综合征需行急诊PCI，以避免急性心肌梗死的发生。

（五）一过性U波改变

大的冠状动脉严重狭窄可出现运动诱发的U波改变，包括U波倒置和U波增大。孤立性U波倒置是活动平板运动试验可疑阳性的诊断标准之一。

（六）一过性心律失常

约半数病例于心绞痛发作时出现心律失常。以早搏最为多见，也可出现一过性阵发性心动过速、房室阻滞、束支阻滞、左前分支阻滞、房颤等。

急性心肌缺血时，心电图各波均会都到影响而发生变化。因此，应全方位关注其变化。除了关注ST-T纵向的变化外，还应关注其横向的变化（QT间期的变化）；除了关注QRS波成分变化外，还应关注其宽度的变化（类BBB图形的出现）。

二、慢性心肌缺血

慢性心肌缺血临床症状不明显，多见于中老年人，心电图表现为T波双相、低平、倒置；ST呈现水平状下移。

第十一节　心肌梗死

急性心肌梗死是冠状动脉急性、持续性缺血缺氧所引起的心肌坏死。临床上多有剧烈而持久的胸骨后疼痛，休息及硝酸酯类药物不能完全缓解，伴有血清心肌酶活性增高及进行性心电图变化，可并发心律失常、休克或心力衰竭，常可危及生命。绝大多数心肌梗死是在冠状动脉粥样硬化的基础上发生完全性或不完全性闭塞所致。心肌梗死发生后，大多数受检者心电图可出现特征性改变，尤其是系列心电图的动态观察，可呈现特异性的心电图演变规律。尽管近年来多项新的诊断技术问世，对心肌梗死诊断有了更多的方法，但是，心电图检查以其方便、迅速、准确等特点，在心肌梗死的诊断中仍占有最重要的地位。以心电图为依据，可以判断心肌梗死的发生、部位、程度及时期，推测有病变的冠状动脉分支，为临床观察病情和判断预后提供重要依据。

一、心肌梗死心电图改变及其动态演变

急性心肌梗死发生后，心电图的变化随着心肌缺血、损伤、坏死的发展和恢复而呈现一定演变规律。根据心电图图形的演变过程和发病时间可将心肌梗死分为超急性期、急性期、亚急性期及陈旧期。

（一）T 波的演变急性心肌梗死时心电图中出现的 T 波改变是心肌缺血的标志，故名为缺血型 T 波。缺血型 T 波改变是冠状动脉急性闭塞后最早出现的心电图改变。

在心肌梗死发生的最开始，首先出现短暂的心内膜下心肌缺血，使面向缺血区的导联产生异常高耸的 T 波。随着病程发展 T 波后半部开始倒置，即 T 波由直立转呈正负双向。一般至心梗急性期快结束时转呈倒置。在亚急性期 T 波倒置增深且多呈典型的冠状 T 波，之后 T 波的倒置程度逐渐变浅，至陈旧期的恒定不变，部分受检者的 T 波可转为直立。

（二）ST 段的演变随着缺血时间延长、缺血程度进一步加重，则造成心肌损伤。急性心肌梗死时心电图中出现的 ST 段抬高即是心肌损伤的标志，故名为损伤型 ST 段抬高。

心肌损伤使面向损伤区的导联多出现 ST 段弓背向上显著抬高，且常呈单向曲线改变。此是心梗早期心电图最突出，也是最具诊断意义的心电图表现。随病程的发展，ST 段逐渐下降。当抬高的 ST 段回落至等电位线时，一般代表心梗进入亚急性期阶段。

（三）Q 波的演变更进一步的缺血则导致心肌细胞发生变性、坏死，使面向坏死区的导联出现异常 Q 波。所以说心肌梗死心电图中出现的异常 Q 波是心肌坏死的标志，故名为坏死型 Q 波。

心肌坏死所致的 Q 波改变略晚于 T 波及 ST 段，在心梗的超急性期或急性期的最初阶段常常还未能表现。但多数在随后的心电图中很快可见到坏死型 Q 波在相应导联从无到有，从小到大地表现出来。在之后的亚急性期及陈旧期，坏死型 Q 波相对稳定，持续存在。且大多数终身保留；少数受检者因梗死范围较小，梗死瘢痕的挛缩或因周围心肌代偿性肥大，使 Q 波变小；亦有极少数病例坏死型 Q 波完全消失。

一般来说，Q 波的宽度和深度反映心肌梗死的范围。Q 波越大，心肌坏死层越深；Q 波越小，心肌坏死层越浅。但在梗死面积较小、梗死局限于基底部或心尖部，或因处于心梗早期等情况时，心电图上常出现一些疑似或不典型的 Q 波。近年来国外学者结合病理资料，提出了“等位性 Q 波”这一概念，其意义与病理性 Q 波类同，可作为诊断心肌梗死的指标。

等位性 Q 波常见的表现类型有：① Q 波：胸前导联 Q 波达不到异常 Q 波的诊断标准，但宽于或深于下一个胸前导联的 Q 波，如 qv3>qv4；②进展型 Q 波：同一受检者在相同体位条件下，原先存在的 Q 波出现进行性的增宽和加深，或在原先无 Q 波的导联上出现新的 Q 波；③存在 Q 波区：Q 波区是指在面向梗死区导联（胸导联）的周围（上下或左右）均

可记录到 Q 波；④ QRS 波群起始部有切迹或顿挫：在 QRS 波群初始0.04s 内，V_4～V_6 导联 R 波出现切迹或顿挫，其与小面积梗死有关；⑤ R 波丢失：指因心肌梗死引起相关导联的 R 波振幅减低。可表现在 V_1～V_4 导联上 R 波递增不良，或在2个连续胸导联上 R 波振幅相差≥50%，或在同一导联的 R 波在不同次的心电图记录中呈进行性降低。

典型的心肌梗死心电图演变规律是在不进行治疗干预情况下的心电图表现。但近年来急性心肌梗死的溶栓治疗和冠状动脉介入治疗使闭塞的冠状动脉及时再通，不仅可缩小心肌梗死面积，缩短整个病程，也明显影响了上述心电图完整的或逐渐演变的过程。

二、心电图对心肌梗死的定位诊断

心电图对心肌梗死部位的诊断一般是以坏死型 Q 波出现的导联为依据：

1. 下壁心肌梗死：坏死型 Q 波出现在Ⅱ、Ⅲ、aVF 导联；

2. 前间壁心肌梗死：坏死型 Q 波出现在 V_1、V_2（V_3）导联；

3. 前壁心肌梗死：坏死型 Q 波出现在（V_2）V_3、V_4 导联；

4. 广泛前壁心肌梗死：坏死型 Q 波出现在 V_1～V_5（V_6、Ⅰ、aVL）导联；

5. 前侧壁心肌梗死：坏死型 Q 波出现在 V_4～V_6（V_7）导联；6. 高侧壁心肌梗死：坏死型 Q 波出现在Ⅰ、aVL 导联；

7. 后壁心肌梗死：坏死型 Q 波出现在 V_7～V_9 导联；

8. 右室心肌梗死：坏死型 Q 波出现在（V_1）V_3R～V_6R 导联。

以上不同部位的心梗中，前间壁和下壁心肌梗死最常见。在急性心肌梗死发病早期，坏死型 Q 波有时尚未出现，梗死部位可根据 ST 段及 T 波的改变出现于导联的部位判断。

三、心肌梗死的分类

急性心肌梗死发生后，心电图上可相继出现缺血型 T 波、损伤型 ST 段抬高和坏死型 Q 波3种图形改变。但有些心肌梗死心电图上不出现坏死型 Q 波，或不出现 ST 段抬高。因此，按有无 ST 段抬高将心肌梗死分为：ST 段抬高型心肌梗死和非 ST 段抬高型心肌梗死；按有无坏死型 Q 波将心肌梗死分为：Q 波型心肌梗死和非 Q 波型心肌梗死。

（一）ST 段抬高型和非 ST 段抬高型心肌梗死：ST 段抬高型心肌梗死可以不出现 Q 波，而非 ST 段抬高型心肌梗死有的可出现 Q 波。心电图出现的 Q 波是心肌坏死的标志。临床对 ST 段抬高型和非 ST 段抬高型梗死两者的干预对策是不同的。以 ST 段改变代替传统的 Q 波分类突出了早期干预的重要性。即在 Q 波出现之前及时进行（溶栓、介入治疗等）干预，可挽救濒临坏死的心肌或减小梗死面积。

（二）Q 波型和非 Q 波型心肌梗死　非 Q 波型心肌梗死过去称为“非透壁性”心肌梗死或心内膜下心肌梗死。部分受检者发生急性心肌梗死后，心电图只表现出 ST 段抬高，或 ST 段下移、T 波倒置，而不出现异常 Q 波，需根据临床表现及其他检查来明确心肌梗死诊断。近年研究发现：非 Q 波型梗死既可是透壁性的，亦可是非透壁性的。而心内膜下或非透壁性梗死若面积较大，且处于心室除极初始的0.04s 阶段，亦可形成 Q 波。

一般来说，胸痛受检者心电图在某一区域出现 ST 段抬高并伴有心肌坏死标记物升高，表明对应的冠脉已经闭塞而导致心肌全层损伤，可诊断为 ST 段抬高型心肌梗死。多数进展为较大面积的 Q 波型心梗。胸痛如不伴有 ST 段抬高，常提示相应的冠脉尚未完全闭塞，心肌损伤尚未波及心肌全层，心电图多表现为 ST 段下移或 T 波倒置。如果同时有心肌坏死标记物或心肌酶升高，说明有心肌坏死，只是范围较小（未波及心肌全层），临床上称之为非 ST 段抬高型心肌梗死。但此类心梗若处置不当，也可进展为 ST 段抬高型心肌梗死。

四、根据心电图表现判断冠状动脉病变位置，根据心电图改变对心肌梗死做定位诊断

（一）左前降支闭塞与前壁心梗左前降支走行于前室间沟，分出对角支等分支。左前降支闭塞时，心电图上可表现出前间壁、前壁或广泛前壁心肌梗死。当对角支闭塞时多导致前侧壁心梗。

（二）左回旋支闭塞与后壁心梗：左回旋支主要供血于左室侧壁和后壁，10% 病例可由形成的后降支供血至下壁。故后降支闭塞可致高侧壁、后侧壁或下壁心肌梗死。

（三）右冠状动脉闭塞与下壁心梗：右冠脉主要形成右室支和后降支，供血于右室和下壁。当右冠状动脉闭塞时，可导致下壁、右室、后壁，或同时发生心肌梗死。故在常规12导联心电图记录中出现有急性下壁心肌梗死改变时，应增加记录右胸及后壁导联，以发现有无同时合并右室及后壁的心肌梗死。

有资料报道，急性前壁心肌梗死推测左前降支闭塞有很高的特异性（95%）。下壁梗死同时合并右室梗死常是右冠状动脉近端闭塞所致。少数右室前壁梗死可以是左前降支闭塞的结果。如单纯后壁或侧壁梗死则高度提示左回旋支闭塞。

五、心肌梗死并发症

（一）心律失常急性心肌梗死并发心律失常的发生率高达80%～100%。并发恶性心律失常是引起猝死的主要原因之一。急性心肌梗死可以并发多种心律失常，常见的是室性心律失常、房室传导阻滞和室内阻滞。

1. 室性心律失常：①室早：最常见，发生率高达70%～100%；②室速：可由室性早搏诱发，以非阵发性室性心动过速较多见；③室颤：最为严重，是急性心肌梗死常见死亡原因之一。

2. 房室传导阻滞：急性心肌梗死可合并各种缓慢型心律失常，如窦性心动过缓、窦性停搏，但以房室传导阻滞为多见。

下壁心肌梗死合并房室传导阻滞：阻滞部位多在房室结，心电图常表现为一度、二度Ⅰ型或三度房室传导阻滞。该房室传导阻滞多为暂时性的，常在2周内恢复，不需要植入永久性心脏起搏器。

前壁心肌梗死合并房室传导阻滞：阻滞部位较低，多位于希氏束或束支水平，心电图常表现为二度Ⅱ型或三度房室传导阻滞。其二度Ⅱ型房室传导阻滞常常是不可逆的，易发展为高度或完全性房室传导阻滞，应尽早安装临时或永久性心脏起搏器治疗。

3. 室内阻滞：急性心肌梗死可以并发束支阻滞，也可在原已存在束支阻滞的基础上发生心肌梗死。

合并右束支阻滞：右束支阻滞与急性心肌梗死基本上互不影响各自心电图特征的表现。这是因为心肌梗死主要影响 QRS 波群前0.04s 的起始向量，而右束支阻滞主要影响 QRS 波群的终末向量。下壁心肌梗死合并右束支阻滞时，Ⅱ、Ⅲ、aVF 导联 QRS 波群呈 QR 型，R 波宽钝；前间壁、前壁、广泛前壁心肌梗死合并右束支阻滞时，V_1、V_2 甚至 V_3 导联 QRS 波群呈 qR 或 QR 型；后壁心肌梗死合并右束支阻滞时，V_1、V_2 导联的 QRS 波呈 RR' 型。

合并左束支阻滞：左束支阻滞和心肌梗死都影响 QRS 波群的起始向量。因此，当两者合并存在时，心电图仅表现出其中之一的图形特征，而另一种心电图改变常常被掩盖。在完全性左束支阻滞合并心肌梗死时，可以部分或完全掩盖心肌梗死的心电图表现。反过来，心肌梗死也能使左束支阻滞图形变得不典型。

（二）室壁瘤心肌梗死区域的心室壁可呈瘤样向外膨出，收缩期的膨出可能更加明显，称为室壁瘤。室壁瘤多发生于左室前壁心尖部。其心电图表现为在出现坏死 Q 波的 V_1～V_3 导联 ST 段抬高≥0.2mV 或 V_4～V_6 导联 ST 段抬高≥0.10mV，持续时间超过2个月者即可诊断室壁瘤。ST 段抬高的程度与诊断室壁瘤的准确性呈正比关系，ST 段抬高越明显，诊断室壁瘤的准确性也越高。室壁瘤引起心电图 ST 段抬高的发生机制目前尚不清楚。

第十二节　心律失常

心律失常（arrhythmia）是由于窦房结激动异常或激动产生于窦房结以外，激动的传导缓慢、阻滞或经异常通道传导，即心脏活动的起源和（或）传导障碍导致心脏搏动的频率和（或）节律异常。心律失常是心血管疾病中重要的一组疾病。其预后与心律失常的病因、诱因、演变趋势、是否导致严重血流动力障碍有关，可突然发作而致猝死，亦可持续累及心脏而致其衰竭。

临床上按心律失常发作时心率的快慢分为快速性和缓慢性心律失常两大类，前者见于过早搏动、心动过速、心房颤动和心室颤动等；后者以窦性缓慢性心律失常和各种传导阻滞为常见。

一、发生机制

（一）冲动形成的异常

窦房结、结间束、冠状窦口附近，房室结的远端和希室束 - 普肯耶系统等处的心肌细胞具有自律性。自主神经系统兴奋性改变或其内在病变，均可导致不适当的冲动发放。此外，原来无自律性的心肌细胞，如心房、心室细胞，亦可在病理状态下出现异常自律性，诸如心肌缺血、药物、电解质紊乱、儿茶酚胺增多等均可导致异常自律性的形成。

（二）冲动传导异常

折返是所有快速心律失常中最常见的发生机制。

心律失常的分类：

1. 冲动形成异常

（1）窦性心律失常：窦性心动过速、窦性心动过缓、窦性心律不齐、窦性停博。

（2）异位心律

①被动异位心律：A. 逸博（房性，房室交界性，室性）；B. 阵发性心动过速（房性，房室交界性，室性）

②主动异位心律：A. 期前收缩（房性，房室交界性，室性）；B. 阵发性心动过速（房性，房室交界性，房室折返性，室性）；C. 心房扑动，心房颤动；D. 心室扑动，心室颤动

2. 冲动传导异常

（1）生理性干扰及房室分离；

（2）病理性　A. 窦房传导阻滞，B. 房内传导阻滞，C. 房室传导阻滞，D. 束支或分支阻滞（左，右束支及左束支分支传导阻滞）或室内阻滞。

（3）房室间传导途径异常　预激综合症。

二、窦性心律和窦性心律失常

（一）窦性心律的心电图特征

一般心电图机描记不出窦房结激动电位，所以都是以窦性激动发出后引起的心房激动波 P 波特点来推测窦房结的活动。窦性心律的心电图特点为：

P 波规律出现，且 P 波形态表明激动来自窦房结（即 P 波在 Ⅰ、Ⅱ、aVF、V_4～V_6 直立，在 aVR 倒置）。正常窦性心律的频率一般为60～100次 /min。

（二）窦性心律失常

窦性心律失常分为窦性心动过速、窦性心动过缓、窦性心律不齐、窦性停搏及病态窦房结综合征。

1. 窦性心动过速

正常成人窦性心律的频率 >100次 /min，称为窦性心动过速。窦性心动过速时，P-R 间期、QRS 及 Q-T 时限都相应缩短，有时可伴有继发性 ST 段轻度压低和 T 波振幅偏低。

常见于运动、精神紧张、发热、甲状腺功能亢进、贫血、失血、心肌炎和拟肾上腺素类药物作用等情况。

2. 窦性心动过缓

窦性心律的频率 <60次 /min 时，称为窦性心动过缓。老年人和运动员心律相对较缓。颅内压增高、甲状腺功能低下或使用 β- 受体阻滞剂等可引起窦性心动过缓。窦性心动过缓低于40次 /min，比较少见。

3. 窦性心律不齐

同一导联上 P-P 间期差异 >0.12s。窦性心律不齐常与窦性心动过缓同时存在。如心律不齐与呼吸周期有关，称呼吸性窦性心律不齐，多见于青少年，一般无临床意义。还可见窦性心律不齐与呼吸无关，如与心室收缩排血有关的（室相性）窦性心律不齐以及窦房结内游走性心律不齐等。

4. 窦性停搏

窦性停搏亦称窦性静止。在规律的窦性心律中，由于迷走神经张力增大或窦房结障碍，在一段时间内窦房结停止发放激动，心电图上见规则的 P-P 间距中突然出现 P 波脱落，形成较长的 P-P 间距，且长 P-P 间距与正常 P-P 间距不成倍数关系。窦性停搏后常出现逸搏或逸搏心律。

5. 病态窦房结综合征

病态窦房结综合征心电图表现：①持续的窦性心动过缓，心率 <50次 /min，用阿托品等药物不易纠正；②窦性停搏或窦房阻滞；③在显著的窦性心动过缓基础上，常出现室上性快速心律失常（房速、房扑、房颤等），又称为慢 - 快综合征；④如病变同时累及房室交界区，则发生窦性停搏时，可长时间不出现交界性逸搏，或伴有房室传导障碍，此即称为双结病变。

病态窦房结综合征主要是起搏传导系统退行性病变以及冠心病、心肌炎（尤其是病毒性心肌炎）、心肌病等疾患，累及窦房结及其周围组织而产生一系列缓慢窦性心律失常，并引起头昏、黑蒙、晕厥等临床表现。

三、房性期前收缩

（一）房性期前收缩

正常成人进行24小时心电检测，约60% 的人有房性期前收缩发生。各种器质性心脏病受检者均可发生房性期前收缩，并经常是快速性房性心律失常出现的先兆。

（二）典型房性期前收缩心电图特点

1. 房性期前收缩的 P 波提前发生，与窦性 P 波形态各异。如发生在舒张早期，适逢房室结尚未脱离前次搏动的不应期，可产生传导中断（称为阻滞或未下传的房性期前收缩）或缓慢传导（下传的 PR 间期延长）现象。

2. 发生很早的房性其前收缩的 P 波可重叠于前面的 T 波之上，且不能下传心室，故无 QRS 波发生，易误认为窦性停搏或窦房传导阻滞。

3. 应仔细检查 T 波形态是否异常加以识别。房屋性期前收缩使窦房结提前发生除极，因而包括其前收缩在内前后两个窦性 P 波的间期，短于窦性 PP 间期的两倍，称为不完全性代偿间歇。

4. 若房性期前收缩发生较晚，或窦房结周围组织的不应期长，窦房结的节律未被扰乱，期前收缩前后 PP 间期恰为窦性者的两倍，称为完全性代偿间歇。

5. 房性期前收缩发生不完全性代偿间歇居多。房性期前收缩下传的 QRS 波群形态通常正常，有时亦可出现宽阔畸形的 QRS 波群，称为室内差异性传导。

四、房室交界性早搏

房室交界性早搏又称房室交界区过早搏动，简称交界性早搏或交界区早搏等。是指在窦性激动尚未发出之前，房室交界提前发生的一次激动。主要表现为心悸、心慌，有间歇。如期前收缩次数过多时受检者自觉心跳很乱，可出现胸闷、心前区不适、头昏、乏力等。

对于无器质性心脏病且单纯房室交界性早搏者，去除诱发因素外一般不需治疗。症状十分明显者可考虑使用抗心律失常药。一般房室交界性期前收缩预后较好，不需要治疗。

（一）发病机制

1. 房室交界区自律性增高：房室交接区有起搏细胞，具有自律性。有舒张期自动除极的性能，发挥次级节律点作用。在病理情况下，如患心肌缺血、心肌损伤、低血钾等，可使阈电位下移，舒张期除极速率加快，复极不一致，引起膜电位增高，使房室交界区自律性超过窦性节律而产生房室交界性早搏。

2. 折返机制：房室交界区各纤维束的排列、传导性及不应期不完全相同，故可产生功能性纵向分离、传导阻滞及不一致的传导速度等，是产生折返激动的生理基础。

3. 触发活动：有一些交界性期前收缩可能系触发活动所致。例如洋地黄中毒所致的交界性期前收缩等。

（二）心电图表现

1. 提前出现的 QRS 波：其形态与窦性搏动相同。

2.QRS 波前后可有逆行 P′ 波，或无逆行 P′ 波。若 P′ 波在 QRS 波前，则 P-R 间期 <0.12s；若 P- 在 QRS 波后，则 R-P- 间期 <0.20s。

3. 代偿间歇一般为完全性代偿间歇，也可为不完全性代偿间歇。

4.P Ⅱ、P Ⅲ、PaVF 倒置，PV_5、PV_6 倒置，PaVR、PaVL、PV_1 直立。

五、室性期前收缩

室性期前收缩是由希氏束分支以下异位起搏点提前产生的心室激动，中老年人多见，有的可无明显临床症状，有的可导致严重后果。

室性期前收缩可见于器质性心脏病受检者，也可见于无器质性心脏病的正常人。发现室性期前收缩一般应做24小时动态心电图检查，并对室性期前收缩进行定量定性分析，做出评价及指导预后。

（一）心电图表现

1. QRS 波提早出现，其形态异常，时限大多 >0.12s，T 波与 QRS 波主波方向相反，ST 随 T 波移位，其前无 P 波。

2. 发生于希氏束支近端处的室性期前收缩，其 QRS 波可不增宽。室性期前收缩后，多有完全代谢间歇。

3. 基本心率较慢时，室性期前收缩可插入于两次窦性心搏之间，形成插入型室性期前收缩。

4. 偶见室性期前收缩逆传至心房的逆行 P’ 波，常出现于室性期前收缩的 ST 段上。

（二）24小时动态心电图（Holter）

24小时动态心电图对期前收缩进行定性、定量分析，对室性期前收缩应按 Lown 分级，评定良性（Lown 分级 < Ⅲ级）、恶性（Lown 分级 > Ⅲ级）。

六、阵发性室上性心动过速

阵发性室上性心动过速是指起源于心房或房室交界区的心动过速，大多数是由于折返激动所致，少数由自律性增加和触发活动引起。心电图连续3次以上室上性过早搏动称为阵发性室上性心动过速：包括房性和交界区性心动过速，有时二者心电图上难以鉴别，则统称为阵发性室上性心动过速。

（一）心电检查

1. 心电图示连续3个以上迅速出现 QRS 波，频率160～220次 /min。R-R 间距相等。
2. 动态心电图24小时心率变化，对受检者心律失常的定性和定量诊断均有重要意义。

（二）鉴别诊断

临床上需与窦性心动过速、心房扑动、非阵发性心动过速相鉴别。

（三）并发症

心动过速频率超过200次 /min，可引起心、脑器官供血不足，血压下降、晕厥、抽搐发作（阿 - 斯综合征），以及心绞痛、心力衰竭、甚至猝死。

七、阵发性室性心动过速

由心室异位激动引起的心动过速，起始和终止突然，频率150～250次 /min，规则，称为阵发性室性心动过速，也称为非持续性室性心动过速（NSVT）。

阵发性室性心动过速多见于严重器质性心脏病，特别是急性心肌梗死，并发室壁瘤或心力衰竭的陈旧性心肌梗死，此外见于心肌病、急性心肌炎、Q-T 间期延长综合征、电解质紊乱、低血钾、洋地黄、奎尼丁、锑剂、酚噻嗪类药物中毒、低温麻醉、心脏手术及心脏导管检查过程中，偶见于无器质性心脏病者。

（一）发生机制

心室内折返激动，心室内异位起搏点自律性增高，并行收缩和触发活动。

（二）心电图表现

1. 连续出现3次或3次以上室性异位搏动。
2. QRS 波群宽大畸形，时限 >0.12s，T 波与 QRS 波群主波方向相反。
3. 如能发现 P 波，则 P 波频率比 QRS 波群慢，且 P 波与 QRS 波群之间无固定关系。
4. 有时室上性激动可下传到心室，引起一次提早的正常 QRS 波群，称心室夺获。如心室夺获时室性异位激动又几乎同时激动心室，则产生室性融合波。心室夺获和室性融合波的出现是诊断室速的有力证据。
5. QRS 波形态与不发作时室早的形态一致。
6. 双向性室性心动过速表现为宽大畸形的 QRS 波群主波方向一上一下交替出现。

7. 并行心律性室性心动过速为室上性心律和室性心动过速并行存在，心室率在70～140次 /min，相邻两次发作的间歇期，是室性心动过速发作时最短 R-R 间期的整倍数，联律间期不相等。

（三）鉴别诊断

1. 阵发性室上性心动过速伴室内差异性传导：频率常快于室速，若频率 >250/min，多见于室上速或预激综合征伴心房颤动；室上速伴差传时 QRS 波宽度多<0.14s，而大多数室速则 >0.14s；QRS 波起始部分正常者提示室上速伴室内差异传导；室上速伴室内差异性传导时额面 QRS 电轴多为正常或右偏，而室速常为显著左偏；室速时 V_1～V_6 导联 QRS 主波全部向上或向下。

2. 其他宽 QRS 的室上速：包括阵发性室上速伴原有束支传导阻滞，心房扑动伴预激综合征的肯氏束2∶1或1∶1前向传导等，要结合平时心电图有无束支阻滞或预激图形，有助于做出正确诊断。也可通过食管导联寻找 P 波来协助诊断。

九、心房扑动

（一）概述

心房扑动可以认为是在房性心动过速与心房颤动之间的中间型。当心房异位起搏点频率达到250～350次 /min 且规则时，引起心房快而协调的收缩称为心房扑动。受检者可出现低血压、头晕、心悸、心绞痛，甚至心源性休克。

（二）心电图表现

1. P 波消失，代以形态，间距及振幅均绝对整齐呈锯齿状 F 波，频率250～350次 /min，常见的房扑多为2：1传导。

2. 以心电图特征可分为2型：Ⅰ型扑动波频率300次 /min 左右，Ⅱ，Ⅲ，aVF 导联 F 波为负向，Ⅱ型扑动波频率250次 /min，Ⅱ，Ⅲ，aVF 导联 F 波直立，起搏治疗可终止Ⅰ型，对Ⅱ型无效。

3. 心房扑动伴室内差异传导，束支传导阻滞或预激综合征时，应注意与室性心动过速鉴别。

十、心房纤维颤动

（一）概述

心房纤维颤动（简称房颤）是最常见的持续性心律失常。随着年龄增长，房颤的发生率不断增加，75岁以上人群可达10%。房颤时心房激动的频率达300～600次 /min，心室频率往往快而且不规则，有时候可达100～160次 /min，不仅比正常人心跳快得多，而且绝对不整齐，心房失去有效的收缩功能。房颤患病率还与冠心病、高血压病和心力衰竭等疾病有密切关系。

心房颤动指心脏上面的腔室即两个心房会以每分钟300次以上的速度悸动。心脏下面的腔室即两个心室收缩的速度，每分钟无法超过160次，不能跟心房保持同步收缩。心房颤动减低了心脏泵血的效力，因为心房快速收缩，使得泵出的血液太少。结果是心室中充满血液的时间变短了，而心房与心室的行动无法协调一致。

（二）心电图表现

1. P 波消失，代之以形态、振幅、间距绝对不规则的房颤波（f 波），频率约350～600次 /min。

2. 心室律绝对不规则。未接受药物治疗、房室传导正常者，心室率通常在100～160次 /min 之间。宽 QRS 波群伴极快速的心室率（大于200次 /min）提示存在房室旁道。儿茶酚胺类药物、运动、发热、甲亢等均可缩短房室结不应期，使心室率加速；相反，洋地黄延长房室不应期，减慢房室传导，减慢心室率；

3.QRS 波群通常形态正常，但振幅并不一致；伴室内差异性传导、束支传导阻滞或预激综合征时，QRS 波群增宽、畸形。

十一、心室扑动与颤动

（一）概述

心室扑动与心室颤动是严重的异位心律，心室丧失有效的整体收缩能力，而是被各部心肌快而不协调的颤动所代替。两者的血流动力学的影响均相当于心室停搏。心室扑动常为心室颤动的前奏，也常是临终前的一种致命性心律失常。

（二）心电图表现

1. 心室扑动：连续而规则、宽大、畸形的 QRS 波。QRS 波的时限长，在0.12s 以上，QRS 波呈向上向下的波幅似正弦曲线与 T 波无法分开，QRS 波之间无等电线。QRS 波频率多在180～250次 /min，有时可低达150次 /min 或高达300次 /min。P 波消失。

2. 心室颤动：QRS-T 波群完全消失，代之以形态不同、大小各异、间距极不匀齐的颤动波（f 波），频率为250～500次 /min，颤动波之间无等电线。心室颤动根据心电图特点分型：

（1）根据 f 波粗细分型：

①粗颤波：f 振幅 >0.5mV 者，多见于心室颤动早期，体外循环，心脏直视手术或开胸按压时，可见到心肌收缩功能相对较好，心肌张力大，蠕动相对粗大而有力，心脏颜色较鲜红，此型使用电击除颤的效果较好。

②细颤波：f 振幅 <0.5mV，又称无力型心室颤动，多见于临终前病例，f 波纤细而无力，心脏张力差，肤色暗紫，对电击除颤的反应较差。

（2）根据 f 波的频率分型：

① f 波频率在100～500次 /min 时：预后相对较好，电击除颤可能使部分病例复律成功。

② f 波频率 <100次 /min：很慢的颤动波，预后恶劣，多迅速转为心室停搏。

心室扑动与心室颤动时，心房独立地进行激动，但往往由于粗大而畸形的扑动或颤动波的存在，而不易将 P 波辨认出来。

十二、窦房传导阻滞

（一）概述

窦房传导阻滞简称窦房阻滞，系因窦房结周围组织病变，使窦房结发出的激动传出到达心房的时间延长或不能传出，导致心房心室停搏。窦房传导阻滞可暂时出现，也可持续存在或反复发作。窦房阻滞受检者常无症状，也可有轻度心悸、乏力感以及“漏跳”，心脏听诊可发现心律不齐、心动过缓、“漏跳”（长间歇）。

（二）心电图表现

窦房传导阻滞可根据心电图特点分为一度、二度、高度及三度窦房传导阻滞。

一度窦房阻滞表现为窦房传导时间的延长，在体表心电图上难以诊断；二度窦房传导阻滞可根据病史、症状和心电图表现来确诊；三度窦房阻滞表现为窦性P波消失，与窦性停搏鉴别困难。

（三）鉴别诊断

1. 二度Ⅰ型窦房传导阻滞与窦性心律不齐鉴别

由于变异型文氏型窦房传导阻滞的PP间期长短不一，有时难与窦性心律不齐相鉴别。根据以下心电图改变作鉴别：

（1）必须是用文氏周期所计算出的窦性激动周期：用该周期对心电图各导联出现的类似文氏周期的PP间期所画出的梯形图结果大致符合诊断者，方能诊断此型窦房传导阻滞。

（2）文氏周期周而复始。

（3）窦性心律不齐时PP间期与呼吸有关：呈逐渐缩短又逐渐延长的特点。而此型传导阻滞时PP间期变化有一定规律，呈逐渐缩短，最后出现一次接近2倍短PP间期的长间期。

2. 二度Ⅱ型窦房传导阻滞与3：2二度Ⅰ型窦房传导阻滞的鉴别

均可呈短的PP间期与长的PP间期交替出现，但二度Ⅰ型3：2窦房传导阻滞的长PP间期小于短的PP间期的2倍；而3：2的二度Ⅱ型窦房传导阻滞时长的PP间期是短的PP间期2倍整倍数。

3. 二度Ⅱ型窦房传导阻滞与窦性期前收缩二联律的鉴别

窦性期前收缩二联律时长PP间期不是短PP间期的2倍。而3：2的窦房阻滞二度Ⅱ型长间歇的PP间期恰为窦性PP间期的2倍。

4. 二度Ⅲ型窦房传导阻滞与窦性心律不齐的鉴别

不同点为二度Ⅲ型窦房传导阻滞的PP间期突然缩短、突然延长，与呼吸周期无关。而窦性心律不齐时PP间期为逐渐缩短，逐渐延长，与呼吸周期有关，吸气时短，呼气时长。

5. 高度窦房传导阻滞与窦性停搏鉴别：

窦性停搏一般无明显规律，长短PP间期不存在整倍数关系，并且在一份心电图中很少见停搏间期相等的窦性停搏。而在高度窦房传导阻滞时，不论阻滞的程度如何，长的PP间期总是短的PP间期的整倍数。其长度相等的长PP间期可反复出现。而窦性停搏时往往低位节律点也被抑制，一般情况下不易出现逸搏。但在高度窦房传导阻滞时，心脏停搏过久，常易出现房室交界性逸搏及逸搏心律或室性逸搏、室性逸搏心律。

6. 三度窦房传导阻滞与持久的窦性停搏的鉴别：

三度窦房传导阻滞有时有房性逸搏心律或逸搏；窦性停搏多无房性逸搏或逸搏心律，是由于抑制窦房结的自律性的病理因素，同时抑制了心房异位起搏点。但是有房性逸搏心律者也不一定就是窦房传导阻滞。窦房传导阻滞者也不一定出现房性逸搏心律，此时鉴别是很困难的。在动态心电图或心电监护中，如果在长时间不见 P 波之前曾出现过短暂的或较久的窦性停搏，则可诊断为窦性停搏；如曾出现过一、二度窦房传导阻滞，则可诊断为三度窦房传导阻滞。

7. 三度窦房传导阻滞与窦室传导的鉴别：

（1）窦房阻滞可有房性逸搏心律，窦性传导则无房性逸博心律。

（2）窦房阻滞多以房室交界性心律为基本心律，故 QRS 波群多为室上性，而后者多宽大畸形。

（3）窦性传导常伴有高钾血症所致的高尖 T 波，而前者则无 T 波改变。

（4）血钾增高时，或临床上有导致高血钾的疾病存在时，则常形成弥漫性完全性房内阻滞引起窦室传导，而对窦房结的影响较少。

十三、房室传导阻滞

（一）概述

心脏电激动传导过程中，发生在心房和心室之间的电激动传导异常，可导致心律失常，使心脏不能正常收缩和泵血，称为房室传导阻滞。房室传导阻滞可发生在房室结、希氏束以及束支等不同的部位。根据阻滞程度的不同，可分为一度、二度和三度房室传导阻滞。三种类型的房室传导阻滞其临床表现、预后和治疗不同。

（二）心电图表现

1. 一度房室传导阻滞：是指从心房到心室的电激动传导速度减慢，心电图表现为 PR 间期延长超过0.20s，但是每个心房激动都能传导至心室。

2. 二度房室传导阻滞：又分为 I 型（文氏或称莫氏 I 型）和 II 型（莫氏 II 型）。二度 I 型房室传导阻滞是最常见的二度房室传导阻滞类型，是指从心房到心室的传导时间逐渐延长，直到有一个心房的激动不能传递到心室。二度 II 型房室传导阻滞是指心房的激动突然阻滞不能下传至心室，心电图表现为 QRS 波群有间期性脱漏。

3. 三度房室传导阻滞：又称完全性房室传导阻滞，是指全部的心房激动都不能传导至心室，其特征为心房与心室的活动各自独立，互不相干，且心房率快于心室率。

十四、心室内传导阻滞

（一）概述

心室内传导阻滞指的是希氏束分支以下部位的传导阻滞，一般分为左、右束支传导阻滞及左前分支、左后分支传导阻滞。临床上除心音分裂外无其他特殊表现。诊断主要依靠心电图。

1. 右束支较细长分支较晚。右束支阻滞远较左束支阻滞常见，其最常见的病因为冠心病、也见于高血压病、风湿性心脏病、急性及慢性肺源性心脏病、心肌炎、心肌病、传导系统的退行性疾病，埃勃斯坦（Ebstein）畸形，以及 Fallot 四联症或室间隔缺损纠正手术后，许多右束支传导阻滞者无心脏病病史，这种孤立的右束支传导阻滞常见，其发生率随年龄而增加。

2. 左束支较粗分支也早，左束支阻滞常表示有弥漫性的心肌病变。最常见的病因为冠心病、高血压性心脏病或。也可见于风湿性心脏病、主动脉瓣钙化狭窄，原发性或继发性心肌病及梅毒性心脏病，极少见于健康人。

3. 左束支又分为左前分支及左后分支两支，左前分支较细，仅接受左前降支的血供，故易受损；而左后分支较粗，接受左冠前降支及右冠后降支的双重血液供应，不易发生传导阻滞，如出现多表示病变严重。主要病因为冠心病，亦可见于高血压病、心肌病、主动脉瓣狭窄等。

（二）心电图表现

1. 完全性右束支传导阻滞

① V1导联呈 rsR’ 型，r 波狭小，R' 波高宽；② V_5、V_6 导联呈 qRs 或 Rs 型，S 波宽；③ Ⅰ 导联有明显增宽的 S 波、avR 导联有宽 R 波。④ QRS ≥0.12s；⑤ T 波与 QRS 波群主方向相反。

2. 完全性左束支传导阻滞

① V_5、V_6 导联出现增宽的 R 波，其顶端平坦，模糊或带切迹（M 形 R 波），其前无 q 波；② V_1 导联多呈 rS 或 QS 型，S 波宽大；③ Ⅰ 导联 R 波宽大或有切迹；④ QRS ≥0.12s；⑤ T 波与 QRS 波群主波方向相反。

3. 左前分支阻滞

①电轴左偏－45° ～－90° ；② Ⅰ 、avL 导联为 qR 型，R 波在 avL 大于 Ⅰ 导联；③Ⅱ、Ⅲ、avF 导联为 rS 型，S 波在Ⅲ导联 > Ⅱ导联；④ QRS<0.11s，大多数正常。

4. 左后分支阻滞

①电轴右偏（达 +120° 或以上)；② Ⅰ，avL 导联为 rS 型，Ⅱ、Ⅲ、avL 导联为 qR 型；③ QRS<0.11S。

左后分支较粗，血供也丰富，不易出现传导阻滞，如发生表示病变严重，右束支如同时发生传导阻滞，很容易发展成完全性房室传导阻滞。

5. 双束支传导阻滞

双束支传导阻滞是指左、右束支主干部位传导发生障碍引起的室内传导阻滞。每一侧束支传导阻滞有一、二度之分。若两侧阻滞程度不一致，可出现间歇性，规则或不规则的左、右束支传导阻滞，同时伴有房室传导阻滞，下传心动的 P-R 间期、QRS 波群规律大致如下：①仅一侧束支传导延迟，出现该侧束支阻滞的图形，P-R 间期正常；②如两侧为程度一样的一度阻滞，则 QRS 波群正常，P-R 间期稍延长；③如两侧传导延迟（一度）而程度不一，QRS 波群呈慢的一侧束支传导阻滞图形，并有 P-R 间期延长，QRS 波群增宽的程度取决于二束支传导速度之差，PR 间期延长程度取决于下传的束支传导性；④两侧均有二度或一侧为一度，另一侧为二度，三度阻滞，将出现不等的房室传导和束支传导阻滞图形；⑤两侧都阻断，则 P 波之后无 QRS 波群。

左束支二分支或右束支与左束支一分支发生传导障碍时均称为双分支传导阻滞，常见的有：①右束支传导阻滞伴左前分支传导阻滞；心电图上同时具备右束支和左前分支传导阻滞的特征。②右束支传导阻滞伴左后分支传导阻滞。③左前分支传导阻滞合并左后分支传导阻滞引起的左束支传导阻滞。

右束支传导阻滞伴交替的左前分支和左后分支阻滞引起左束支的双分支传导阻滞（称三分支阻滞），这种形式常伴有莫氏Ⅱ型房室传导阻滞。

双侧或三支传导阻滞是严重心脏病变引起，包括急性心肌梗死、心肌炎及原因不明的束支纤维化，容易发展成完全性房室传导阻滞。

十六、预激综合症

（一）概述

预激是一种房室传导的异常现象，冲动经附加通道下传，提早兴奋心室的一部分或全部，引起部分心室肌提前激动，称为预激综合征（pre-excitation syndrome）或 WPW（Wolf-Parkinson-White）综合征，常合并室上性阵发性心动过速发作。预激是一种较少见的心律失常，诊断主要靠心电图。

WPW 是正常房室传导系统以外的先天性房室附加通道（简称旁路）存在所致。受检者大多无器质性心脏病。也见于某些先天性和后天性心脏病，如三尖瓣下移、梗阻型心肌病等。电生理研究证明，旁路的传导速度快，心房冲动部分经旁路快速下传，提前到达旁路的心室端，激动邻近心肌，从而造成心室提前激动和改变心室肌正常兴奋顺序，心电图表现 QRS 波群畸形，起始部分有预激波（δ 波）。心房冲动的其余部分可沿正常途径下传，与旁路引起的心室激动合并形成心室融合波。心室融合波的形态由正常与旁路的不应期长短决定。正常通路不应期长，或冲动大部沿旁路传导，则 QRS 畸形明显；旁路不应期长，则心室融合波接近正常。

预激综合征受检者房室间存在两条传导通路，容易发生折返和折返性心动过速。心动过速发作时大多经旁路逆传而沿正常通道下传，因而心动过速的 QRS 波群形态正常；偶见冲动经旁路下传而沿正常通道逆传、造成心动过速时 QRS 波群呈预激状。预激受检者也可有房颤或房扑发作，这种发作大多由冲动逆传、在心房易损期抵达心房所致。房扑和房颤时，冲动在交接处组织内的隐匿传导，促使冲动大部或全部经旁路传至心室。心室率极快、QRS 波群畸形的房扑或房颤，有时可发展为室颤。旁路的单向阻滞（大多为下传阻滞）可使心电图无预激表现，但有室上性心动过速反复发作；电生理研究可证实旁路参与心动过速的折返。旁路的Ⅱ度传导阻滞可导致心电图上预激表现间歇出现。已知的旁路有下列几种：①房室旁道（Kent 束）。大多位于左、右两侧房室沟或间隔旁，连接心房肌和心室肌。②房结旁道（James 通路）。为心房与房室结下部或房室束的通道，可能为后结间束部分纤维所形成。③结室、束室连接（Mahaim 纤维）。为连接房室结远端或房室束或束支近端与室间隔的通路。三者中以房室旁道最常见。

（二）心电图表现

1. 房室旁道：① PR 间期（实质上是 P-δ 间期）缩短至0.12s 以下，大多为0.10s；② QRS 时限延长达0.11s 以上；③ QRS 波群起始部粗钝，与其余部分形成顿挫，即所谓预激；④继发性 ST-T 波改变。

预激综合征分为 A、B 两型。A 型的预激波和 QRS 波群在 V_1 导联均向上，而 B 型 V_1 导联的预激波和 QRS 波群的主波则均向下；前者提示左室或右室后底部心肌预激，而后者提示右室前侧壁心肌预肌。

2. 房结、房希旁道：PR 间期少于0.12s，大多在0.10s；QRS 波群正常，无预激波。这种心电图表现又称为短 PR、正常 QRS 综合征或 LGL（Lown-Ganong-Levine）综合征。

3. 结室、束室连接：PR 间期正常，QRS 波群增宽，有预激波。

预激综合征室上性心动过速发作时，预激波大多消失，心电图表现为 QRS 波群形态正常的室上性心动过速。并发房扑或房颤时，QRS 保持预激特征的不少见，心电图表现为 QRS 波群畸形宽大的房扑或房颤；心室率大多超过200次 /min，甚至可达300次 /min。房扑时可呈1：1房室传导，并可能辨认房扑波。房颤时心室律不规则，长间歇之后可见到个别 QRS 波群形态正常（可能为旁路不应期延长，房室结内隐匿传导作用消失后，冲动全部或大部经房室结传导所致），并可能辨认房颤波。心室率极快时，还可伴有频率依赖性心室内传导改变。

预激综合征合并室上性心动过速：窦性心律预激表现，室上性心动过速发作，QRS 波群形态正常

预激综合征合并心房颤动：心房颤动发作，心室率167～300次 /min，平均210次 /min，显著不规则。窦性心律，伴典型预激表现。

第十三节　低钾血症

一、概述

血清钾（K^+）浓度在3.5～5.5mmol/L，平均4.2mmol/L。通常血清钾 <3.5mmol/L 时称低血钾。但是，血清钾降低，并不一定表示体内缺钾，只能表示细胞外液中钾的浓度降低，而全身缺钾时，血清钾不一定降低。故临床上应结合病史和临床表现分析判断。

1. 钾摄入减少

一般饮食含钾都比较丰富。故只要能正常进食，机体就不致缺钾。消化道梗阻、昏迷、手术后较长时间禁食的受检者，如果给这些受检者静脉内输入营养时没有同时补钾或补钾不够，就可导致缺钾和低钾血症。然而，如果摄入不足，则在一定时间内缺钾程度可以因为肾的保钾功能而不十分严重。

2. 钾排出过多

（1）经胃肠道失钾这是小儿失钾最重要的原因，常见于严重腹泻、呕吐等伴有大量消

化液丧失的受检者。剧烈呕吐时，胃液的丧失并非失钾的主要原因，大量的钾是经肾随尿丧失的，因为呕吐所引起的代谢性碱中毒可使肾排钾增多，呕吐引起的血容量减少也可通过继发性醛固酮增多而促进肾排钾。

（2）引起肾排钾增多的常见因素有：①利尿药的长期连续使用或用量过多；②某些肾脏疾病；③肾上腺皮质激素过多；④远曲小管中不易重吸收的阴离子增多；⑤镁缺失；⑥碱中毒。

（3）经皮肤失钾：汗液含钾只有9mmol/L。在一般情况下，出汗不致引起低钾血症。但在高温环境中进行重体力劳动时，大量出汗亦可导致钾的丧失。

3. 细胞外钾向细胞内转移

细胞外钾向细胞内转移时，可发生低钾血症，但机体的含钾总量并不因此减少。

（1）低钾性周期性麻痹发作时细胞外钾向细胞内转移，是一种家族性疾病。

（2）碱中毒细胞内 H^+ 移至细胞外以起代偿作用，同时细胞外 K^+ 进入细胞内。

（3）过量胰岛素：用大剂量胰岛素治疗糖尿病酮症酸中毒时，发生低钾血症。

（4）钡中毒引起，钡中毒的是一些溶于酸的钡盐如醋酸钡、碳酸钡、氯化钡、氢氧化钡、硝酸钡和硫化钡等。

4. 粗制生棉油中毒

近二三十年来，在我国某些棉产区出现一种低血钾麻痹症，在一些省内又被称为“软病”。

二、心电图表现

最早表现为 ST 段压低，T 波压低，增宽，倒置，出现 δ 波，Q-T 时间延长，补钾后心电图变化可以改善。

第十四节　高血钾症

一、概述

摄入过多，如输入含钾溶液太快、太多，输入贮存过久的血液或大量使用青霉素钾盐等，可引起血钾过高。肾排钾减少见于肾功能衰竭的少尿期和无尿期、肾上腺皮质机能减退等。细胞内钾外移见于输入不相合的血液或其他原因引起的严重溶血、缺氧、酸中毒以及外伤所致的挤压综合症等。细胞外液容量减少见于脱水、失血或休克所致的血液浓缩。血清钾离子 >5mEq/L 称为高钾血症，6～7mEq/L 为中度高钾血症，大于7mEq/L 为严重高钾血症。高血钾最常见的原因是肾衰，主要表现为乏力、心律失常等。

二、心电图表现

血钾 >6mmol/L 时，出现极地窄而高尖的 T 波；7～9mmol/L 时，PR 间期延长，P 波消失，QRS 波群变宽，R 波渐低，S 波渐深，ST 段与 T 波融合；>9～10mmol/L 时，出现正弦波，

QRS 波群延长，T 波高尖；进而引起室颤。

第十五节　心电图阅读和诊断

一、阅读的方法

1. 基本阅读，注意心电图是否为12导联心电图，如果记录导联不完整可影响心电图的最后诊断。了解标准电压、走低速度、有无干扰、心律、心电轴和钟向转位等改变。

2. 判断各导联连接是否正确，最常见的错误是将两上肢导联线连接颠倒，使6个肢体导联的心电图图形酷似右位心改变，导联心电图各波（包括 P 波）倒置，但胸前导联却无右位心的特征性改变。

3. 观察各导联 P 波形态、极向、时限和频率是否正常，重点阅读Ⅱ、Ⅱ、avR、avF、V_1 导联，正常时为窦性心律，否则为异位心律。

4. 测量 QRS 波时限、极向和振幅高度，这些测量值均在正常范围（0.06～0.10s），即心电图正常，否则为异常。注意测量 QRS 波时限应选择12导联中最宽的 QRS 波测量。

5. 测量 PR 间期长度，其短于0.12s 或长于0.20s 均为异常。

6. 观察并测量 ST 段 T 波，ST 段压低、抬高超过正常值均为异常。T 波低平、倒置也视为不正常。

二、诊断步骤与报告内容

心电图诊断与报告应科学、规范，阅读心电图时，应注意对 P、QRS、T、U、PR、ST、QT 进行综合分析和判断：

1. 基本心律：确定心电图的基本心律为窦性心律还是异位节律并确定心率。

2. 传导间期：测量 PR 间期、ST 段、QT 间期，标出具体数值。

3. 心电轴：测量 QRS 波电轴。

4. 描述 QRS 波时限、形态。

5. 描述 ST 段和 T 波。

阅读和分析心电图时，应仔细测量各波及各间期的时限，认真分析节律与波形改变的原因，做出诊断。

第十六章　肺功能检查

肺功能检查是呼吸系统疾病的基本检查项目，主要用于检测呼吸道的通气功能、肺的容积的大小，对于早期肺、气道病变的筛查，评估病变的严重程度及预后，评估药物或其治疗方法的疗效，鉴别呼吸困难的原因，诊断病变部位、评估肺功能对手术的耐受力或劳动强度耐受力及对危重受检者的监护等提供依据。

第一节　肺功能检查的意义

一、筛查肺、呼吸道早期病变和对通气/换气功能的影响，如慢性支气管炎、肺气肿、支气管哮喘、间质性肺病等。

二、鉴别呼吸困难的原因，判断气道阻塞的部位。

三、评估肺部疾病的病情严重程度。

四、评估外科手术（特别是胸部手术）耐受力及术后发生并发症的可能性。

五、长期吸烟的人应定期进行肺功能检查，以观察肺功能受损的情况。

六、危重受检者的监护。

七、有助于明确 COPD 的严重程度，并依据疾病严重程度制订相应的治疗方案。

第二节　肺容积功能

一、肺容积功能

（一）潮气容积（VT）

1. 概念：为一次平静呼吸进出肺内的气量。

2. 临床意义：影响潮气容积的主要是呼吸肌功能的状态。

3. 参考值：成人约500ml。

（二）补呼气容积（ERV）与补吸气容积（IRV）

1. 概念：补呼气容积为平静呼气末再用力呼气所能呼出的最大气量，补吸气容积为平静吸气后所能吸入的最大气量。

2. 临床意义：吸气肌与呼气肌功能减弱使补呼气容积与补吸气容积减小。

3. 参考值：补呼气容积：男性1603±492mL，女性1126±338mL。

补吸气容积：男性2160mL，女性1400mL。

三、深吸气量（IC）

1. 概念：为平静呼气末尽力吸气所能吸入的最大气量。

2. 临床意义：影响深吸气量的主要因素是吸气肌力。胸廓、肺活动度降低与肺组织弹性回缩力增高和气道阻塞等因素也可使深吸气量减少。

3. 参考值：男性2617±548mL，女性1970±381mL。

四、肺活量（VC）

1. 概念：肺活量是最大吸气后所能呼出的最大的气量。

2. 临床意义：肺活量降低主要见于各种限制性通气障碍的疾病，其次见于呼吸肌功能障碍，气道阻塞对肺活量也有轻度影响。

3. 参考值：4217±690mL，女性3105±452mL；实测值 / 预测值 <80% 为异常，60%～79% 为轻度降低，40%～59% 为中度降低，40% 为重度降低。

5. 功能残气量（FRC）与残气容积（RV）

1. 概念：功能残气量是指平静呼气后残留于肺内的气量，残气容积是指最大呼气后残留于肺内的气量。

2. 临床意义：增加，提示肺内充气过度，见于阻塞性肺气肿和气道部分阻塞；减少，见于弥漫性限制性肺疾病和急性呼吸窘迫综合征。

3. 参考值：FRC：男性3112±611mL，女性2348±479mL；RV：男性1625±397mL，女性1245±336mL

六、肺总量（TLC）

1. 概念：深吸气后肺内所含全部气量，它是肺活量与残气容积之和。

2. 临床意义：TLC 增加，主要见于阻塞性肺气肿；TLC 减少，见于限制性肺疾病。

3. 参考值：男性5766±782mL，女性4353±644mL。

第三节　肺通气功能

一、肺通气量

1. 概念：肺通气量包括每分钟静息通气量（VE）和最大通气量（MVV）。

2. 临床意义：MVV 降低见于气道阻塞和肺组织弹性减退、呼吸肌力降低和呼吸功能不全；还可见于胸廓、胸膜、弥漫性肺间质疾病和大面积肺实质疾病。

3. 参考值：男性104±2.71L/min；女性82.5±2.17L/min，低于预计的80%为异常。

二、用力肺活量（FVC）

1. 概念：是指深吸气至肺总量后以最大用力、最快速度所能呼出的全部气量。临床上常用的指标是一秒钟用力呼气容积（FEV1.0）以及一秒钟用力呼气容积与用力肺活量的比值（FEV1.0/FVC%）。

2. 临床意义：阻塞性通气障碍：FEV1.0/FVC%均降低；限制性通气障碍：FEV1.0/FVC%增加。

3. 参考值：FEV1.0：男性3197±117mL/s，女性2314±48mL/s；FEV1.0/FVC%：>80%。

三、最大呼气中段量（MMEF或MMF）

1. 概念：是由FVC曲线计算得到的用力呼出肺活量25%、75%的平均流量。

2. 临床意义：MMF降低反应小气道阻力增加。

3. 参考值：男性3452±1160mL/s，女性2836±946mL/s。

第十七章　骨密度检查

骨密度全称是骨骼矿物质密度，是骨骼强度的重要指标，以克 / 每立方厘米表示，是一个绝对值。在临床使用骨密度值时由于不同的骨密度检测仪的绝对值不同，通常使用 T 值判断骨密度是否正常。

T 值是一个相对值，正常参考值在－1和 +1之间。当 T 值低于－2.5时为不正常。骨密度是骨质量的标志，反映骨质疏松程度，为预测骨折危险性提供依据。由于近年来测量方法改进和先进软件的开发应用，骨密度检查可用于不同部位，测量精度明显提高。除可诊断骨质疏松症之外，还可用于临床药效观察和流行病学调查，在预测骨质疏松性骨折方面有显著的优越性。

第一节　骨密度测定方法

一、单光子吸收测定法（SPA）

利用骨组织对放射物质的吸收与骨矿含量成正比的原理，以放射性同位素为光源，测定人体四肢骨的骨矿含量。一般选用部位为桡骨和尺骨中远1/3交界处（前臂中下1/3）作为测量点。一般右手为主的人测量左前臂，左手为主的人测量右前臂。目前我国应用此方法较多，其优点是设备简单，价格低廉，适合于流行病学普查。该法不能测定髋骨及中轴骨（脊椎骨）的骨密度。

二、 双能 X 线吸收测定法（DEXA）

通过 X 射线管球经过一定的装置所获得两种能量即低能和高能光子峰。此种光子峰穿透身体后，扫描系统将所接受的信号传送至计算机进行数据处理，得出骨矿物质含量。该仪器可测量全身任何部位的骨量，精确度高，对人体危害较小，检测一个部位的放射剂量相等于一张胸片1/30，QCT 的1%。不存在放射源衰变的问题，目前已在我国各大中城市逐渐开展，具有方便、快捷的特点。

三、定量 CT（QCT）

目前计算机断层扫描（CT）已在临床放射学领域得到广泛应用。QCT 能精确地选择特定部位的骨测量骨矿密度，能分别评估皮质骨的海绵骨的骨矿密度。临床上骨质疏松引发的骨折常位于脊柱、股骨颈和桡骨远端等富含海绵骨的部位，运用 QCT 能观测这些部位的骨骼矿物质密度的变化，因受试者接受 X 线剂量较大，对人体有一定影响，目前仅用于研究工作中。

四、超声波测定法

超声波测定法具有无辐射和诊断骨折较敏感而引起人们的广泛关注，利用声波传导速度和振幅衰减能反映骨矿含量多少和骨结构及骨强度的情况，与 DEXA 相关性良好。该法操作简便、安全无害，价格便宜，所用的仪器为超声骨密度仪。

五、测试结果

骨密度测试结果包括平均值和标准值。平均值为实际测试结果。标准值为预先存储在计算机内经统计学处理的数值，它包括两部分：标准值 ± 标准差。标准值按性别和年龄的组合不同而代表不同的值，即按男女性别分为两大系列组，并同时按年龄分为：20岁以前每两岁一个年龄组，20岁以后每十岁一个年龄组，每个年龄组一个标准值。

以平均值和标准值求差，如果差为正值或零，则被测人骨密度良好。如果差为负值则被测人为骨密度降低，降低程度将由负差值与标准值中的标准差进行比较后决定：如果负差值的绝对值小于1个标准差为骨密度轻度降低，其绝对值大于1个标准差小于2个标准差为骨密度中度降低，其绝对值大于2个标准差的为骨密度重度降低。

第二节　骨密度测定的作用

据学者研究表明，中国北方汉族健康人的骨密度值，确定峰值骨密度年龄、大小及各年龄段的正常值。应用双能 X 线骨密度仪（DXA）测定腰椎 L2-L4及髋部骨密度。结果表明男性峰值骨密度年龄各部位均在20-24岁，L2-L4密度值为1.228（g/cm^3）；女性峰值年龄腰椎在30-34岁，值为1.197（g/cm^3）。髋部骨密度峰值年龄在25-29岁。

在国际骨质疏松基金会（IFO）2004年世界骨质疏松大会上，英国谢菲尔德大学 WHO 代谢性骨病研究中心 Johnell 等对12个临床研究进行总结分析后认为，无论男性还是女性，骨密度（BMD）均是十分重要的骨折危险因素。该研究纳入12个人群研究中的3万9千人观察，采用 Poisson 模型分别对每个研究人群中 BMD 对骨折发生危险的影响进行分析，采用加权系数对每个研究结果进行合并分析。结果显示，对于男性和女性，BMD 均是很好的骨折（尤其是髋部骨折）预测指标。

在65岁年龄组中，BMD 值每降低1个标准差（SD），男性髋部骨折的危险增加2.94倍（2.02-4.27），女性增加2.88倍（2.31-3.59）。但是，这种作用呈年龄依赖性，50岁的危险梯度显著高于80岁。各种类型的骨折和骨质疏松性骨折的危险梯度均低于髋部骨折，BMD 预测价值随着年龄的增加而增加。在65岁年龄组中，BMD 每降低1个 SD，男性骨质疏松性骨折的危险增加1.41倍（1.33-1.51）女性增加1.38倍（1.28-1.41）。对于髋部骨折，骨折与测量 BMD 间隔时间延长，BMD 的预测价值减小，但没有显著性。BMD 值越低，预测骨质疏松性骨折（和各种类型骨折）的作用越大，T 值降低4个 SD 时的危险比是2.10（1.63-2.71）T 值降低1个 SD 时危险比是1.73（1.59-1.89）。对于髋部骨折，BMD 的预测作用也相似。Johnell 等认为，由于所选的临床研究是国际性的，因此，该分析结果所得出的结论有很好的应用价值。该分析结果表明，BMD 可以用于易感病例的筛查，但是，在应用过程中，要考虑到年龄对 BMD 骨折预测价值的影响。

第三节　改善骨密度的方法

一、合理膳食和增加营养

1．钙剂：如钙吸收正常，每日提供1.00g～1.50g 钙剂。目前碳酸钙应用较多。对65岁以上老人每日0.75g—2.5g。对使用雌激素副作用多且有诱发子宫内膜癌的可能者，给予大剂量的钙，可起到与使用雌激素相同的作用，肾结石受检者不能摄入大量的钙。

2．维生素 D 及其活性产物：过去认为老年性骨质疏松受检者常伴有维生素 D 不足，因此主张多给维生素 D，实际上除了合并有骨软化（一般来讲，仅有儿童易患骨软化，如佝偻病）、肠钙吸收障碍及维生素 D 代谢产物生成减少者，一般无须补充大量维生素 D，确有上述三种情况者，可同时给予维生素 D。

3．降钙素：降钙素可减少骨质吸收，降低血循环中的钙，增加骨质中的钙含量，降钙素由于可降低血钙，所以在用降钙素时应补足钙量，起到治疗骨质疏松的作用。

4．磷酸盐类：磷酸盐类治疗骨质疏松近年来得到发展，磷酸盐可促进骨形成，抑制骨细胞的破坏，可以长期应用。

5．n-3多不饱和脂肪酸（α- 亚麻酸）：n-3脂肪酸影响人类的骨代谢，通过不同的作用机制对成骨细胞和破骨细胞起调节作用，强化 n-3脂肪酸有利于提高骨密度。

二、营养保健品

目前，市场上增加骨密度的保健食品的主要原料以化学原料和中药提取物为主，服用剂型主要为胶囊、片剂等。保健食品的新法规出台以后，将会提高保健食品的研发技术要求。根据申报的保健功能，在原料上面放宽界限，可以用一些新的原料，在剂型上面可以研制一些新的剂型，这样会更好地提高保健食品的作用效果。

第四节　对骨密度的影响因素

人体骨矿物质含量与骨骼强度和内环境稳定密切相关，因而是评价人体健康状况的重要指标。在生理状态下，人体骨骼中骨矿物质含量随年龄不同而异，在病理状态下，某些药物可导致骨矿物质含量改变。因此人体骨矿物质含量的定量测定已成为现代医学的重要课题。骨矿物质的常规检测主要是通过对人体骨矿物质含量测定，直接获得骨矿物质（主要是钙）的准确含量，它对判断和研究骨骼生理、病理和人的衰老程度以及诊断全身各种疾病均有重要作用。正常人骨矿物质含量与性别、年龄密切相关。同年龄组不同性别有差异，女性低于男性。同一性别随年龄增长发生相应的变化，35～40岁以后骨矿物质含量出现逐渐下降趋势，女性尤为显著。这些生理性变化数据也为疾病的诊断及不同原因所致的骨矿物质含量改变提供重要诊断依据。

一、年龄与性别是影响人骨矿含量

婴儿至青春期骨矿物质含量随年龄增长而增加，且无明显性别差异。青春期之后，骨矿物质含量的增加男性较女性显著，30～40岁达到最高峰值。以后骨矿物质含量随年龄的增长逐渐下降，女性下降幅度较男性大。有资料记载对50～65岁妇女桡骨远端进行测量，每年骨矿物质含量下降率为0.0118g/cm/year；一个老年人其桡骨远端的骨矿物质含量比骨峰值下降了39% 左右。

二、体重、身高和骨横径影响人骨矿含量

男性和绝经期前的妇女骨矿物质含量与身高呈正相关，绝经前和绝经后的妇女骨矿物质含量与体重呈正相关。由于骨横径的个体差异，使同龄人群的骨矿物质含量变化较大。若以骨矿物质含量 / 骨横径（BMC/BW.g/cm^2）对骨矿物质含量（BMC）进行修正，使同龄人正常曲线变异系数由12% 降为9%，用多元回归法处理，将身高、体重、骨横径考虑在内，则变异系数降至6%，老年人的变异系数由20% 降至10%，儿童降至8%。

三、运动和饮食对人体骨矿含量的影响

实际观测显示运动员桡骨及脊柱的骨矿物质含量明显高于对照组。摄入钙相同的情况下，从事体力劳动的人比不活动的人可保持较高的骨骼健康状态。骨专家的研究表明高钙饮食的妇女其平均桡骨矿物质含量高于低钙饮食的妇女，活动量大而低钙饮食的妇女可保持较好的骨骼指数。所以注意饮食调整，多吃含钙量多的食物，适度体力劳动或运动，可以减少骨量丢失和骨折的危险性。

对正常人不同年龄段骨矿物质含量检测，以了解人体骨骼发育、成长和衰老过程中的骨矿物质含量变化规律。如果年轻人骨矿物质含量尚未达到高峰值，应采取饮食、药物同时补钙，加强锻炼，使骨矿物质含量达到高峰值水平。老年人除药物饮食补钙外，适当活动和晒太阳，能使骨矿物质含量提高或不继续降低。单光子骨矿物质测定仪的检测技术为临床提供了一个简单而非创伤性骨骼测量，由于它具有较高的准确性及精确性，用于观察人一生中正常骨矿物质含量的变化及各种疾病对骨的影响和药物疗效，为临床研究骨代谢病提供了有利的测量手段。

第十八章　经颅彩色多普勒检查

第一节　概述

经颅多普勒（Transcranial Doppler TCD）是用超声多普勒效应来检测颅内脑底主要动脉的血流动力学及血流生理参数的一项无创性的脑血管疾病检查方法。国外于1982年由挪威学者 Aaslid 发明并首推，国内于1988年陆续引进。

一、TCD 主要以血流速度的高低来评定血流状况

由于大脑动脉在同等情况下脑血管的内径相对来说几乎固定不变，根据脑血流速度的降低或增高就可以推测局部脑血流量的相应改变。现已广泛应用于各种血管性疾病的检查，用来检查精神疾病受检者脑血流改变的研究文献较多。国内外大量学者用 TCD 检查抑郁症受检者均发现存在脑部血流动力学异常，抑郁症受检者的脑动脉血流速度多明显减慢，而且也发现存在偏侧脑半球化现象，对比检查抑郁症及神经症受检者，发现抑郁症受检者较正常人右侧大脑前、中、后动脉的最大血流速（VP）均增高，但左侧的相应动脉血管血流速相对偏低，另外也有许多学者观察到，抑郁症受检者左侧脑动脉的血流速度减慢更为明显。此认知功能障碍可能由于脑神经元机能活动减低所致。大脑血流量和脑代谢及脑功能常有密切关系，从而间接影响认知功能。

二、TCD 检查时主要通过视觉的波形和听觉的超声信号反馈波来判断是否有异常

TCD 检查虽然能较敏感地反映脑血管的功能状态，但它不能保证超声的入射角度，需要熟练的超声诊断医生详细了解大脑解剖标志及血管路径，其主要缺陷是操作者不能看到颅内血管的走行及血管与超声束之间的角度，降低了血流速度重复测量的准确性。

第二节　TCD 检查的特点

1918年发现超声波；201世纪50年代涉足医学领域，1965年宫崎测定颈部血管的血流速

度；1966年拉什莫尔建立脉冲多普勒仪，可定位；1982年挪威人 Aaslid 发明脉冲低频超声 + 适当颅窗，建立了经颅多普勒（TCD），如今已发展到第四代，可进行微栓子监测。

一、经颅多普勒（TCD）优点

由于 TCD 能无创伤地穿透颅骨，其操作简便、重复性好，可以对受检者进行连续、长期的动态观察，更重要的是它可以提供 MRI、DSA、SPECT 等影像技术所测不到的重要血流动力学资料。因此，它在评价脑血管疾患以及鉴别诊断方面有着重要的意义。

二、经颅多普勒（TCD）缺点

经颅多普勒超声的应用还存在着一定的问题，如受操作者技术的影响，如今尚缺乏对正常和异常频谱形态统一判定标准和命名，尚未建立各参数统一的正常值，而且经颅多普勒超声的失败率为2.7%～5%。其原因为老年人（尤其是妇女）颅骨增厚、动脉迂曲、动脉移位等。但随着经验的逐步积累以及技术的发展和完善，经颅多普勒超声的应用会占有更重要的地位。

三、经颅多普勒（TCD）功能

由于颅骨较厚，阻碍了超声波的穿透，过去的多普勒超声只能探测颅外动脉的血流动力学变化。经颅多普勒超声仪（TCD），能穿透颅骨较薄处及自然孔道，获取颅底主要动脉的多普勒回声信号。它可探测到的血管有：

ICA：颈内动脉颅内段

CS：颈内动脉虹吸部

MCA：大脑中动脉

ACA：大脑前动脉

PCA：大脑后动脉

ACOA：前交通动脉

PCOA：后交通动脉

OA：眼动脉

VA：椎动脉

BA：基底动脉

PICA：小脑后下动脉

TCD 技术克服了传统的脑血流图的不准确性和脑血管造影的有创伤性，同时为 CT、MRI 等现代影像技术提供了脑血管血流动力学参教，成为影像诊断的重要佐证，可为脑血管病的诊断、监测、治疗提供参考信息，并对能引起脑血流动力学变化的因素进行分析。

第十九章　红外线乳透检查

第一节　概述

红外线乳透即红外线乳透检查，指通过红外线乳透诊疗仪直观地显示乳腺血管的走行、分布及管径改变。

红外线乳透的优点：利用红外光透光特性对乳腺疾病进行检查，具诊断精确、操作方便、使用安全、抗干扰性能强等优点。主要适用于各种乳腺疾病早期筛查。

第二节　红外线乳透的特点

乳腺疾病是外科的常见病，近年来，乳腺疾病的发病率逐年上升，在美国乳腺癌发病率占100人/10万人。

回顾乳腺疾病的诊断历史，手触式可为其初端，这种方法阳性率低，20世界70年代出现的X照相检查方法除同样存在阳性率低的问题外，副作用大是其致命缺陷。液晶式和热像仪是利用人体热量原理诊断乳腺疾病，因而受室温的影响，且不宜保存，效果也不能令人满意。80年代初推出的冷光源透照仪，由于不能显示和记录图像等缺点，而不便于早期乳腺疾病的诊断，80年代末90年代初出现的红外乳腺检查仪，有对人体无副作用、无创伤、诊断率高的特点。

红外乳腺检查仪是依据人体软组织对红外光辐射有选择性吸收的特性，用红外光源探头对乳腺组织进行透视扫描，经摄影取像，将经过主机处理的组织图像清晰地显示在屏幕上。根据血红蛋白对红外光有明显的选择性吸收的特点，乳腺癌受检者的患侧乳房，尤其是肿块附近，血运丰富，血管增多、增粗，红外乳腺检查仪正是利用这一特点，产生较好的图像，对鉴别乳腺良恶性病变颇有价值。尤其是对乳腺癌的三大特性，即肿块灰影、血管改变及血管与肿块的关系进行综合分析，更具有特殊意义。

第三节　红外线乳透检查方法

一、适应证

乳腺远红外检查主要用于早期和鉴别乳腺炎、乳腺增生、乳腺纤维瘤、乳腺癌等，一般没有禁忌人群。

二、检查方法

使用仪器：乳腺远红外检查仪。

乳腺远红外检查操作方法：需要受检者将上衣脱下，露出乳房，检查大夫用远红外检查仪的探头沿着两侧乳房移动，看X线下的乳房是否有病变。

注意事项：因为乳房检查需要露出双乳，所以去做检查时上身要穿容易脱掉的衣服，方便检查。

乳房检查注意事项：女性可以根据自己的年龄和具体情况或遵医嘱来选择，检查十分必要，但是也不要过于频繁，以免伤害身体健康。

第二十章　心理测评

心理测评（Psychological Evaluation Software），是依据一定的心理学理论，使用一定的操作程序，对人的能力、人格及心理健康等心理特性和行为做出一种数量化的判断。

心理测评是一种比较先进的测试方法，它是指通过一系列手段，将人的某些心理特征数量化，来衡量个体心理因素水平和个体心理差异的一种科学测量方法。按测评的内容、对象特点、表现形式、目的、时间、要求等分为若干种类。它包含能力测试、人格测试和兴趣测试等。

第一节　心理测评的作用

广义的心理测评不仅包括以心理测验为工具的测量，也包括用观察法、访谈法、问卷法、实验法、心理物理法等方法进行的测量。心理测评是通过科学、客观、标准的测量手段对人的特定素质进行测量、分析、评价。

这里的所谓素质，是指那些完成特定工作或活动所需要或与之相关的感知、技能、能力、气质、性格、兴趣、动机等个人特征，它是以一定的质量和速度完成工作或活动的必要基础。

一、心理测评可以从个体的智力、能力倾向、创造力、人格、心理健康等方面对个体进行全面的描述，说明个体的心理特性和行为。同时可以对同一个人的不同心理特征间的差异进行比较，从而确定其相对优势和不足，发现行为变化的原因，为决策提供依据。

二、心理测评可以评价个体在学习或能力上的差异，人格的特点以及相对长处和弱点，评价儿童已达到的发展阶段等。

三、心理测评的结果可以为客观、全面、科学、定量化地选拔人才提供依据。因为它可以预测个体从事某种活动的适宜性，进而提高人才选拔的效率与准确性。心理测评可以了解个体的能力、人格和心理健康等心理特征，从而为因材施教或人尽其才提供依据。如学校可以依据学生的能力水平分班分组，部队可以依据每个人的特长分配兵种，企业可以将职员置于与其能力、人格相匹配的部门等。

四、心理测评可以确定个体间的差异，并由此来预测不同个体在将来活动中可能出现的差别，或推测个体在某个领域未来成功的可能性。

五、心理测评可以帮助心理测评者了解自己的心理健康状况，通过心理评测提醒人们注重心理健康的意识，知道自己怎样来预防和治疗心理疾病；指导人们如何在生活当中来调节自己的心态，从而提高生活质量。

第二节 心理测评方法

心理测评量表指的是能够使事物的特征数量化的数字的连续体。制订量表的单位和参照点不同，编制出的量表就不同；不同的量表具有不同的测量水平，其测量的精度也不同。心理测评量表是指用专门设计的测量表进行量化测验心理的一种测评方法。

目前用于心理测量的各种心理测验和心理量表有数百个。但是临床上和心理咨询工作中常用的只有一二十种。国内外常用心理测验量表和测验工具100多种，将其中在心理咨询工作中经常用到的一些测验和量表编制成计算机语言或测量表，这就是我们常用的心理测量量表。

一、心理测评比率量表

1. 定义：比率量表是具有类别、等级、等距特征，也具有绝对零点的量表。

2. 特征：比率量表是最高水平的测量量表，它的数据既可以进行加减运算也可以进行乘除运算。

3. 统计方法：适合对比率量表进行统计的方法，除等距量表的统计方法外，还有几何平均数和变异系数。

二、心理测评顺序量表

1. 定义：顺序量表是指按照事物的大小、等级、程度而排列数字的量表，它不仅能够代表事物类别，而且能够表明不同类别的大小、等级或事物具有某种特征的程度。

2. 特征：顺序量表是次低水平的测量量表，它既不表示事物特征的真正的数量，也不表示绝对的数值，因此不能进行代数运算。

3. 统计方法：适合对顺序量表进行统计的方法有中位数、百分位数、等级相关系数和肯德尔和谐系数等。

三、心理测评命名量表

1. 定义：命名量表指的是用数字代表事物或用数字对事物进行分类的量表。这时的数字只是事物的符号，没有任何数量的意义。

2. 特征：命名量表是最低水平的测量量表，它还可细分为两种形式：一是名称量表，即用数字指代个别事物。二是类别量表，即用数字指代事物的种类。

3. 统计方法：适合对命名量表进行统计的方法，百分比、次数、众数和 x^2检验。

四、心理测评等距量表

1. 定义：等距量表指不仅能够指代事物的类别、等级，而且具有相等的单位的量表。

2. 特征：等距量表是较高水平的测量量表。等距量表的数字是一个真正的数量，它的各个部分的单位是相等的，因此可以对其进行加减运算。等距量表没有绝对的零点，它的零点是人们假定的相对零点。因此，等距量表中的两个数量不能进行乘除运算，即数据之间不存在倍数关系。

3. 统计方法：适合对等距量表的统计方法有平均数、标准差、积差相关系数以及 t 检验和 f 检验。

第三节　常用的心理测评量表

心理测评量表又叫心理测量，是指依据一定的心理学理论，使用一定的操作程序，给人的能力、人格及心理健康等心理特性和行为确定出一种数量化的价值。现阶段心理测量以心理量表测评为主要测评手段。心理测评是通过科学、客观、标准的测量手段对人的特定素质进行测量、分析、评价。

根据测量的不同水平以及测量中使用的不同单位和参照点，人们把测量量表分为4种：命名量表、顺序量表、等距量表、比率量表。

一、心理测量的量表与顺序量表

从本质上讲，心理与教育测量的量表大都属于顺序量表。

（一）从使用的参照点来说，教育测量和心理测量领域的参照点均为相对参照点。

（二）基本条件

1. 样本：样本是指从整体中抽取出来作为测量对象的一组样品。

2. 行为样本：行为样本指一组被抽取出来的、作为直接的测量对象的行为。比如，我们要知道学生的数学运算能力的高低，就可能选择若干有代表性的数学问题，要求学生解答这些问题。学生在解答这些问题时的行为就是我们要测量的直接对象，当我们根据这一组行为来推断其整体的数学运算能力时，这一组行为就是数学运算能力的行为样本，而引起学生行为的那些数学运算问题就是测验。

3. 标准化

（1）测验的标准化：测验的标准化就是指测验的编制、实施、记分以及测量分数的解释的程序的一致性。

（2）测验标准化需要具备的条件

a. 测验内容的标准化：测验内容的标准化是向所有接受测量的个人实施相同的或等值的测验内容，它是标准化的首要前提。

b. 施测条件的标准化：施测条件的标准化是指所有接受测量的个人必须在相同的施测条件下接受测验，包括相同的测验情境、相同的指导语和相同的测验时限。

c. 评分规则的标准化：评分规则的标准化指所制订的评分规则要足以使不同的评分人的评分结果保持最大程度的一致，它要求评分结果具有客观性。

4. 测验常模的标准化

（1）常模：常模是一组有代表性的被试群体的平均测验分数。它表示的是普通人的一般状况。常模不同于标准。

（2）标准指的是理想上达到的程度，而常模指的是被试群体实际达到的程度。以常模为参照编制的测验叫常模参照测验，以标准为参照编制的测验为目标参照或标准参照测验。

5. 难度与应答率

（1）难度：项目的难度是通过计算被试答对某一项目的人数比例来确定的。它是在编制教育成就测验和各种形式的能力测验时是一个很重要的指标。

（2）应答率：应答率是通过客观地统计计算被试对某一项目的回答数来确定的。它针对的是，如态度测验、兴趣测验、性格测验等不存在难度问题的测验。

从所使用的单位来说，教育与心理测量的单位远没有其他测量的单位成熟和完善。一是因为教育与心理测量所使用的单位的意义不太明确。二是因为在教育与心理测量中的单位常常不等值。

6. 信度和效度：

（1）信度：信度指的是一个测验的可靠性，即用同一测验多次测量同一团体所得结果之间的一致性程度。它是衡量测验科学性的最基本的指标。

（2）效度：效度指的是一个测验的有效性，即一个测验在多大程度上能够测到它所要测量的心理特质。效度是衡量测验科学性的最重要的指标。

二、常用的心理量表

（一）EPQ 人格测试（成人）：卡特尔16项个性因素测试（16PF）、气质测试、性向测试、明尼苏达（MMPI）多相人格测试、心境投射测验。

（二）韦氏智力测验（儿童）：画人智力测验、瑞文智力测验；韦氏智力测验（成人）；幼儿智力测验。

（三）比内 - 西蒙智力测验

（四）心理健康

1. 90项症状清单（SCL–90）

2. 抑郁状态量表

3. 康奈尔医学指数（CMI）

4. 焦虑自评量表

5. 简明精神病量表

6. 社会功能缺陷评定量表

（五）心理状态

1. 成人人际关系量表

2. 成人心理压力量表
3. 社会适应能力量表
4. 心理适应性量表
5. 社会支持问卷
6. 心理年龄量表
7. 生活事件量表
8. 防御方式问卷

（六）情商（EQ）测试

（七）学生心理

1. 提高学习能力因素诊断测验
2. 小学生心理健康综合测量量表
3. 学习障碍的鉴别
4. 中学生心理健康综合测量
5. 中学生学习态度与态度测验

（八）人力资源

1. 职业能力倾向测试
2. 社会适应能力诊断量表
3. 心理发展状态测验
4. 行动潜力测验
5. 个人风格测评问卷
6. 员工健康状况测评
7. 员工素质测评
8. 工作环境测评量表
9. 职业满意度量表
10. 人力资源管理能力测评
11. 成功商数测试
12. 霍兰德职业兴趣量表

（九）婚恋测试量表

1. 婚姻质量测试
2. 婚姻心理
3. 艾森克性心理健康测验
4. 恋爱方式测验
5. 夫妻生活健康测验
6. 婚姻安全界线检测问卷

（十）儿童心理

1.Achenbach 儿童行为量表 （CBCL）
2.RUTTER 儿童行为问卷
3. 父母养育方式评价量表
4. 亲子关系与父母角色测量量表

5. 亲子关系诊断测验
6. 托马斯婴儿气质问卷
7. 儿童韦氏智力测验
8. 问题行为早期发现测验
9. 幼儿智力测验量表

康纳尔父母量表（CONNERS）、命名量表是最低水平的测量量表，它还可细分为两种形式：一是名称量表，即用数字指代个别事物。二是类别量表，即用数字指代事物的种类。

三、统计方法

适合对命名量表进行统计分析方法有，百分比、次数、众数和 x2检验。

第二十一章　医学模式与三级预防

第一节　医学模式

医学模式（medical model）是指医学整体的思维方法，即解释和处理医学问题的方式，它受到不同历史时期的科学、技术、哲学和生产方式等方面的影响。不同历史时期有不同的医学模式，例如古代的神灵主义医学模式、自然哲学医学模式、近代的机械论医学模式、现代的生物医学模式及生物一心理一社会医学模式（bio-psycho-social medical model）。

一、医学模式

（一）生物医学模式

它是用生物学的方法研究和解释医学，致力于寻找每一种疾病特定生理病理变化，企图发展相应的生物学治疗方法。这一模式对现代医学发展影响最大。是长期以来引导医学科学界占统治地位的思维方式，也是大多数专科医生用以观察、处理问题的基本方法。这一模式的缺陷在于：它只承认人的生物属性，而否认其社会属性；只重视机体生理活动，而忽视心理活动在疾病中的作用。因此，它无法解释慢性受检者的心身疾患和生活质量降低等问题。随着疾病谱的转变和病因复杂化、多样化，生物医学模式更显示了局限性和片面性。

（二）生物一心理一社会医学模式

1. 它为医学发展指出了更明确的方向，对生物医学的研究提出了更高的要求，因而需对研究领域进行调整，需从生物、心理、社会因素出发，对健康和疾病作综合研究，并研究社会因素对生物、心理因素的作用特点、方式和规律及其他健康影响。

2. 它深刻地揭示了医学的本质和发展规律，从单纯的生物因素扩大到人的社会、心理因素，涉及了人类疾病与健康有关的各种因素，从医学整体出发，这必将导致思维方式的变革，提示医生的诊疗模式需作调整，对疾病要从生物、心理、社会的三维空间考虑并做出立体诊断。

3. 它提示了医疗保健事业改革的必然性。由于疾病谱、死因谱和人口年龄谱的改变，使社区居民的卫生保健需求产生了相应的改变；要求从多方面、多层次积极贯彻预防为主的方针，改革卫生服务，包括扩大服务范围、增加服务内容及全面的服务层面等。客观上反映了人们对高质量医疗卫生服务的需求。

二、健康观念

健康观念即人们对健康的看法：有消极的健康观念和积极的健康观念两种。

消极的健康观：消极的健康观认为“无病就是健康”，此定义的缺陷是仅从外表现观察；它忽视了生理、病理和心理方面更复杂的过程，属于生物医学模式。

积极的健康观：WHO 宪章中，对健康定义为：“是整个身体、精神和社会生活的完好状态，而不仅仅是没有疾病或不虚弱。”它认为健康是一种状态”（state），人的健康状况往往波动于健康与疾病之间的过程中。他的积极意义是更全面地考虑到人们的生物、心理与社会因素对健康和疾病的作用，反映了生物一心理一社会医学模式，符合现代整体医学模式，这一健康观也包括了综合性保健观念的三级预防。

1986年第一届国际健康促进大会确定了新公共健康的概念（即渥太华宪章），其主要精神为：

1. 制定健康的公共政策；
2. 创造支持性环境；
3. 强化社区行动；
4. 发展个人技能；
5. 调整卫生服务方向。

这一宪章更具体地反映了人们对身心健康的综合需求及人们对健康的全面理解和追求。

三、影响健康的因素

（一）环境因素：包括自然环境（物理、化学、生物因素）；社会环境（社会经济、职业、教育、文化等因素）。

（二）行为生活方式：包括消费类型，各种有害健康的行为等。

（三）医疗卫生服务：包括医疗、预防、康复等机构及社区卫生服务等医疗卫生设施的分配及利用，医疗卫生制度等。

（四）生物遗传因素：造成先天缺陷或伤残。

上述四个因素受到国家经济水平和卫生事业发展的影响，同时还取决于社会群体的文化教育素质、精神文明程度、生态平衡的保持、自然资源的利用以及人口数量等，它们之间相互影响和相互制约，影响到群体健康的水平。

第二节 三级预防

预防医学是公共卫生措施的理论和实践基础，而公共卫生工作实践又为预防医学不断补充新的内容。

一、公共卫生措施

公共卫生措施是以预防医学的观念、理论和技能为基础，针对预防疾病、促进人群健康而采取的社会性实践的总称。公共卫生措施常需要结合医学以外各种学科的知识和技能，如环境科学、社会学、心理学、工程学、教育学、经济学、法学等；它还涉及有关的行政管理；还需发动社会各方面各部门力量，体现了“大卫生观念”。

国家公共卫生措施，考虑了人的一生五个生命阶段，即胎儿及婴儿、幼儿及儿童、青少年、成人和老年人，对不同年龄阶段各有重点，一般分为以下四大类措施：

（一）预防性卫生服务：包括计划生育，妇幼卫生，免疫接种，老年保健，如心、脑血管疾病、高血压其他慢性病的预防，改进医疗卫生服务，提倡全科医疗服务等。

（二）保护健康（疾病预防和控制）：包括传染病和地方病的控制及监测，环境中有害因素（空气、水、食物、土壤的污染及噪声）的控制，职业安全与卫生，意外伤害的预防和急诊服务等。

（三）促进健康：通过健康教育，改变有害健康的个人不良卫生行为，如吸烟、酗酒、吸毒、药物滥用、性乱等，实行自我保健，做到合理营养及合理生活规律，加强体育锻炼和体力适应。

（四）卫生管理研究：生命统计资料的收集、保管、分析和利用，卫生服务研究的技术及管理，卫生法规和卫生标准的制订，医学教育的改革及卫生人员的继续教育。

二、三级预防

三级预防（three levels of prevention）：指公共卫生措施在全体居民中按等级执行，统称为三级预防。

（一）第一级预防（primary prevention）：又称病因预防。首先是宏观根本性措施，称为根本性预防（primordial prevention），即从全球性预防战略和各国政府策略及政策角度考虑，建立和健全社会、经济、文化等方面的措施。例如，为了保障人民健康，从国家角度以法令或规程的形式，颁发了一系列的法或条例，如食品卫生法、传染病防治法、学校卫生工作条例及尘肺病防治条例等来实施第一级预防。

第一级预防包括针对机体的措施和环境的措施。

首先是针对机体的措施，可针对整个人群，也可对选择人群或健康的个人。如儿童卡介苗接种，是预防结核病的第一级预防，又如对高等学校大学新生拍摄 X 线胸片的结核病筛检，实施学校卫生工作条例中的急、慢性传染病的预防工作，同样属于第一级预防范畴。

针对整体人群可以从以下几方面实施预防：

1. 增进健康，提高抗病能力，开展健康教育，注意合理营养和体格锻炼，培养良好的行为与生活方式。

2. 提高人群免疫水平，预防疾病，有组织地进行预防接种。

3. 预防遗传性疾病，做好婚前检查和禁止近亲结婚。

4. 做好妊娠和儿童期的卫生保健工作。

其次是针对环境的措施，即根据环境保护方针，对大气、水源、土壤、食品等采取保护措施，如各种法及卫生标准的制定，以创造并维护有益于身心健康的自然条件和社会条件，减少致病因素。

（二）第二级预防（secondary prevention）：也称临床前期预防，即在疾病的临床前期做好早期发现、早期诊断；早期治疗的“三早”预防工作，以控制疾病的发展和恶化，防治疾病的复发或转为慢性。早期发现疾病可通过普查、筛检、定期健康检查、高危人群重点项目检查及设立专科门诊等。达到“三早”的根本办法是宣传、提高医务人员诊断水平和建立社会性高灵敏而可靠的疾病监测系统。对于某些有可能逆转、停止或延缓发展的疾病，则早期检测和预防性体格检查更为重要。对于传染病，除了做好“三早”，尚需做到疫情早报告及受检者早隔离。

（三）第三级预防（tertiary prevention）：也称临床预防。对已患某些病者，采取及时的、有效的治疗措施，防止病情恶化，预防并发症和伤残；对已丧失劳动行为或残废者，主要促使功能恢复、心理康复，进行家庭护理指导，使受检者尽量恢复生活和劳动能力，并能参加社会活动及延长寿命。

对不同类型的疾病，有不同的三级预防策略。但任何疾病或多数疾病，不论其病因是否明确，都应强调每一级预防，如大骨节病、克山病等等，病因尚未肯定，但综合性的第二级预防还是有效。又如：肿瘤更需要第一级和第二级预防。有些疾病，病因明确而且是人为的，如职业因素所致疾病、医源性疾病，采取第一级预防，较易见效。有些疾病的病因是多因素的，则要按其特点；通过筛检、及早诊断和治疗会使预后较好，如心、脑血管疾病、代谢性疾病，除针对其危险因素，致力于第一级预防外，还应兼顾第二和第三级预防。对那些病因不清，又难以觉察预料的疾病，只有施行第三级预防这一途径。医务工作者是贯彻三级预防的主体。许多国家都是通过全科（家庭）医学来实现三级预防。在我国除了卫生防疫、妇幼保健系统的人员及近几年来培养的全科医生外，在卫生队伍中占优势的医疗人员也是一支不可忽视的力量，他们共同在实施三级预防中发挥更大的作用。

第二十二章　体检报告的书写

第一节　体检报告的意义和作用

健康体检报告是重要的医疗文件，必须科学、客观真实地反映受检者真实健康状况。

一、体检报告是健康管理者对受检者做好健康指导、健康教育的重要依据。

二、体检报告是做好健康体检科研、大数据分析的前提，可以为卫生行政部门的决策提供依据。

三、健康体检报告的水平可以反映体检机构和体检医生的管理水平和专业水平、专业素质。

四、健康体检报告可以动态观察受检者健康变化、疾病线索的转变、评价健康指导的效果。

五、健康体检报告是处理体检纠纷、医疗纠纷的重要依据。

六、体检报告是司法诉讼，法庭的重要物证和调解、判决的基本依据。

第二节　体检报告的主要内容

体检报告的主要内容必须符合医疗文件病历书写的要求。医疗机构应当在规定的时间对完成健康体检的受检者出具科学、完整、规范的健康体检报告。

健康体检报告应当包括受检者一般信息、体格检查记录、实验室和医学影像检查报告、阳性体征和异常情况的记录、健康状况描述和有关建议等。健康体检报告应当符合病历书写基本规范。健康体检报告的主要内容包括以下项目。

一、体检单位

一份体检报告要注明体检单位的名称，其名称要与注册名称一致。

二、体检编号和体检代码

（一）体检编号

可采用企业拼音缩写（大写拼音2位）+年代缩写（4位）+体检人数（6位），如：××体检院在2019年体检人数为105628人．

【例】其编号：RJ2019000000-RJ2019105628

（二）体检代码

一般采用受检者的居民身份证号码作为唯一体检代码，便于信息查找和调取。

二、受检者的一般信息

受检者的一般信息可以为健康体检提供寻找健康隐患的线索，也是个人识别的重要依据，同时可以准确与受检者联系。

（一）基本信息

姓名、性别、年龄、国籍、民族、婚姻、职业、出生地、文化程度、身份证号、工作单位、现在住址、联系电话、邮编。

（二）体检日期和报告日期

体检日期是指体检单位接受受检者的日期，报告日期指体检报告全部完成的时间，并向受检者发放报告。

三、体检摘要

将问诊问卷（健康史）、体格检查、实验室检查、器械检查中的阳性或异常结果提炼总结，简明扼要反映健康状态、重要的健康隐患或疾病的线索，作为体检诊断的依据。

四、体检诊断

体检诊断围绕寻找受检者的健康状态，健康的隐患、疾病的线索进行，其诊断主要包括三个方面：

（一）亚健康及功能异常：主要指体检中发现的阳性体征表现和实验检查或器械检查中的异常指标。

（二）危急值：在体检中发现的危及生命的异常指标。

（三）疾病：受检者在体检前就已患某种疾病并在当地医院就医且确诊，应在体检诊断中显示。

五、健康指导

健康指导是健康体检后的重要环节，健康指导应包括对受检者的健康教育、健康生活方式的指导；健康隐患或有疾病线索者的如何科学就医，提供注意事项和就医去向；危急值受检者的处理及告知。例如：

（一）高血压：建议去心血管科或高血压科就医。

（二）肥胖：建议到健康管理部门，接受健康教育和健康指导，或到医院就医查明原因。

（三）高血糖（10.6mol/L）立即告知受检者，请及时到医院内分泌科就医。

六、结论

健康体检的结论就是对受检者本次的体检做出概括性和结论性评价。如体检正常、体检结果异常（存在健康隐患、疾病线索或疾病等）。

七、主检医生、主审医生

健康体检报告由主检医生整理、汇总、分析、撰写完成并签名，主审医生负责对健康体检报告全面审核和负责，并签名。

八、报告日期

健康体检报告完成后，由主审医生审核，无误后签署体检报告日期和时间。

第三节　体检报告的结论书写

体检报告的结论要实事求是反映受检者的健康状况、健康的隐患或风险，以及疾病的线索。

体检报告的结论一般分为三类

一、本次体检未见异常（或体检结果正常）

本次未见异常并不代表体检以后会出现异常，它仅代表本次体检时间的机体的健康状态。由于环境、情绪等多因素变化对身体的影响，以及体检项目的限制和目前医学检查手段的局限、人体代谢的复杂性、疾病发展的多样性和不可预测性，依靠一次体检保证身体没有任何疾病发生，显然是不科学的。因此还要注意身体的异常变化，有问题及时就诊。例如，有的人体检后胃部不适，以为刚体检完，不会有问题，就不去检查了，等到发现时已经是晚期胃癌；有的人体检没几天就发生了心梗，以为是体检没有检查出来，殊不知有的受检者在非发作期心电图可以没有明显改变。

二、体检报告中主检医生的提示和建议

医生根据体检结果提出的建议，一定要重视，特别是一些疾病的危险因素，如血压高、肥胖、脂肪肝、血脂高、血糖高等。通过体检发现了阳性体征和疾病的危险因素，应该进行积极有效的预防，减少、降低甚至改变这些因素。使身体回归健康状态正是我们做体检的目的所在。

三、建议观察或立即去医院进一步检查

例如，乳腺肿块、肺结节，肝、肾的占位改变，脏器上的肿块、囊肿、阴影，检验项目的异常等，一定要遵照医嘱对有关异常体征或疾病症状做进一步检查治疗，已初步明确诊断的，应遵照医嘱尽快到医院就医。

四、体检报告的结论书写举例

例1. 李 ×× 先生　本次体检未见异常（或体检结果正常），建议保持良好的生活方式。

例2. 韩 ×× 女士　本次体检发现肝功能异常、超重等健康隐患，建议到健康管理部门进行健康指导。

例3. 冯 ×× 先生　本次体检发现左肺结节，建议到医院进一步检查或定期观察。

第四节　主检医师的职责和作用

主检医师应具备副主任以上职称的全科医师、内科医师或外科医师担任，主检医师应在规定的时间内对受检者完成健康体检报告。

一、健康体检的评价与思维方法

健康体检的健康评价复杂多变，同一种代谢改变或异常表现，对不同的个体反映了不同的原因，不同的健康隐患又可出现类似或相同的异常改变。主检医生应熟练掌握临床医学、预防医学、基础医学等学科的基本理论、基本知识和基本技能，它是识别和评价健康状态，查找疾病线索的基础，是撰写好科学的健康体检报告的前提。

（一）健康信息的收集和获取：健康信息的收集和获取是调查取证的过程，做出正确的判断，必须获得真实、准确、完整的体检资料。体检资料包括问诊问卷、内科、外科等科室的体格检查、实验室及器械的检查资料。

问诊问卷是健康体检的最重要的部分，对受检者生活方式、个人史、家族史、既往健康体检状况的了解对评价健康状态、寻找健康隐患风险、针对性的体检和体检项目的筛选起到重要作用。但不得应用诊断性或创伤性检查方法和项目。

（二）体检诊断的思维方法：在体检诊断中主检医师的思维如何才能与受检者客观实际相符合，并对受检者的健康状态做出科学的诊断，它要求主检医师具有良好的医德、科学

的医学思维。医学思维是体检报告撰写中采取的推理和逻辑思维，是将健康体检的一般规律运用到判断特定个体受检者健康状态的思维过程，健康体检思维涉及哲学、生物学、心理学、社会学、预防医学等学科的知识。

1. 局部与整体：人体有多个脏器、多个器官组成且各自具有不同的功能，但它们均在中枢神经系统统一协调下，彼此间互相联系、互相作用、互相制约、互相协调来完成生理功能。单个脏器的功能改变可以累及全身，全身性疾病也可累及到某个脏器的功能改变。

2. 要考虑受检者生活的区域的健康危险因素、健康隐患以及环境、生物、心理、遗传等诸多因素对健康的影响。

3. 个体差异：人体的代谢和功能异常虽然有共同的特征和表现，但存在个体的差异，它在每个人体具体表现都有其特殊性，代谢和功能、疾病的改变是一个连续的过程，对于不同人在不同体检时间，它可以处于不同的阶段，尽管同一器官的代谢、功能和疾病在不同的个体也会有不同程度的差异。

4. 许多健康体检诊断需反复验证：许多代谢改变、功能异常、疾病特征早期表现相似，甚至难以区分，需要在不断观察中去甄别。

二、担任主检医师的要求和条件

（一）担任主检医师的要求

1. 熟悉国家医疗卫生方面的有关法律、法规，不断学习医学科技新知识、新发展，掌握体检诊断的方法。严格遵守各项规章制度，提供人性化的服务。

2. 具有良好的职业道德和敬业精神，医技精湛、业务熟练，为每个受检者提供热情、周到的服务，并为其保守医疗秘密和个人隐私。

3. 熟悉体检流程。对整个体检过程要做好质量控制，发现问题及时处理，要科学解释体检报告。为受检者提供一份完整、规范、科学的体检报告，能使其全面了解目前的健康状况，并提供相应的日常饮食、运动、治疗的建议。不得出现错检、漏检等事故。

4. 对于重大阳性结果或急危重症等危险因素的应及时上报有关部门，视情告知受检者或单位，通知受检者作相关诊治，并进行追踪随访。体检结果发现重大疫情或传染病，及时报告当地疾病控制中心。

5. 严格执行体检报告审核制度，负责体检质量管理，审核者要及时对体检质量完成情况进行监督检查。审核者与主检者要双签名或盖章。

6. 经常深入临床各科室，征询对体检质量的意见和要求，督促体检医师做出改进措施，确保体检项目无遗漏，满足受检者需求。

7. 做好体检前和体检中的受检者咨询解答工作，为受检者选择最有诊断价值的体检方法，并解释做各体检项目的要求。

8. 健康体检报告应当符合病历书写基本规范。文字要求通顺、精练，字迹清楚，不得任意涂改；内容要求条理清楚、重点突出。主检医师要签全名，注明记录的具体日期。

9. 对专科问题或疑难的体检个案，要组织相应科室专家会诊，明确体检诊断，提出防治建议。

10. 对体检不能明确的诊断，要指明进一步检查的方向或定期复查要求，尽快明确诊断或补充诊断与鉴别诊断的依据。

11. 主检医师对各科室健康体检工作中的技术操作规范、健康评估质量负责。

12. 主检医师综合分析受检者的各种检查结果，做出全面、完整的健康评估（体检结论）。针对健康方面存在的问题，提出相应的防治建议和健康保健指导。

（二）担任主检医师的条件

1. 临床医学专业或全科医学专业，本科及以上学历。
2. 具有执业医师资格证书。
3. 具有副高级以上职称
4. 从事内科、外科或全科专业10年以上。
5. 接受过卫生行政主管部门举办的主检医师的培训，并取得合格证书。
5. 身体健康，年龄在70周岁以下。
6. 有良好的医德和医患沟通能力。

第二十三章　健康体检基本信息采集

健康体检时受检者信息的采集和收集是健康体检的第一个环节，也是健康体检的基本内容，对了解健康隐患、健康风险、疾病线索十分重要，如肿瘤和常见慢性疾病等。它也是健康体检报告的重要内容，健康体检时受检者信息的采集不能缺少或省去。

体检机构要区分健康体检项目和疾病诊断项目。主要用于疾病诊断用途的技术和方法不列入健康体检项目。

保证健康体检的质量和安全。采用临床证明已经成熟、准确、敏感的诊断技术和方法。侵入性和存在较大风险的项目不能作为健康体检项目。

第一节　体检者基本信息采集

一、姓名

二、性别

三、年龄

四、国籍

五、民族

六、婚姻

七、职业

八、出生地

九、文化程度

十、身份证号

十一、联系方式

第二节　体检类别、类型和时间

一、体检类别

（一）团体体检
（二）个人体检

二、体检类型

（一）健康体检
（二）专项体检
专项体检如入学体检、招兵体检、入职体检等。

三、体检时间

（一）体检日期
（三）报告日期

第三节　既往健康史采集内容

一、生活方式

询问受检者的饮食习惯、烟酒嗜好、运动情况、体力活动、生活起居情况。

二、个人史

了解体检者既往所患疾病或伤残史、手术史、输血史、过敏史、婚姻状况、妇女月经史。

三、家族史

了解受检者遗传病史，慢病家族史等。

四、既往体检情况

询问受检者首次体检和末次体检时间，主要阳性发现，跟踪管理处置情况等。

第四节　个性化体检项目筛选的原则

一、健康体检者体检项目筛选的原则

健康体检者（或受检者）体检项目筛选的原则，首先选择基本体检项目，根据体检情况在医生的指导下再选择进一步筛查项目。

（一）基本体检项目

对于大多数受检者通过做基础体检项目的检查，就能对身体状况有基本的了解，发现疾病线索、健康隐患和健康风险。基本检查项目包括：

1. 一般检查包括血压：静息收缩压舒张压，脉压等，毫米汞柱 mmHg；身高 cm；体重 kg；体重指数（BMI）= 体重（kg）/ [身高（m）]^2；腰围平脐腰围 cm；臀围 cm。

2. 内科检查包括肺部、心脏、肝、脾、神经系统。

3. 外科检查包括皮肤黏膜、头颈、脊柱、四肢、关节、浅表淋巴结、甲状腺、肛诊、外生殖器（男性）、乳腺（女性）。

4. 眼科检查包括视力、辨色力、外眼检查、裂隙灯检查。

5. 耳鼻咽喉科检查包括耳；粗测听力；鼻；咽喉。

6. 口腔科检查包括黏膜；牙齿；牙龈；颞颌关节；腮腺。

7. 妇科检查包括外阴、内诊、宫颈涂片。

10. 实验室常规检查包括血常规、尿常规、便常规、便潜血。

11. 实验室生化检查包括肝功5项、肾功2项、血脂4项、空腹血糖、尿酸。

12. 实验室免疫性检查包括乙肝5项、丙肝抗体、梅毒抗体、艾滋病抗体。

13. 常规心电图（十二导联同步心电图）。

14. X 线检查包括胸部正位片 / 胸透、颈腰椎 x 线检查。

15. 超声检查包括腹部超声、妇科 B 超 / 前列腺膀胱 B 超、乳腺 B 超。

（二）进一步筛查的项目

1. 体能检查包括力量、耐力、柔韧性、肺活。

2. 实验室检查（肿瘤标志物）。

3. 仪器检查包括眼底照相、颈动脉超声、颈动脉超声、心脏超声、骨密度检查、宫颈癌筛查。

体格检查：比如体重、血压和内外科、眼耳口、妇科等物理检查；

实验室检查：比如血尿粪常规、肝肾功能、血脂血糖、尿酸、宫颈刮片等；

辅助检查：比如心电图、胸片、腹部超声检查。

二、中老年体检者体检项目筛选的原则

中老年人多数有慢性病，体检时要根据个体差异和个人患病情况，除检查基本项目外，选择针对性、个性化体检项目进行健康体检。主要疾病体检项目建议如下。

（一）心脑血管病

心脑血管病如高血压、冠心病、脑卒中、外周血管病等体检者，建议体检筛查项目：血黏度检测、心肌酶、肾素、动态血压检测、动态心电图、心脏彩超、血管超声、眼底检查、冠脉 CT 成像、头颅 MR 及血管 MR 造影等。

（二）糖尿病

糖尿病受检者糖尿病：空腹血糖、餐后2小时血糖、糖耐力测试、糖化血红蛋白及血清胰岛素等。

（三）慢性肾病

慢性肾病受检者建议建议体检筛查项目：检测血压、血肌酐、尿微量蛋白及肾脏超声等。

（四）慢性阻塞性肺病

慢性阻塞性肺病、长期吸烟、长期咳喘受检者，建议体检筛查项目：肺功能检查、胸部 CT 等。

（五）恶性肿瘤

有或怀疑有肺癌、宫颈癌、乳腺癌、肠道肿瘤等体检者建议体检筛查项目：肿瘤标志物检查、低剂量螺旋 CT 肺结节筛查、宫颈细胞涂片检查、乳腺钼靶检查、结肠镜筛查。

体检做全套项目检查，CT、核磁共振（MRI）、PET-CT，显然不符合体检筛查原则，浪费医疗资源、增加受检者经济负担。

最基本的常规体检项目包括血、尿、大便常规；肝肾功能；血生化；腹部 B 超；甲状腺 B 超；男性 B 超；女性 B 超；肝炎筛查；胸片；心电图；内科、外科、耳鼻喉科常规检查。以上检查就可以满足受检者健康体检的需求，并可以发现人体各系统的代谢异常和常见疾病，如高血压、糖尿病等常见疾病。

三、体检筛查的建议

（一）一般人群体检筛查不需要做肿瘤标志物，因肿瘤标志物受到体内多种代谢因素的影响，容易出现假阳性。

（二）一般人群筛查不需要做幽门螺杆菌，它的健康评价作用受多种因素影响，医学价值有待探讨。

（三）一般人群筛查体检不需做PET（正电子发射计算机断层显像），它是将发射正电子的放射性核素（如F-18等）标记到能够参与人体组织血流或代谢过程的化合物上，将标有带正电子化合物的放射性核素注射到受检者体内。让受检者在PET的有效视野范围内进行PET显像。放射核素发射出的正电子在体内移动大约1mm后与组织中的负电子结合发生湮灭辐射，辐射对身体的影响与遭受的辐射剂量和次数、人体自身修复能力都有关，反复或多次做PET/CT检查，辐射剂量会有累积，如果人体受到辐射后还没得到及时修复，身体受辐射影响的可能性会增高，带来的弊大于利。

附表：

健康体检基本信息采集表

体检类别：团体体检口　　　　　　　　个人体检口

一、基本信息

体检编号：__________________________　　　　体检代码______________________

体检类型：1. 基本项目体检　口　2. 基本项目 + 备选项目体检　口　3. 专项体检　口

姓　　名		性别		年　龄		民　　族	
婚　　姻		职业		出生地		文化程度	
身份证号							
工作单位							
现住地址						邮编	
联系电话							
体检日期							
报告日期							

二、问卷问诊

（一）生活方式：

饮食习惯：甜食　无口有口；咸食　无口有口；清淡　无口有口；其他_______

烟酒嗜好：吸烟　无口有口；饮酒　无口有口；其他_______

运动：每天　无口有口；　其他_______

体力活动：轻体力口；中体力口；重体力口；其他_______

生活起居：规律口；　不规律口；　很不规律口；其他_______

（二）个人史

既往疾病：高血压病　无口有口；冠心病　无口有口；糖尿病　无口有口；肿瘤　无口有口；其他_______

伤残史：无　口有口；其他_______

手术史：无　口有口；其他_______

婚姻状况：已婚口　未婚口　丧偶口　离婚口　其他_______

妇女月经史：______　　　婚育史______

过敏史　无　口有口；药物过敏　无口有口；吸毒史　无口有口；输血　无口有口；其他______现在用药　无　口有口；药物名称______________________________

（三）家族史：

遗传病史　无口有口：其他______________

慢病家族史　无口有口：其他______________

（四）首次体检时间：__________________，最后体检时间______________

主要阳性发现：____

跟踪管理处置情况：____

信息采集者______________　　　　　　　　______年______月______日

> 温馨提示：
>
> 1. 健康体检基本信息的填写对健康体检可以提供重要的疾病线索，对健康体检项目的正确选择提供帮助。
>
> 2. 健康体检机构对个人的健康体检基本信息有保护个人信息的责任和义务，我们承诺保护您个人的信息。

第二十四章　体检危急值管理

第一节　危急值

一、概念

“危急值”（Critical Values）是指某项或某类检验异常结果，而当这种检验异常结果出现时，表明受检者可能正处于有生命危险的边缘状态，临床医生需要及时得到检验信息，迅速给予受检者有效的干预措施或治疗，就可能挽救受检者生命，否则就有可能出现严重后果，失去最佳抢救机会。

二、意义

“危急值”信息，可供临床医生对生命处于危险边缘状态的受检者采取及时、有效的治疗，避免受检者意外发生，出现严重后果。

“危急值”报告制度的制定与实施，能增强医技工作人员的主动性和责任心，提高医技工作人员的理论水平，增强医技人员主动参与临床诊断的服务意识，促进临床、医技科室之间的有效沟通与合作。

医技科室及时准确的检查、报告检验结果，可为临床医生的诊断和治疗提供可靠依据，为受检者提供安全、有效、及时的诊疗服务。

第二节　危急值管理

一、危急值的范围

（一）一般检查

1. 血压85mmHg ≥收缩压≥180mmHg、0mmHg ≥舒张压≥110mmHg

2. 心率≥120次 /min

（二）心电检查“危急值”报告范围：

1. 心脏停搏
2. 急性心肌缺血
3. 急性心肌损伤
4. 急性心肌梗死
5. 致命性心律失常：
①心室扑动、颤动
②室性心动过速
③多源性、RonT 型室性早搏
④频发室性早搏并 Q-T 间期延长
⑤预激综合征伴快速心室率心房颤动
⑥心室率大于180次 /min 的心动过速
⑦二度 II 型及二度 II 型以上的房室传导阻滞
⑧心室率小于40次 /min 的心动过缓
⑨大于3s 的心室停搏

（三）医学影像检查“危急值”报告范围：

1. 中枢神经系统：
①严重的颅内血肿、挫裂伤、蛛网膜下腔出血的急性期
②硬膜下 / 外血肿急性期
③脑疝、急性脑积水
④颅脑 CT 或 MRI 扫描诊断为颅内急性大面积脑梗死（范围达到一个脑叶或全脑干范围或以上）
⑤脑出血或脑梗死复查 CT 或 MRI，出血或梗死程度加重
2. 脊柱、脊髓疾病：X 线检查诊断为脊柱骨折，脊柱长轴成角畸形、锥体粉碎性骨折压迫硬膜囊。
3. 呼吸系统：
①气管、支气管异物
②液气胸，尤其是张力性气胸
③肺栓塞、肺梗死
4. 循环系统：
①心包填塞、纵隔摆动
②急性主动脉夹层动脉瘤
5. 消化系统：
①食道异物
②消化道穿孔、急性肠梗阻
③急性胆道梗阻
④急性出血坏死性胰腺炎
⑤肝、脾、胰、肾等腹腔脏器出血

6. 颌面五官急症：
①眼眶内异物
②眼眶及内容物破裂、骨折
③颌面部、颅底骨折
7. 超声发现：
①急诊外伤见腹腔积液，疑似肝脏、脾脏或肾脏等内脏器官破裂出血的危重受检者
②急性胆囊炎考虑胆囊化脓并急性穿孔的受检者
③考虑急性坏死性胰腺炎
④怀疑宫外孕破裂并腹腔内出血
⑤晚期妊娠出现羊水过少并胎儿呼吸、心率过快
⑥心脏普大并合并急性心衰
⑦大面积心肌坏死
⑧大量心包积液合并心包填塞

（四）检验“危急值”报告项目和警戒值

检验项目	＜生命警戒低值	＞生命警戒高值
Creatinine，SerumCr 血清肌酐	----	880μmol/L
Glucose，Serum 成人空腹血糖	2.8mmol/L	25mmol/L
新生儿空腹血糖	1.7mmol/L	
Potassium，SerumK 血清钾	2.7mmol/L	6.0mmol/L
Sodium，SerumNa 血清钠	120mmol/L	160mmol/L
CalciumCa 血清钙	1.7mmol/L	3.3mmol/L
ArterialBloodGases 血气	pH：7.0	7.6
	PCO_2：20mmHg	70mmHg
	PO_2：50mmHg	----
HemoglobinHg 血红蛋白	50g/L	----
WBC（血液病、放化疗受检者）白细胞	0.5×10	40.0×10
WBC（其他受检者）白细胞	1×10/L	40.0×10
Platelets（血液病、放化疗受检者）血小板	10×10/L	
Platelets（其他受检者）血小板	30×10/L	1000×10
ProthrombinTime（PT）血凝时间	----	>35s
INR（口服华法林）	----	>3.5
APTT	----	100s

（五）电子胃镜检查：

1. 胃底重度静脉曲张或明显出血点

2. 胃血管畸形
3. 巨大深度胃溃疡
4. 胃恶性肿瘤
5. 上消化道异物

二、危急值的管理

（一）登记制度

1. 临床、医技科室医务人员要学习“危急值”报告制度，掌握“危急值”报告项目与“危急值”范围和报告程序。科室要有专人负责本科室“危急值”报告制度实施情况的督察，确保制度落实到位。

2. 将“危急值”报告制度的落实执行情况纳入科室质量考核内容。质控办、医务科、护理部等职能部门将对各临床科室、医技科室“危急值”报告制度的执行情况和“危急值”报告进行检查，提出“危急值”报告制度持续改进的具体措施。

（二）报告程序

1. 门、急诊受检者“危急值”报告程序：门、急诊医生在诊疗过程中，如疑有可能存在“危急值”时，应详细记录受检者的联系方式；在采取相关治疗措施前，应结合临床情况，并向上级医生或科主任报告，必要时与有关人员一起确认标本采取、送检等环节是否正常，以确定是否要重新复检。医技科室工作人员发现门、急诊受检者检查（验）出现“危急值”情况，应及时通知门、急诊医生，由门、急诊医生及时通知受检者或家属取报告并及时就诊；一时无法通知受检者时，应及时向门诊部、医务科报告，值班期间应向总值班报告。必要时门诊部应帮助寻找该受检者，并负责跟踪落实，做好相应记录。医生须将诊治措施记录在门诊病历中。

2. 住院受检者“危急值”报告程序

（1）医技人员发现“危急值”情况时，检查（验）者首先要确认检查仪器、设备和检验过程是否正常，核查标本是否有错，操作是否正确，仪器传输是否有误，在确认临床及检查（验）过程各环节无异常的情况下，才可以将检查（验）结果发出，立即电话通知病区医护人员“危急值”结果，同时报告本科室负责人或相关人员，并做好“危急值”详细登记。

（2）临床医生和护士在接到“危急值”报告电话后，如果认为该结果与受检者的临床病情不相符或标本的采集有问题时，应重新留取标本送检进行复查。如结果与上次一致或误差在许可范围内，应在报告单上注明“已复查”，检验科应重新向临床科室报告“危急值”，临床科室应立即派人取回报告，并及时将报告交管床医生或值班医生。管床医生或值班医生接报告后，应立即报告上级医生或科主任，并结合临床情况采取相应措施。

（3）管床医生需6小时内在病程中记录接收到的“危急值”报告结果和诊治措施。接收人负责跟踪落实并做好相应记录。

3. 体检中心“危急值”报告程序

医技科室检出“危急值”后，立即打电话向体检中心相关人员或主任报告。体检中心接到“危急值”报告后，需立即通知受检者速来医院接受紧急诊治，并帮助受检者联系合适的医生，医生在了解情况后应先行给予该受检者必要的诊治。体检中心负责跟踪落实并做好相应记录。

医护人员接获电话通知的受检者的“危急值”结果时，必须进行复述确认后方可提供给医生使用。

“危急值”报告与接收均遵循“谁报告（接收），谁记录”原则。各临床科室、医技科室应分别建立检查（验）“危急值”报告登记本，对“危急值”处理的过程和相关信息做详细记录。

第二十五章　体检中突发情况的处理

第一节　低血糖

低血糖是指成年人空腹血糖浓度低于2.8mmol/L。糖尿病受检者血糖值≤3.9mmol/L 即可诊断低血糖。低血糖症是一组多种病因引起的以静脉血浆葡萄糖（简称血糖）浓度过低，临床上以交感神经兴奋和脑细胞缺氧为主要特点的综合征。低血糖的症状通常表现为出汗、饥饿、心慌、颤抖、面色苍白等，严重者还可出现精神不集中、躁动、易怒甚至昏迷等。

一、病因

临床上反复发生空腹低血糖症提示有器质性疾病；餐后引起的反应性低血糖症，多见于功能性疾病。

1. 空腹低血糖症

（1）内源性胰岛素分泌过多：常见的有胰岛素瘤、自身免疫性低血糖等。

（2）药物性：如注射胰岛素、磺脲类降糖药物、水杨酸、饮酒等。

（3）重症疾病：如肝衰竭、心力衰竭、肾衰竭、营养不良等。

（4）胰岛素拮抗激素缺乏：如胰高血糖素、生长激素、皮质醇等缺乏。

（5）胰外肿瘤。

2. 餐后（反应性）低血糖症

（1）糖类代谢酶的先天性缺乏：如遗传性果糖不耐受症等。

（2）特发性反应性低血糖症。

（3）滋养性低血糖症（包括倾倒综合征）。

（4）功能性低血糖症。

（5）2型糖尿病早期出现的进餐后期低血糖症。

二、临床表现

低血糖呈发作性，时间和频率随病因不同而异，症状多样化。临床表现为：

1. 自主（交感）神经过度兴奋的表现：低血糖发作时由于交感神经和肾上腺髓质释放肾上腺素、去甲肾上腺素等，临床表现为出汗、饥饿、心慌、颤抖、面色苍白等。

2. 脑功能障碍的表现：是大脑缺乏足量葡萄糖供应时功能失调的一系列表现。初期表现为精神不集中、思维和语言迟钝、头晕、嗜睡、躁动、易怒、行为怪异等精神症状，严重者出现惊厥、昏迷甚至死亡。

三、实验室检查

1. 血糖：成年人空腹血糖浓度低于2.8mmol/L，糖尿病受检者血糖值低于3.9mmol/L。

2. 血浆胰岛素测定：低血糖发作时，如血浆胰岛素和C肽水平升高，则提示低血糖为胰岛素分泌过多所致。

3.48～72小时饥饿试验：少数未察觉的低血糖或处于非发作期以及高度怀疑胰岛素瘤的受检者应在严密观察下进行。开始前取血标本测血糖、胰岛素、C肽，之后每6小时测一次。

四、诊断

根据低血糖典型表现（Whipple三联征）可确定：①低血糖症状；②发作时血糖低于2.8mmol/L；③供糖后低血糖症状迅速缓解。少数空腹血糖降低不明显或处于非发作期的受检者，应多次检测有无空腹或吸收后低血糖，必要时采用48～72小时饥饿试验。

五、鉴别诊断

低血糖有时可误诊为精神病、神经疾患（癫痫、短暂脑缺血发作）或脑血管意外等。

1. 低血糖病因的鉴别：磺脲类药物、胰岛素用量过多、胰岛素瘤等。

2. 交感神经兴奋表现的鉴别：甲状腺功能亢进症、嗜铬细胞瘤、自主神经功能紊乱、糖尿病自主神经病变、更年期综合征等。

3. 精神－神经－行为异常的鉴别：精神病、脑血管意外、糖尿病酮症酸中毒昏迷、高血糖高渗状态等。

六、治疗

治疗原则：一是解祛低血糖症状，二是纠正导致低血糖症的各种潜在原因。对于轻中度低血糖，口服糖水、含糖饮料，或进食糖果、饼干、面包、馒头等即可缓解。对于药物性低血糖，应及时停用相关药物。重者和疑似低血糖昏迷的受检者，应及时测定毛细血管血糖，甚至无须血糖结果，及时给予50%葡萄糖40～60ml静脉注射，继以5%～10%葡萄糖液静脉滴注。神志不清者，切忌喂食以免呼吸道窒息。

七、预防

糖尿病受检者尤其合并心脑血管疾病的老年受检者，应注意预防低血糖的发生。

1. 制订适宜的个体化血糖控制目标。

2. 进行糖尿病教育：包括对受检者家属的教育，识别低血糖，了解受检者所用药物的药代动力学、自救方法等。

3. 充分认识引起低血糖的危险因素：①定时定量进餐，如果进餐量减少应相应减少药物剂量；②运动前应增加额外的碳水化合物摄入；③酒精能直接导致低血糖，避免酗酒和空腹饮酒。

4. 调整降糖方案：合理使用胰岛素或胰岛素促分泌剂。

5. 定期监测血糖，尤其在血糖波动大、环境、运动等因素改变时要密切监测血糖。

第二节　晕针

晕针是各种注射、静脉输液、抽血、穿刺过程中均可发生的一种反应。通过查找其发生的原因，做到提前预防，及时处理，从而减轻受检者的痛苦。

晕针主要是指受检者在注射治疗过程中，突然出现脸色苍白、头昏目眩、恶心想吐冒冷汗、心慌气短、全身无力、胸闷等现象，严重的甚至会发生神志不清、四肢厥冷、小便或大便失禁的情形。为注射治疗常见并发症之一。

一、原因

1. 心理因素：对于初次接受针刺治疗的年轻人，尤其是年轻女性，发生概率较高，原因多为心理恐惧或精神紧张。由于心理调节不当，造成自主神经系统失调。初次就诊，为求有效而刻意压抑个人的惧怕心理，与医师配合的受检者，发生比例反而较大。

2. 刺痛因素：受针刺局部疼痛使受检者无法承受瞬间刺激，可能引起全身血管扩张，心率减慢，血压下降，身体自我调节失控，从而产生短暂性脑供血不足，而发生晕针现象。

3. 体质因素：体质虚弱、劳累、空腹或饥饿状态下，神经功能不稳定，脑血流量减少，容易发生晕针。

4. 体位因素：坐位时下肢肌肉及静脉张力低，血液蓄积于下肢，回心血量减少，心输出量少，收缩压下降，影响了脑部供血，可能发生晕针。

5. 环境因素：夏季气候闷热，诊室空气不流通，人多声音嘈杂等环境因素以及受检者所感觉到的其他不适。

6. 护理行为：包括针刺手法与护理人员的言行举止，特别是当受检者流露出紧张或恐惧等不良情绪，即表现出先期性晕针时，护理人员如果表现出反感，或是没有意识到期危险性。无疑会促使受检者晕针程度加剧。

二、晕针的处理

1. 轻者，受检者自述头晕眼花，心悸气短，恶心呕吐，四肢无力等症状，立即原位休息，有缓解者可移到沙发椅坐卧，饮温开水或糖水及食物，待症状完全消失。

2. 发作期晕针者瞬间意识恍惚，脸色苍白，晕厥，四肢冰冷，血压下降，脉搏细速，应立即指压人中或合谷穴，抬到就近通风处予平卧，安慰受检者不要紧张，饮温开水或糖水和食物，天冷时要注意保暖。数分钟后即可缓解。

3. 对老年人或有心脏病的受检者，应防止发生心绞痛、心肌梗死、脑血管意外，应加强生命体征的检测。

三、预防

1. 通过优良的护理行为减轻受检者的心理压力，可有效地降低晕针发生率。利用视觉、听觉等转移受检者思维，分散其注意力，对明显紧张的受检者给予适当的语言进行鼓励，同时护士本身应做到动作规范、操作准确，采用无痛注射技术，如在进针时绷紧局部皮肤，推药时轻抚刺点周围或按压无痛穴位等，在静脉穿刺时尽量做到一针见血，减少因反复针刺造成更深的恐惧心理，力争博取受检者的信任，解除受检者的疑虑，使受检者处于尽量放松状态。

2. 体质因素对晕针程度也有重要影响，通过观察受检者状态，特别对比较虚弱的受检者，询问是否有晕针史，了解其疲倦、劳累、饥饿程度等基本体质情况，对不适宜立即注射的应让其休息或进食后再进行注射。

3. 虽然体位因素对晕针程度的影响最弱，但资料显示平卧位时几乎不会发生晕针，所以为了减轻晕针程度以及缩短晕针时间，在晕针处理时通常是对晕针受检者首先使其处于平卧位，以增加脑部供血量，同时指压人中、合谷等穴位，口服热开水或热糖水，同时适当保暖，注意在处理过程严禁以扶持方法搬动受检者，以免加重晕针程度。

4. 和谐舒适的注射环境也能有效降低晕针的发生率。除了通过良好的护理行为构建和谐的注射环境以外，还应使注射室空气流通，安装空调使室内冬暖夏凉，使受检者处于一个舒适的外部环境中实施注射过程。

第三节　急性心肌缺血

急性心肌缺血是指由各种原因引起的心肌相对或绝对供血不足、心肌细胞缺氧。心肌缺血可由于心肌工作负荷或对血供需要增加引起，也可由冠状动脉狭窄或收缩导致血供减少引起。心肌缺血主要表现为心电图 ST 段偏移，室壁运动异常。

受检者可伴心绞痛或心前区不适等症状，也可完全无症状性发作，部分受检者可因此而猝死，猝死者尸检可有或无急性心肌缺血或陈旧性心肌梗死的病理组织学改变。

一、病因

1. 主要原因：可引起心肌缺血的原因很多，血压降低、主动脉供血减少、冠状动脉阻塞，可直接导致心脏供血减少；心瓣膜病、血黏度变化、心肌本身病变也会使心脏供血减少。其中最常见的原因是冠状动脉粥样硬化，其次还有炎症（风湿性、梅毒性、川崎病和血管闭塞性脉管炎等）、痉挛、栓塞、结缔组织疾病、创伤和先天性畸形等。

2. 危险因素：流行病学研究发现，与动脉粥样硬化相关的重要危险因素为高脂血症、高血压病、糖尿病、吸烟、肥胖、体力活动少、高龄等。

二、分类

按照世界卫生组织发表的“缺血性心脏病”的命名和诊断标准，可将本病分为以下类型：

1. 心绞痛：是心肌缺血最具代表性的类型，特点为前胸阵发性、压榨性疼痛，疼痛主要位于胸骨后部，可放射至心前区与左上肢，劳动或情绪激动时常发生，休息或用硝酸酯制剂后消失。可分为稳定型、不稳定型和变异型心绞痛。

2. 心肌梗死：心肌梗死常是在冠状动脉粥样硬化病变的基础上继发血栓形成所致。随着医学技术的进步，本病急性期主要病死率有所下降，但它仍然是一种严重的致命性疾病，总死亡率可达30%，一定要注意预防，尤其是吸烟、肥胖、糖尿病和缺少体力劳动者。

3. 缺血性心肌病：心肌长期缺血缺氧状态，可导致心肌细胞坏死、瘢痕形成，心肌间纤维组织增生，称为缺血性心肌病，亦称为心肌纤维化。其特点为心脏变得僵硬，逐渐扩大，发生心律失常和心力衰竭。预后不佳，病死率高，死亡原因主要是进行性充血性心力衰竭、心肌梗死和严重心律失常。

4. 猝死：常无任何危及生命的前期表现，主要原因是心脏突然发生严重的心律失常。冠心病是心脏性猝死受检者最常见的基础心脏病变，因此，预防心脏猝死的发生应从发病的根本原因上预防，改变生活习惯和饮食习惯，减少发生冠状动脉粥样硬化的危险，减少冠心病的形成。有缺血现象时应长期用药，改善心肌缺血情况，防止病情恶化。

三、临床表现

1. 劳累或精神紧张时出现胸骨后或心前区闷痛，或紧缩样疼痛，并向左肩、左上臂放射，持续3～5分钟，休息后可自行缓解，伴有大汗。

2. 体力活动时出现胸闷、心悸、气短，休息时自行缓解。

3. 出现与运动有关的咽喉痛及烧灼感、紧缩感，牙痛等。

4. 饱餐、寒冷、饮酒后出现胸痛、胸闷。

5. 夜晚睡眠枕头低时，感到胸闷憋气，需要高枕卧位方感舒适；熟睡，或白天平卧时突然胸痛、心悸、呼吸困难，需立即坐起或站立方能缓解。

6. 性生活或用力排便时出现心慌、胸闷、气急或胸痛不适。

7. 突发的心动过缓、血压降低或晕厥。

8. 无任何原因可解释的疲倦，精力不足。

9. 无典型症状的受检者仅感觉胃部不适、恶心，或者是牙痛、颈椎痛等。

四、检查

1. 冠心病相关的检查：为尽早发现心肌缺血，40岁以上的人应定期进行相关体检，了解有无冠心病相关的危险因素，如血脂、血压、血糖、颈部血管超声、心脏超声、心电图等检查。

心电图是最常用的无创性检查，当心肌某一部分缺血时，将影响到心室复极的正常进行，并可使缺血区相关导联发生 ST-T 异常改变。心肌缺血的心电图改变类型取决于缺血的严重程度、持续时间和缺血发生部位。典型的心肌缺血发作时，面向缺血部位的导联常显示缺血型 ST 段压低和（或）T 波倒置。

2. 负荷试验检查：是筛选高危受检者进一步做冠脉造影、冠脉介入治疗、冠脉搭桥手术及评价药物、手术疗效，预测受检者预后的重要方法。如活动平板心电图、腺苷负荷心脏超声心动图以及冠脉多排 CT。对于无痛性心肌缺血受检者，缺血激发试验是非常重要的辅助方法。

3. 冠状动脉造影检查：可直接观察到冠状动脉主干及其细小分支的阻塞情况，是显示冠状动脉粥样硬化性病变有价值的检测方法。

五、治疗

1. 治疗原则：由于心肌缺血有发生心肌梗死和猝死的危险，因此发现心肌缺血时，要及早治疗。积极预防动脉粥样硬化的发生，如已发生，应积极治疗，防治病变发展并争取逆转。已发生并发症者，应及时治疗，防治恶化，延长受检者寿命。

2. 药物治疗：由于心肌缺血的发生机制主要是心肌血液（血氧）供需失衡，因此，治疗心肌缺血原则是增加心肌的供氧和（或）减少心肌耗氧，从而使心肌氧的供需重新达到平衡状态。

（1）抗血小板药物：防治血栓形成，预防冠状动脉和脑动脉血栓栓塞，降低稳定型心绞痛受检者心肌梗死、脑卒中和心血管性死亡的危险，如无禁忌证均应长期服用，常用药物有阿司匹林、氯吡格雷等。

（2）β 受体阻断剂：可减慢心率、减少心肌的秏氧，预防猝死，如美托洛尔或其缓释片。β 受体阻滞剂为稳定型心绞痛的首选，与硝酸酯类合用可起协同作用，一般应从小剂量开始，根据治疗反应及心率变化调整剂量。

（3）钙离子拮抗剂：可抑制心肌收缩，减少心肌耗氧；扩张冠状动脉，解除冠状动脉痉挛，改善心肌供血。常用药物有维拉帕米、硝苯地平等。

（4）他汀类药物：降低血浆中的胆固醇，稳定动脉斑块，防止斑块脱落形成血栓，如阿托伐他汀、瑞舒伐他汀等。

（5）RAS（肾素 - 血管紧张素 - 醛固酮系统）系统阻断剂：可预防心室重构，改善心功能，如贝那普利和缬沙坦等。

（6）硝酸酯类药物：扩张冠状动脉，增加心肌供血，如单硝酸异山梨酯。

（7）溶栓药物：溶解急性形成的血栓，用于急性心肌梗死。

3. 介入治疗：冠状动脉介入治疗具有创伤小、恢复快、住院时间短的特点。从早期的单纯球囊扩张术，到裸金属支架时代，到现在发展为药物涂层支架时代，已成为治疗本病的重要手段。所以对于症状发作典型或不稳定、药物治疗不理想、无创检查提示心肌缺血的受检者建议行冠脉造影检查，必要时行支架置入术。

4. 外科冠脉搭桥术：复杂多支血管病变、无保护左主干病变者可选择。

六、预防

1. 饮食：低盐低脂清淡饮食，多吃红薯、西红柿、胡萝卜、黑木耳等蔬菜，喝些绿茶，茶叶中含有少量的茶碱，有一定的利尿作用，对受检者的心肌缺血治疗有一定的帮助，茶叶中还有维生素 C，能起到防治动脉硬化的作用，但不宜过浓。

2. 养成良好生活习惯：情绪要稳定，避免大喜大悲，保持充足睡眠，定时排便，不能过度劳累，临睡前不看紧张、恐怖的小说和电视，戒烟少酒，避免过重体力劳动或突然用力，饱餐后不宜运动。

3. 适度运动：可促进心肌侧支循环的建立，运动应根据各人自身的身体条件、兴趣爱好选择，要量力而行。

4. 密切观察病情变化：已诊断为冠心病的受检者，应密切注意自身情况，病情如有变化要及时就诊治疗。此外，易患冠心病的高危人群，也应定期体检，及时发现问题，如高血压受检者、糖尿病受检者、腹型肥胖者、有心血管病家族史者等。

5. 预防药物：主要是防止冠心病受检者发生心肌梗死或因冠心病死亡，常用药物包括阿司匹林、β 受体阻滞剂、钙离子拮抗剂、他汀类调血脂药和血管紧张素转换酶抑制剂。

第四节　急性心肌梗死

急性心肌梗死（acute myocardial infarction，AMI）是冠状动脉急性、持续性缺血缺氧所引起的心肌坏死。临床上多有剧烈而持久的胸骨后疼痛，休息及硝酸酯类药物不能完全缓解，伴有血清心肌酶活性增高及进行性心电图变化，可并发心律失常、休克或心力衰竭，常可危及生命。本病在欧美最常见，美国每年约有150万人发生心肌梗死。中国近年来呈明显上升趋势，每年新发至少50万，现受检者至少200万。

一、病因

受检者多发生在冠状动脉粥样硬化狭窄基础上，由于某些诱因致使冠状动脉粥样斑块破裂，血中的血小板在破裂的斑块表面聚集，形成血块（血栓），突然阻塞冠状动脉管腔，导致心肌缺血坏死；或心肌耗氧量剧烈增加或冠状动脉痉挛也可诱发急性心肌梗死。常见的诱因如下：

1. 过劳：过重的体力劳动，尤其是负重登楼，过度体育活动，连续紧张劳累等，都可使心脏负担加重，心肌需氧量突然增加，而冠心病受检者的冠状动脉已发生硬化、狭窄，不能充分扩张而造成心肌缺血。剧烈体力负荷也可诱发斑块破裂，导致急性心肌梗死。

2. 激动：由于激动、紧张、愤怒等激烈的情绪变化诱发。

3. 暴饮暴食：不少心肌梗死病例发生于暴饮暴食之后。进食大量含高脂肪高热量的食物后，血脂浓度突然升高，导致血黏稠度增加，血小板聚集性增高。在冠状动脉狭窄的基础上形成血栓，引起急性心肌梗死。

4. 寒冷刺激：突然的寒冷刺激可能诱发急性心肌梗死。因此，冠心病受检者要十分注意防寒保暖，冬春寒冷季节是急性心肌梗死发病较高的原因之一。

5. 便秘：便秘在老年人当中十分常见。因便秘时用力屏气而导致心肌梗死的老年人并不少见。必须引起老年人足够的重视，要保持大便通畅。

6. 吸烟、大量饮酒：吸烟和大量饮酒可通过诱发冠状动脉痉挛及心肌耗氧量增加而诱发急性心肌梗死。

二、临床表现

约半数以上的急性心肌梗死受检者，在起病前1～2天或1～2周有前驱症状，最常见的是原有的心绞痛加重，发作时间延长，或对硝酸甘油效果不佳；或继往无心绞痛者，突然出现长时间心绞痛。典型的心肌梗死症状包括：

1. 突然发作剧烈而持久的胸骨后或心前区压榨性疼痛，休息和含服硝酸甘油不能缓解，常伴有烦躁不安、出汗、恐惧或濒死感。

2. 少数受检者无疼痛：一开始即表现为休克或急性心力衰竭。

3. 部分受检者疼痛位于上腹部：可能误诊为胃穿孔、急性胰腺炎等急腹症；少数受检者表现颈部、下颌、咽部及牙齿疼痛，易误诊。

4. 神志障碍：可见于高龄受检者。

5. 全身症状：难以形容的不适、发热。

6. 胃肠道症状：表现恶心、呕吐、腹胀等，下壁心肌梗死受检者更常见。

7. 心律失常：见于75%～95%受检者，发生在起病的1～2周内，以24小时内多见，前壁心肌梗死易发生室性心律失常，下壁心肌梗死易发生心率减慢、房室传导阻滞。

8. 心力衰竭：主要是急性左心衰竭，在起病的最初几小时内易发生，也可在发病数日后发生，表现为呼吸困难、咳嗽、发绀、烦躁等症状。

9. 低血压、休克：急性心肌梗死时由于剧烈疼痛、恶心、呕吐、出汗、血容量不足、心律失常等可引起低血压，大面积心肌梗死（梗死面积大于40%）时心排血量急剧减少，可引起心源性休克，收缩压 <80mmHg，面色苍白，皮肤湿冷，烦躁不安或神志淡漠，心率增快，尿量减少（<20ml/h）。

三、实验室检查

1. 心电图：特征性改变为新出现 Q 波及 ST 段抬高和 ST-T 动态演变。

2. 心肌坏死血清生物标志物升高：肌酸激酶同工酶（CK-MB）及肌钙蛋白（T 或 I）升高是诊断急性心肌梗死的重要指标。可于发病3～6小时开始增高，CK-MB 于3～4天恢复正常，肌钙蛋白于11～14天恢复正常。

3. 检测心肌坏死血清生物标志物：采用心肌钙蛋白 I/ 肌红蛋白 / 肌酸激酶同工酶（CK-MB）的快速诊断试剂，可作为心肌梗死突发时的快速的辅助诊断。

4. 其他：白细胞增多，中性粒细胞增多，嗜酸性粒细胞减少或消失，血沉加快，血清肌凝蛋白轻链增高。

四、诊断与鉴别诊断

根据典型的临床表现，特征性心电图衍变以及血清生物标志物的动态变化，可作出正确诊断。心电图表现为 ST 段抬高者诊断为 ST 段抬高型心肌梗死；心电图无 ST 段抬高者诊断为非ST段抬高型心肌梗死（过去称非Q波梗死）。老年人突然心力衰竭、休克或严重心律失常，也要想到本病的可能发生。表现不典型的常需与急腹症、肺梗死、夹层动脉瘤等鉴别。

五、并发症

1. 心脏破裂：常发生在心肌梗死后1～2周内，好发于左心室前壁下1/3处。原因是梗死灶失去弹性，心肌坏死、中性粒细胞和单核细胞释放水解酶所致的酶性溶解作用，导致心室壁破裂，心室内血液进入心包，造成心包填塞而引起猝死。另外，室间隔破裂，左心室血液流入右心室，可引起心源性休克和急性左心衰竭。左心室乳头肌断裂，可引起急性二尖瓣关闭不全，导致急性左心衰竭。

2. 室壁瘤：可发生在心肌梗死早期或梗死灶已纤维化的愈合期由梗死心肌或瘢痕组织在心室内压力作用下，局限性地向外膨隆而形成室壁瘤。室壁瘤可继发附壁血栓、心律不齐及心功能不全。

3. 附壁血栓形成：多见于左心室。由于梗死区内膜粗糙，室壁瘤处出现涡流等原因而诱发血栓形成。血栓可发生机化，少数血栓因心脏舒缩而脱落引起动脉系统栓塞。

4. 心律失常：多发生在发病早期，也可在发病1～2周内发生，以室性早搏多见，可发生室性心动过速、心室颤动，导致心脏骤停、猝死。缓慢性心律失常如心动过缓、房室传导阻滞多见于下壁梗死受检者发病早期，多可恢复，少数需永久起搏器治疗。

5. 心力衰竭和心源性休克：可见于发病早期，也可于发病数天后出现，详见临床表现部分。

6. 心肌梗死后综合征：一般在急性心肌梗死后2～3周或数月内发生，表现为心包炎、胸膜炎或肺炎，有发热、胸痛等症状，可反复发生，可能为机体对心肌坏死形成的自身抗原的过敏反应。

六、治疗

急性心肌梗死发病突然，应及早发现，及早治疗，并加强入院前处理。治疗原则：挽救濒死的心肌，缩小梗死面积，保护心脏功能，及时处理各种并发症。

1. 监护和一般治疗：无并发症者急性期绝对卧床1～3天；吸氧；持续心电监护，观察心率、心律变化及血压和呼吸，低血压、休克受检者必要时监测肺毛细血管楔入压和静脉压。低盐、低脂、少量多餐、保持大便通畅。无并发症受检者3天后逐步过渡到坐在床旁椅子上吃饭、大小便及室内活动。一般可在2周内出院。有心力衰竭、严重心律失常、低血压等受检者卧床时间及出院时间需酌情延长。

2. 镇静止痛：小量吗啡静脉注射为最有效的镇痛剂，也可用哌替啶。烦躁不安、精神紧张者可给予地西泮（安定）口服。

3. 调整血容量：入院后尽快建立静脉通道，前3天缓慢补液，注意出入量平衡。

4. 再灌注治疗：缩小梗死面积再灌注治疗是急性ST段抬高心肌梗死最主要的治疗措施。在发病12小时内开通闭塞冠状动脉，恢复血流，可缩小心肌梗死面积，减少死亡。越早使冠状动脉再通，受检者获益越大。“时间就是心肌，时间就是生命”。因此，对所有急性 ST 段抬高型心肌梗死受检者就诊后必须尽快做出诊断，并尽快做出再灌注治疗的策略。

（1）直接冠状动脉介入治疗（PCI）：在有急诊 PCI 条件的医院，在受检者到达医院90分钟内能完成第一次球囊扩张的情况下，对所有发病12小时以内的急性 ST 段抬高型心肌梗死受检者均应进行直接 PCI 治疗，球囊扩张使冠状动脉再通，必要时置入支架。急性期只对梗死相关动脉进行处理。对心源性休克受检者不论发病时间都应行直接 PCI 治疗。因此，急性 ST 段抬高型心肌梗死受检者应尽可能到有 PCI 条件的医院就诊。

（2）溶栓治疗：如无急诊 PCI 治疗条件，或不能在90分钟内完成第一次球囊扩张时，若受检者无溶栓治疗禁忌证，对发病12小时内的急性 ST 段抬高型心肌梗死受检者应进行溶栓治疗。常用溶栓剂包括尿激酶、链激酶和重组组织型纤溶酶原激活剂（rt-PA）等，静脉注射给药。溶栓治疗的主要并发症是出血，最严重的是脑出血。溶栓治疗后仍宜转至有 PCI 条件的医院进一步治疗。非 ST 段抬高型心肌梗死受检者不应进行溶栓治疗。

5. 药物治疗：持续胸痛受检者若无低血压可静脉滴注硝酸甘油。所有无禁忌证的受检者均应口服阿司匹林，置入药物支架受检者应服用氯吡格雷1年，未置入支架受检者可服用1月。应用 rt-PA 溶栓或未溶栓治疗的受检者可用低分子肝素皮下注射或肝素静脉注射3～5天。对无禁忌证的受检者应给与 ß 阻滞剂。对无低血压的受检者应给与肾素—血管紧张素转氨酶抑制剂（ACEI），对 ACEI 不能耐受者可应用血管紧张素受体阻滞剂（ARB）。对 β 受体阻滞剂有禁忌证（如支气管痉挛）而受检者持续有缺血或心房颤动、心房扑动伴快速心室率，而无心力衰竭、左室功能失调及房室传导阻滞的情况下，可给予维拉帕米或地尔硫卓。所有受检者均应给与他汀类药物。

6. 抗心律失常：偶发室性早搏可严密观察，不需用药；频发室性早搏或室性心动过速（室速）时，立即用利多卡因静脉注射继之持续静脉点滴；效果不好时可用胺碘酮静脉注射。室速引起血压降低或发生室颤时，尽快采用直流电除颤。对缓慢心律失常，可用阿托品肌肉注射或静脉注射；Ⅱ～Ⅲ度房室传导阻滞时，可安置临时起搏器。室上性心律失常：房性早搏不需特殊处理，阵发性室上性心动过速和快心室率心房颤动可给予维拉帕米、地尔硫卓、美托洛尔、洋地黄制剂或胺碘酮静脉注射。对心室率快、药物治疗无效而影响血流动力学者，应直流电同步电转复。

7. 急性心肌梗死合并心源性休克和泵衰竭的治疗：肺水肿时应吸氧，静脉注射吗啡、呋塞米，静脉点滴硝普钠。心源性休克可用多巴胺、多巴酚丁胺或间羟胺静脉滴注，如能维持血压，可在严密观察下加用小量硝普钠。药物反应不佳时应在主动脉内气囊反搏术支持下行直接 PCI，若冠状动脉造影病变不适于 PCI，应考虑急诊冠状动脉搭桥手术。

8. 出院前评估及出院后生活与工作安排：出院前可进行24小时动态心电监测、超声心动图、放射性核素检查，发现有症状或无症状性心肌缺血和严重心律失常，了解心功能，从而估计预后，决定是否需血管重建治疗，并指导出院后活动量。出院后2～3个月，可酌情恢复部分工作或轻工作，以后，部分受检者可恢复全天工作，但要避免过劳或过度紧张。

9. 家庭康复治疗：急性心肌梗死受检者，在医院度过了急性期后，对病情平稳、无并发症的受检者，出院回家进行康复治疗。

（1）按时服药，定期复诊；保持大便通畅；坚持适度体育锻炼。

（2）避免情绪激动和过度劳累；戒烟限酒和避免吃得过饱。

在上述原则中，坚持合理适当的体育锻炼是康复治疗的主要措施。因为心肌梗死后，

1～2个月心肌坏死已愈合。此时促进体力恢复，增加心脏侧支循环，改善心肌功能，减少复发及危险因素，是康复治疗的目的。应做到：①选择适宜运动方式和方法：在医生指导下，根据病情轻重、体质强弱、年龄大小、个人爱好等，选择能够坚持的项目，如步行、打太极拳等。②掌握好运动量，是一个关键问题：运动量必须与医生协商决定，运动量过小，尽管比不运动好，但起不到应有作用；过大则可能有害。运动中若有心前区不适发作，应立即终止运动。③运动量增加要循序渐进：尤其出院早期运动量一定要适当，根据体力恢复情况及心功能情况逐步增加运动量。需要再次强调的是，心肌梗死后每个受检者的情况都不相同，运动康复必须个体化，必须在医生指导下进行，并应有家属陪伴进行。

七、预后

急性心肌梗死的预后与梗死面积的大小、并发症及治疗有关。死亡大多发生在第一周内，尤其1～2小时内，相当一部分受检者在住院前死于室颤。住院后死亡原因除严重心律失常外，还包括心源性休克、心力衰竭、心脏破裂等。急性期住院病死率20世纪60年代在30%以上，广泛采用监护治疗后降至15%左右，近年来应用直接PCI后降至4%～6%。

八、预防

心肌梗死后必须做好二级预防，预防心肌梗死再发。受检者应采用合理膳食（低脂肪、低胆固醇饮食），戒烟、限酒，适度运动，心态平衡。坚持服用抗血小板药物（如阿司匹林）、β阻滞剂，他汀类调脂药及ACEI制剂，控制高血压及糖尿病等危险因素，定期复查。

对公众及冠心病受检者普及有关心肌梗死知识，预防心肌梗死发生，万一发生能早期诊断，及时治疗。除上述二级预防所述各项内容外，还应注意：

1. 避免过度劳累：尤其避免搬抬过重的物品。老年冠心病受检者可能诱发心肌梗死。

2. 放松精神：愉快生活，对任何事情要能泰然处之。

3. 洗澡时要特别注意：不要在饱餐或饥饿的情况下洗澡。水温最好与体温相当，洗澡时间不宜过长，冠心病程度较严重的受检者洗澡时，应在他人帮助下进行。

4. 气候变化时要当心：在严寒或强冷空气影响下，冠状动脉可发生痉挛而诱发急性心肌梗死。所以每遇气候恶劣时，冠心病受检者要注意保暖或适当防护。

5. 要懂得和识别心肌梗死的先兆症状并给予及时处理。心肌梗死受检者约70%有先兆症状，主要表现为：

（1）既往无心绞痛的受检者突然发生心绞痛，或原有心绞痛的受检者发作突然明显加重，或无诱因自发发作；

（2）心绞痛性质较以往发生改变、时间延长，使用硝酸甘油不易缓解；

（3）疼痛伴有恶心、呕吐、大汗或明显心动过缓或过速；

（4）心绞痛发作时伴气短、呼吸困难；

（5）冠心病受检者或老年人突然出现不明原因的心律失常、心力衰竭、休克或晕厥等情况时都应想到心肌梗死的可能性。

上述症状一旦发生，受检者首先应卧床，保持安静，避免精神过度紧张；舌下含化硝酸甘油或喷雾吸入硝酸甘油，若不缓解，5分钟后可再含化一片。心绞痛缓解后及时去医院就诊。若胸痛20分钟不缓解或严重胸痛伴恶心、呕吐、呼吸困难、晕厥，应呼叫救护车送往医院。

第五节　急性心跳呼吸骤停

心跳骤停是指血流不能自然地流出和流入心脏，心脏跳动突然停止。临床上造成心跳呼吸骤停原因很多，如严重创伤、各种休克、酸碱失衡、电解质紊乱、植物神经反射异常、溺水窒息、中风、药物过量、心脏病发、失血、电击、一氧化碳中毒、手术麻醉意外等。

呼吸骤停就是指心（心脏）和肺（肺部）停止活动，心脏不搏动，呼吸停止。

一、发病机制

从发生机制看，心跳、呼吸骤停大致分为原发性、继发性两类。

1. 原发性：原发性是指由于心、肺器官本身疾患如心肌梗死、冠心病、肺梗死、呼吸道烧伤、呼吸道梗阻等所致。

2. 继发性：继发性是指心、肺器官本身是正常的，但由于其他部位或器官的疾患引发全身病理改变而发生心跳、呼吸骤停，如严重创伤、电击、溺水、休克、中毒、酸碱失衡、电解质紊乱、植物神经失调等。但无论出自何种原因均由于直接或间接的引起冠脉灌注量减少、心律失常、心肌收缩力减弱或心排血量下降等机制而致。

二、临床表现

1. 神志突然丧失，出现昏迷、抽搐。
2. 发绀或面色苍白。
3. 心跳停止或心动过缓。
4. 呼吸停止或严重呼吸困难，无有效气体交换。
5. 颈动脉和股动脉搏动消失，血压测不出。
6. 瞳孔散大。
7. 心电图等电位线或室颤。

三、诊断

1. 心跳停止。
2. 颈动脉和股动脉搏动消失，血压测不出。
3. 心跳呼吸相继停止，呼吸还是心跳先停止，由原发损害决定，其间隔可长可短。
4. 神志突然丧失，出现昏迷抽搐。
5. 瞳孔散大，面色苍白或青紫。
6. 心电图监护示：心搏缓慢、心室纤颤、心室停搏。

四、施救方法

如发现有受检者心跳、呼吸骤停应立即将其取平卧位。

1. 判断受检者有无意识。

2. 大动脉搏动有无搏动。

3. 观察有无呼吸。

如果以上均没有应判断为心搏骤停，应该立即为受检者行 CPR（心肺复苏术）既生命基础支持术。

A. 开放气道

急救者右手按压前额使头后仰，左手向上举颏。同时用手指去除受检者口和鼻腔中异物。

B. 人工呼吸

将受检者鼻子捏住，采取口对口人工呼吸。

C. 胸外心脏按压

掌根部按在受检者胸骨上，位置在两乳连线中点。频率：100次 /min。按压深度4～5cm。每按压30次需做人工吹气2次，连续做5个周期后重新评估病员的呼吸和循环体征。

与此同时，应立即拨打120求救。

CPR 操作顺序的变化：A-B-C → C-A-B

2010（新）：C-A-B 即 C 胸外按压→ A 开放气道→ B 人工呼吸

2005（旧）：A-B-C 即 A 开放气道→ B 人工呼吸→ C 胸外按压

五、施救时间

心搏骤停1分钟内实施 -CPR 成功率 >90%

心搏骤停4分钟内实施 -CPR 成功率约60%

心搏骤停6分钟内实施 -CPR 成功率约40%

心搏骤停8分钟内实施 -CPR 成功率约20%

六、抢救要点

1. 复苏重点是做高质量的 CPR，减少中断，确定可逆因素或并发症。

2. 尽快气道建立。

七、治疗原则

1. 立即建立通畅的呼吸道。

2. 立即人工呼吸。

3. 心脏按压：胸外心脏按压，胸内心脏按压。

4. 应用心肺复苏药物。

5. 心电图监护。

6. 保护脑、肾功能。

7. 低温。

八、用药原则

1. 心搏、呼吸停止，紧急复苏时应用肾上腺素、洛贝林进行心肺复苏。

2. 心动过缓时应用肾上腺素或异丙肾上腺素，阿托品增快心率，并加用5% 碳酸氢钠、地塞米松等，低钙时静注钙剂，钙正常时可用维拉帕米。

3. 呼吸心跳基本恢复后，可用20% 甘露醇、呋塞米，减轻缺氧引起的脑水肿。

附　　录

健康体检的暂行规定（卫生部）

卫生部关于印发《健康体检管理暂行规定》的通知

卫医政发〔2009〕77号

各省、自治区、直辖市卫生厅局，新疆生产建设兵团卫生局，部直属有关单位：

为加强健康体检管理，促进健康体检规范有序进行，保护和增进人民群众健康，根据《中华人民共和国执业医师法》《医疗机构管理条例》和《护士条例》等法律法规，我部组织制定了《健康体检管理暂行规定》。现印发给你们，请遵照执行。

二〇〇九年八月五日

健康体检管理暂行规定

第一章　总　　则

第一条 为加强健康体检管理，保障健康体检规范有序进行，根据《中华人民共和国执业医师法》、《医疗机构管理条例》、《护士条例》等法律法规制定本规定。

第二条 本规定所称健康体检是指通过医学手段和方法对受检者进行身体检查，了解受检者健康状况、早期发现疾病线索和健康隐患的诊疗行为。

第三条 卫生部负责全国健康体检的监督管理。县级以上地方人民政府卫生行政部门负责本行政区域内健康体检的监督管理。

第二章　执业条件和许可

第四条 具备下列条件的医疗机构，可以申请开展健康体检。

（一）具有相对独立的健康体检场所及候检场所，建筑总面积不少于400m^2，每个独立的检查室使用面积不少于6m^2；

（二）登记的诊疗科目至少包括内科、外科、妇产科、眼科、耳鼻咽喉科、口腔科、医学影像科和医学检验科；

（三）至少具有2名具有内科或外科副高以上专业技术职务任职资格的执业医师，每个临床检查科室至少具有1名中级以上专业技术职务任职资格的执业医师；

（四）至少具有10名注册护士；

（五）具有满足健康体检需要的其他卫生技术人员；

（六）具有符合开展健康体检要求的仪器设备。

第五条　医疗机构向核发其《医疗机构执业许可证》的卫生行政部门（以下简称登记机关）申请开展健康体检。

第六条　登记机关应当按照第四条规定的条件对申请开展健康体检的医疗机构进行审核和评估，具备条件的允许其开展健康体检，并在《医疗机构执业许可证》副本备注栏中予以登记。

第三章　执业规则

第七条　医疗机构根据卫生部制定的《健康体检基本项目目录》制定本单位的《健康体检项目目录》（以下简称《目录》），并按照《目录》开展健康体检。

医疗机构的《目录》应当向登记机关备案；不设床位和床位在99张以下的医疗机构还应向登记机关的上一级卫生行政部门备案。

第八条　医疗机构应用医疗技术进行健康体检，应当遵守医疗技术临床应用管理有关规定，应用的医疗技术应当与其医疗服务能力相适应。

医疗机构不得使用尚无明确临床诊疗指南和技术操作规程的医疗技术用于健康体检。

第九条　医疗机构开展健康体检应当严格遵守有关规定和规范，采取有效措施保证健康体检的质量。

第十条　医疗机构应当采取有效措施保证受检者在健康体检中的医疗安全。

第十一条　医疗机构开展健康体检应当按照有关规定履行对受检者相应的告知义务。

第十二条　医疗机构应当按照《医疗机构临床实验室管理办法》有关规定开展临床实验室检测，严格执行有关操作规程出具检验报告。

第十三条　各健康体检项目结果应当由负责检查的相应专业执业医师记录并签名。

第十四条　医疗机构应当对完成健康体检的受检者出具健康体检报告。健康体检报告应当包括受检者一般信息、体格检查记录、实验室和医学影像检查报告、阳性体征和异常情况的记录、健康状况描述和有关建议等。

第十五条　健康体检报告应当符合病历书写基本规范。

第十六条　医疗机构应当指定医师审核签署健康体检报告。负责签署健康体检报告的医师应当具有内科或外科副主任医师以上专业技术职务任职资格，经设区的市级以上人民政府卫生行政部门培训并考核合格。

第十七条　医疗机构开展健康体检必须接受设区的市级以上人民政府卫生行政部门组织的质量控制管理。

第十八条　医疗机构应当制定合理的健康体检流程，严格执行有关规定规范，做好医院感染防控和生物安全管理。

第十九条　医疗机构开展健康体检不得以赢利为目的对受检者进行重复检查，不得诱导需求。

第二十条　医疗机构不得以健康体检为名出售药品、保健品、医疗保健器械等。

第二十一条　医疗机构应当加强健康体检中的信息管理，确保信息的真实、准确和完整。未经受检者同意，不得擅自散布、泄露受检者的个人信息。

第二十二条　受检者健康体检信息管理参照门诊病历管理有关规定执行。

第四章　外出健康体检

第二十三条　外出健康体检是指医疗机构在执业地址以外开展的健康体检。

除本规定的外出健康体检，医疗机构不得在执业地址外开展健康体检。

第二十四条　医疗机构可以在登记机关管辖区域范围内开展外出健康体检。

第二十五条　医疗机构开展外出健康体检前，应当与邀请单位签订健康体检协议书，确定体检时间、地点、受检人数、体检的项目和流程、派出医务人员和设备的基本情况等，并明确协议双方法律责任。

第二十六条　医疗机构应当于外出健康体检前至少20个工作日向登记机关进行备案，并提交以下备案材料：

（一）外出健康体检情况说明，包括邀请单位的基本情况、受检者数量、地址和基本情况、体检现场基本情况等；

（二）双方签订的健康体检协议书；

（三）体检现场标本采集、运送等符合有关条件和要求的书面说明；

（四）现场清洁、消毒和检后医疗废物处理方案；

（五）医疗机构执业许可证副本复印件。

第二十七条　外出健康体检的场地应当符合本办法第四条第一项要求。进行血液和体液标本采集的房间应当达到《医院消毒卫生标准》中规定的Ⅲ类环境，光线充足，保证安静。

第二十八条　医疗机构应当按照《目录》开展外出健康体检。外出健康体检进行医学影像学检查和实验室检测必须保证检查质量并满足放射防护和生物安全的管理要求。

第五章　监督管理

第二十九条　无《医疗机构执业许可证》开展健康体检的，按照《医疗机构管理条例》第四十四条处理。

医疗机构未经许可开展健康体检的，按照《医疗机构管理条例》第四十七条处理。

第三十条　未经备案开展外出健康体检的，视为未变更注册开展诊疗活动，按照《医疗机构管理条例》和《执业医师法》有关条款处理。

第三十一条　健康体检超出备案的《健康体检项目目录》的，按照《医疗机构管理条例》第四十七条处理。

第三十二条　医疗机构出具虚假或者伪造健康体检结果的，按照《医疗机构管理条例》第四十九条处理。

第三十三条　开展健康体检引发医疗事故争议的按照《医疗事故处理条例》处理。

第六章　附　　则

第三十四条　本规定所称健康体检不包括职业健康检查、从业人员健康体检、入学、入伍、结婚登记等国家规定的专项体检、基本公共卫生服务项目提供的健康体检和使用新型农村合作医疗基金为参加新型农村合作医疗农民开展的健康体检以及专项疾病的筛查和普查等。

第三十五条　已开展健康体检服务的医疗机构，应当在2009年11月30日前完成健康体检服务登记。

第三十六条　本办法自2009年9月1日起施行。

健康体检中心基本标准和管理规范（试行）

关于印发医疗消毒供应中心等三类医疗机构基本标准和管理规范（试行）的通知

国卫医发〔2018〕11号

各省、自治区、直辖市及新疆生产建设兵团卫生计生委：

为加快推进医疗领域“放管服”改革，鼓励社会力量提供多层次多样化的医疗服务，根据《国家卫生计生委关于深化“放管服”改革激发医疗领域投资活力的通知》（国卫法制发〔2017〕43号），我委组织制定了医疗消毒供应中心、健康体检中心、眼科医院的基本标准和管理规范（试行）（可从国家卫生健康委员会网站下载）。现印发给你们，并提出以下工作要求：

一、医疗消毒供应中心、健康体检中心、眼科医院属于独立设置的医疗机构，依法独立承担民事责任。医疗消毒供应中心由省级卫生健康行政部门审批，眼科医院由省级或地市级卫生健康行政部门审批，健康体检中心的审批权限由省级卫生健康行政部门按照《医疗机构管理条例》及其实施细则的规定确定。

二、各级卫生健康行政部门应当加强对独立设置医疗机构的规划引导，鼓励医疗消毒供应中心、健康体检中心、眼科医院连锁化、集团化经营，建立规范、标准的服务与管理模式。

三、各级卫生健康行政部门应当将医疗消毒供应中心、健康体检中心、眼科医院纳入当地医疗质量安全管理与控制体系，加强医院感染防控和质量安全管理，严格落实相关管理规范与制度，保障医疗质量安全。

四、在本通知印发之日前成立的面向医疗机构提供服务的消毒供应机构，应当按照本通知要求于2019年6月1日前完成相应调整，并取得《医疗机构执业许可证》。

五、医疗消毒供应中心、健康体检中心、眼科医院应当与区域内的其他综合性医院建立协作关系，畅通转诊渠道，加强技术协作，不断提升医疗服务水平。

附件：1. 医疗消毒供应中心基本标准（试行）

2. 医疗消毒供应中心管理规范（试行）

3. 健康体检中心基本标准（试行）

4. 健康体检中心管理规范（试行）

5. 眼科医院基本标准（试行）

6. 眼科医院管理规范（试行）

国家卫生健康委员会

2018年5月17日

附件3

健康体检中心基本标准（试行）

健康体检中心是独立设置的医疗机构，不包括医疗机构内部的体检中心和体检科室等。健康体检中心主要通过医学手段和方法对受检者进行身体检查，了解受检者健康状况、早期发现疾病线索和健康隐患。

一、诊疗科目

应当至少设置内科、外科、妇产科（妇科专业）、眼科、耳鼻咽喉科、口腔科、医学检验科、医学影像科。

二、科室设置

应当包括内科、外科、妇科、眼科、耳鼻喉科、口腔科、检验科、放射科、超声科、心电图室，以及质量与安全管理、健康管理、医院感染管理、体检资料管理、信息、设备、消毒供应室等部门。

三、人员配置

（一）至少有2名具有内、外科副高级及以上专业技术职务任职资格的执业医师，经设区的市级以上卫生健康行政部门培训并考核合格，负责审核签署健康体检报告；每个临床检查科室、医技检查科室至少有1名具有中级及以上专业技术职务任职资格的执业医师。

（二）至少有10名护士，其中至少有5名具有主管护师及以上专业技术职务任职资格。

（三）医技人员应当具有专业技术职务任职资格和相关岗位的任职资格。

（四）质量安全管理、健康管理、医院感染管理、体检资料管理、信息、设备、消毒供应室等部门应当配备满足健康体检需要的相应人员。

四、基本设施

（一）具有独立的健康体检及候检场所，建筑总面积不少于400m^2，医疗用房面积不少于总面积75%。各检查科室应独立，每检查室净使用面积不得小于6m^2。

（二）整体建筑设施执行国家无障碍设计相关标准，并符合消防、安全保卫、应急疏散等功能要求。

（三）体检区域应当有空气调节设备，保持适宜温度和良好通风，各物理检查科室和辅助仪器检查项目独立设置并有规范、清晰、醒目的标识导向系统。

（四）设置医疗废物暂存处，实行医疗废物分类管理。

（五）健康体检中心的建设，在执行本标准的同时，还应当符合国家现行的相关标准和规范。

五、分区布局

（一）候检与咨询区

空间相对开放，设置独立，有明确的标识，有专人负责。

（二）体检区

能够完成相关健康体检项目，宜按性别分区。

（三）辅助功能区

集中供电、供水以及消毒供应室和其他等。

（四）管理区

质量与安全、医院感染、设备、体检资料、信息化等管理部门。

六、基本设备

（一）常规设备：应当配备符合开展健康体检项目要求的仪器设备。如：测量尺、身高体重计、血压计、裂隙灯、显微镜、血细胞分析计数仪、尿液分析检测仪、全自动或半自动生化仪、十二导联同步心电图机、X 线光机（DR）、彩色多普勒超声诊断仪等。

（二）急救设备：至少配备全导联心电图机、心脏除颤仪、简易呼吸器、负压吸引器、气管插管设备、供氧设备、抢救车及急救药品。

（三）信息化设备：配置具备信息报送、传输和自动化办公功能的网络计算机等设备，配备与功能相适应的信息管理系统，信息化建设符合国家和所在区域相关要求。

七、管理

建立健康体检质量安全管理体系，制定各项规章制度、人员岗位职责。施行由国家制定或认可的技术规范和操作规程。规章制度至少包括受检者隐私保护制度、健康体检操作查对制度、健康体检科室间会诊制度、健康体检报告管理制度、疑难健康体检报告讨论制度、健康体检高危异常检查结果登记追访制度、健康体检医院感染管理制度、健康体检传染病报告制度、设施与设备管理制度、医务人员职业安全防护管理制度、医疗废物处置管理制度、受检者抢救与转诊制度、停电停水等突发事件的应急预案以及消防制度。工作人员必须参加各项规章制度、岗位职责、流程规范的学习和培训，并有记录。

附件4

健康体检中心管理规范（试行）

为规范健康体检中心的管理工作，提高健康体检水平，保障医疗质量和医疗安全，根据《中华人民共和国执业医师法》、《医疗机构管理条例》、《护士条例》、《健康体检管理暂行规定》等法律法规制定本规范。本规范适用于独立设置的健康体检中心。

一、机构管理

（一）健康体检中心应当制定并落实管理规章制度，执行国家颁布或者认可的技术规范和操作规程，明确工作人员岗位职责，严格落实消防、安全保卫、应急疏散和医院感染防控等措施，保障健康体检服务安全、有效地开展。

（二）应当按照登记机关核准的诊疗科目开展健康体检服务，原则上不开展临床治疗工作（急救抢救除外）。

（三）健康体检中心负责人是本机构医疗质量安全管理第一责任人。应当设置医疗质量安全管理部门，负责质量安全管理与控制工作，医疗质量安全管理人员应当由具有副高级及以上专业技术职务任职资格的执业医师担任，具备相关专业知识和管理工作经验。

（四）应当参与各级健康体检质控中心的各项活动，并接受卫生健康行政部门或者质控中心开展的质量管理与控制。

（五）按照相关规定做好内部质量、安全、服务、技术、财务、治安和后勤保障等方面的管理。

二、质量管理

健康体检中心应当按照以下要求开展质量管理工作：

（一）卫生专业技术人员配置符合《健康体检中心基本标准（试行）》的规定。

（二）应当建立机构内部质量管理体系，保证质量管理体系运行有效。制定质量目标，并根据目标要求定期检查。对重点环节和影响医疗质量安全的高危因素进行监测、分析和反馈，提出控制措施。

（三）应当严格落实各项规章制度，做好培训、执行、分析及改进记录。

（四）健康体检各项检查应当严格按照相关技术规范、标准和操作规程。

（五）健康体检至少应当包括健康问卷、临床科室检查、实验室检查、辅助仪器检查内容。健康体检项目宜分为基础体检项目和备选体检项目，受检者可结合自身健康状况，在医生专业指导下选择适宜的体检项目。

（六）健康体检报告应当符合以下要求

1. 健康体检报告应当客观、准确、完整，规范使用医学术语，表述准确，语句通顺。

2. 健康体检报告应当包括受检者在本机构体检的唯一标识、受检者基本信息、疾病史、家族史等。

3. 质控管理部门应当定期对体检报告质量进行抽检，抽检量不低于3%。

（七）应当制定并落实工作人员培训计划，并进行考核，使工作人员具备与本职工作相关的专业知识和技能。建立技术人员专业知识更新、专业技能维持与培养的医学继续教育制度和记录。

（八）应当按照规定使用和管理医疗设备、医疗耗材、放射防护用品、消毒药械和医疗用品等。

三、安全管理

（一）健康体检中心应当具有应急处理能力，建立各类应急处置预案（如晕针、针刺伤、低血糖、跌倒、心脏骤停、停水、停电、信息系统故障等），并定期开展应急处理能力培训和演练。

（二）应当按照国家有关法规加强信息安全管理，做好受检者信息资料备份保存及隐私保护。

（三）应当按照国家有关法规做好消防安全管理。

（四）应当配备必要的安全设备和个人防护用品，保证工作人员能够正确使用。

（五）健康体检中心应当加强医院感染预防与控制工作，建立并落实相关规章制度和工作规范，科学设置工作流程，降低医院感染的风险。

（六）建筑布局应当遵循环境卫生学和感染控制的原则，做到布局合理、分区明确、标识清楚，符合功能流程的基本要求。

（七）应当严格执行医疗器械、器具的消毒技术规范，并达到以下要求：

1. 进入受检者组织、无菌器官的医疗器械、器具和物品应当达到灭菌水平。

2. 接触受检者皮肤、黏膜的医疗器械、器具和物品应当达到消毒水平。

3. 各种用于注射、穿刺等有创操作的医疗器具应当采用一次性耗材。消毒药械、一次性医疗器械和器具应当符合国家有关规定。一次性使用的医疗器械、器具不得重复使用。

4. 医务人员的手卫生应当遵循《医务人员手卫生规范》。

（八）应当按照《医疗废物管理条例》及有关规定对医疗废物进行分类和处理。

（九）与就近具有救治能力的医院签订急危重症受检者处理与转诊协议。

四、监督与管理

（一）各级卫生健康行政部门应当加强对辖区内健康体检中心的监督管理，卫生健康监督机构每年现场监督检查不少于一次，发现存在质量问题或者安全隐患时，应当责令其立即整改。

（二）各级卫生健康行政部门履行监督检查职责时，有权采取下列措施：

1. 对健康体检中心进行现场检查，了解情况，调查取证。

2. 查阅或者复制质量和安全管理的有关资料，采集、封存样品。

3. 依法责令停止违法违规行为。

（三）对于违反有关法律法规和本规范规定的，卫生健康行政部门应当视情节依法依规进行处罚；构成犯罪的，应当依法追究刑事责任。

卫生部《健康体检基本项目目录》

一、为指导和规范健康体检服务，卫生部组织专家在广泛征求意见的基础上制定了《健康体检项目目录》（以下简称《目录》）。《目录》包括基本项目和备选项目两个部分。

二、基本项目是为达到健康体检目的所设定的项目，共14大项59小项。建议受检者全面了解自身健康状况时使用。

三、备选项目是基本体检结束后，发现受检者存在某种疾病风险时开展的体检项目及体能项目，由医疗机构和受检者共同确定。

四、《目录》的制定坚持了以下原则：

1. 达到健康体检的目的，即了解受检者的健康状况，并早期发现疾病隐患，如肿瘤和常见慢性疾病等。

2. 区分健康体检项目和疾病诊断项目。主要用于疾病诊断用途的技术和方法不列入健康体检项目。

3. 保证健康体检的质量和安全。采用临床证明已经成熟、准确、敏感的诊断技术和方法。侵入性和存在较大风险的项目不列入健康体检项目。

4. 有利于体现健康体检成本效益最优原则。引导健康体检合理进行，避免浪费。

五、《目录》将根据需要定期进行修订。

附1：

《卫生部健康体检基本项目目录》

一、基本项目

1. 问卷问诊（生活方式：饮食习惯，烟酒嗜好，运动，体力活动，生活起居等；个人史：既往疾病或伤残史、手术史，用药、输血及过敏史，婚姻状况，妇女月经及婚育史等；家族史：遗传病史，慢病家族史等；健康体检史：首次体检时间，主要阳性发现，跟踪管理处置情况等）

2. 一般检查（血压：静息收缩压舒张压，脉压等，毫米汞柱 mmHg；身高 cm；体重 kg；体重指数（BMI 体重 / 身高^2）；腰围平脐腰围 cm；臀围 cm）

3. 内科（肺部、心脏、肝、脾、神经系统）

4. 外科（皮肤黏膜；头颈；脊柱；四肢；关节；浅表淋巴结；甲状腺；肛诊；外生殖器 男性，乳腺女性）

5. 眼科（视力；辨色力；外眼检查；裂隙灯检查）

6. 耳鼻咽喉科（耳；粗测听力；鼻；咽喉）

7. 口腔科（黏膜；牙齿；牙龈；颞颌关节；腮腺）

8. 妇科（外阴；内诊；宫颈涂片）
9. 实验室常规检查（血常规；尿常规；便常规；便潜血）
10. 实验室生化检查（肝功5项；肾功2项；血脂4项；空腹血糖；尿酸）
11. 实验室免疫性检查（乙肝5项；丙肝抗体；梅毒抗体；艾滋病抗体）
12. 常规心电图（十二导联同步心电图）
13. X 线检查（胸部正位片 / 胸透；颈腰椎 X 线检查）
14. 超声检查（腹部超声；妇科 B 超 / 前列腺膀胱 B 超；乳腺 B 超）

二、备选项目

1. 体适能检查（力量；耐力；柔韧性；肺活量）
2. 实验室检查（肿瘤标志物）
3. 仪器检查（眼底照相；颈动脉超声；心脏超声；骨密度检查；宫颈癌筛查）

附2：

卫生部《健康体检基本项目目录》表

一、基本项目目录

项目编号	项目类别	项目	仪器 / 设备
1	问诊问卷	1.1 生活方式（饮食习惯，烟酒嗜好，运动，体力活动，生活起居等） 1.2 个人史（既往疾病或伤残史、手术史，用药、输血及过敏史，婚姻状况，妇女月经及婚育史等） 1.3 家族史（遗传病史，慢病家族史等） 1.4 健康体检（首次体检时间，主要阳性发现，跟踪管理处置情况等）	
2	一般检查	2.1 血压：静息收缩压舒张压，脉压等，毫米汞柱（mmHg） 2.2 身高（cm） 2.3 体重（kg） 2.4 体重指数（BMI 体重 / 身高 ^{2}（米的平方）） 2.5 腰围 [平脐腰围（cm）] 2.6 臀围（cm）	测量尺、身高体重仪
3	内科	3.1 肺部 3.2 心脏 3.3 肝 3.4 脾 3.5 神经系统	

续　表

项目编号	项目类别	项目	仪器 / 设备
4	外科	4.1 皮肤黏膜 4.2 头颈 4.3 脊柱 4.4 四肢 4.5 关节 4.6 浅表淋巴结 4.7 甲状腺 4.8 肛诊 4.9 外生殖器（男性），乳腺（女性）	
5	眼科	5.1 视力 5.2 辨色力 5.3 外眼检查 5.4 裂隙灯检查	裂隙灯
6	耳鼻咽喉科	6.1 耳（外耳道、鼓膜） 6.2 粗测听力（音叉或耳语） 6.3 鼻（鼻腔） 6.4 咽喉	
7	口腔科	7.1 黏膜 7.2 牙齿 7.3 牙龈 7.4 颞颌关节 7.5 腮腺	
8	妇科	8.1 外阴 8.2 内诊 8.3 宫颈涂片	显微镜
9	实验室常规检查	9.1 血常规（白细胞计数 WBC、红细胞计数 RBC、血红蛋白测定 Hb、红细胞压积 Hematocrit、平均红细胞体积 MCV、平均红细胞血红蛋白 MCH、平均红细胞血红蛋白浓度 MCHC、红细胞体积分布宽度 RDW、血小板计数 PLT、白细胞五项分类 WBC Differential Count） 9.2 尿常规（外观、尿蛋白定性、尿糖定性、尿胆红素、尿胆原、尿潜血、尿酮体、尿亚硝酸盐、尿血细胞、尿比重、尿 PH 值） 9.3 便常规（大便一般性状、镜检） 9.4 便潜血（OB）	血细胞分析计数仪 尿液分析检测仪尿 显微镜 显微镜

续　表

项目编号	项目类别	项目	仪器 / 设备
10	实验室生化检查	10.1 肝功 5 项〔丙氨酸氨基转移酶（ALT）、γ- 谷氨酰基转肽酶（GGT）、总胆红素（TBil）、白蛋白（ALB）、球蛋白（GLB）〕 10.2 肾功 2 项〔尿素氮（BUN）、肌酐（Cr）〕 10.3 血脂 4 项〔总胆固醇（TC）、甘油三酯（TG）、低密度脂蛋白胆固醇（LDL-C）、高密度脂蛋白胆固醇（HDL-C）〕 10.4 空腹血糖（FBG） 10.5 尿酸（UA）	全自动或半自动生化仪
11	实验室免疫学检查	11.1 乙肝五项（HBsAg、抗 HBs、HBeAg、抗 HBe、抗 HBc） 11.2 丙肝抗体（抗 HCV） 11.3 梅毒抗体（TP） 11.4 艾滋病抗体（抗 -HIV）	
12	常规心电图	十二导联同步心电图	十二导联同步心电图机
13	X 线检查	13.1 胸部正位片 / 胸透（肺脏，胸膜，心脏，肋骨） 13.2 颈腰椎 X 线检查（颈腰椎结构及形态）	X 线光机（DR） X 线机
14	超声检查	14.1 腹部超声（肝，胆，胰，脾，肾） 14.2 妇科 B 超 / 前列腺膀胱 B 超（膀胱，子宫、附件（女），前列腺（男）大小、结构及占位） 14.3 乳腺 B 超（乳腺结构及占位）	B 型超声检查仪 彩色 B 超 彩色 B 超

二、备选项目

体适能检查	力量	握力（kg）	握力计
	耐力	下蹲试验 / 仰卧起坐（次 / 分）× 分	
	柔韧性	坐位体前屈（cm）	
	肺活量	最大呼气量（ml）	肺活量计
实验室检查（肿瘤标志物）	肿瘤标志物	AFP（甲胎蛋白 - 肝癌），PSA（男，前列腺特异性抗原），CEA（癌胚抗原 - 结肠癌、胃癌、胰小肠肝肺乳腺癌），CA199（癌抗原 - 胰腺、胃癌、结、直肠癌、胆囊癌），CA150，CA50，CA153（癌抗原 - 乳腺癌），CA125（癌抗原 - 卵巢、子宫内膜癌），NSE 等	放免仪 / 发光仪
仪器检查	眼底照相	眼底动脉走行及硬化表现	眼底彩色照相仪
	颈动脉超声	内经大小，内中膜厚度（IMT），斑块，狭窄，血流频谱速度等	彩色超声诊断仪

续　表

体适能检查	力量	握力（kg）	握力计
	心脏超声	腔室大小，结构，形态，瓣膜，室壁运动，血流速度，方向等	彩色超声诊断仪
	骨密度检查	T 值（同性青年峰值平均值），Z 值（同性同龄平均值）	双能 X 线骨密度测试仪 / 超声骨密度测试仪
	宫颈癌筛查	有无异常细胞	高倍显微镜
		有无高、低危乳头状瘤病毒感染	高倍显微镜

健康体检评估报告（推荐格式）

×××健康管理中心（院、科）

健康体检评估报告

体检编号：______________________　　　　体检代码______________

体检类型：1. 基本项目体检 □ 2. 基本项目 + 备选项目体检 □ 3. 专项体检 □

姓名		性别		年龄		民族	
婚姻		职业		出生地		文化程度	
身份证号							
工作单位							
现住地址						邮编	
联系电话							
体检日期							
报告日期							

健康史

生活方式：饮食习惯：喜欢食咸食或清淡，其他饮食；烟酒嗜好：有无吸烟或饮酒史及吸烟和饮酒量，其他习惯。运动：每天是否进行运动或体育锻炼，运动方式和运动量。体力活动：从事轻体力劳动、中度体力劳动或重体力劳动。生活起居：是否规律。

个人史：既往疾病：有无高血压病、冠心病、糖尿病、肿瘤及其他病史。有无伤残史。有无手术史。婚姻状况：已婚、未婚、丧偶、离婚。妇女月经史、婚育史。有无过敏史，如药物过敏等。有无吸毒史、输血史。是否现在用药、药物名称、计量等。

家族史：直系三代以内亲属有无遗传病史、慢病家族史，如高血压病、糖尿病、肿瘤等病史。

体检史：首次体检的时间、最后体检的时间，主要阳性发现，跟踪管理处置情况。

临床体格检查

一般状态：血压、身高、体重、体重指数、营养和发育、臀围、腰围等。

内科：肺脏、心脏、肝脏、脾脏、神经系统。

外科：皮肤粘膜、头颈、脊柱、四肢、关节、浅表淋巴结、甲状腺、肛诊、男性生殖器、女性乳腺。

妇科：外阴、内诊、宫颈涂片。

眼科：视力、辨别色力、外眼检查、裂隙灯检查。

耳鼻咽喉科：耳包括外耳道、鼓膜检查；粗测听力如音叉或耳语；鼻和鼻腔；咽喉。

口腔科：黏膜、牙齿、牙龈、颞颌关节和腮腺。

实验室及辅助检查

实验室：常规检查（血常规；尿常规；便常规；便潜血）；生化检查（肝功5项；肾功2项；血脂4项；空腹血糖；尿酸）；免疫学检查（乙肝5项；丙肝抗体；梅毒抗体；艾滋病抗体）。

辅助检查：常规心电图；X 线检查（胸部正位片 / 胸透；颈腰椎 X 线检查）；超声波检查（腹部超声；妇科 B 超 / 前列腺膀胱 B 超；乳腺 B 超）和特殊的实验室检查等。

体检摘要

将健康史、临床体格检查、实验室检查与器械检查中的异常或阳性结果和有鉴别诊断价值的阴性结果提炼总结，扼要反映体检健康评估情况及提示体检诊断依据。

体检诊断

对本次健康体检的健康状态做出评估诊断，其异常和阳性发现按照主次加以排列，如健康隐患、疾病线索。

本次体检建议与健康指导

根据本次健康体检的评估诊断，对受检者目前健康状态如未发现异常；或有代谢异常，功能异常；或出现危急值等不同情况分别提出建议和指导。

一、受检者体检结果正常 指导其掌握营养膳食、生活方式、运动和锻炼、良好心理适应能力、预防疾病的卫生保健知识。

二、受检者体检结果异常 指导受检者及时到医院及相关科室就诊，或到健康管理及指导中心接受健康管理和帮助。

三、受检者体检结果出现危急值告知受检者，如需紧急处置，立即采取措施，危及生命时立即通知120急救。

体检结论

将体检资料做出全面综合分析，对受检者本次健康体检的结果做出判断，做出体检结论：体检结果正常或体检结果异常。

体检医师________主检医师________终审医师________

报告日期______年______月______日

温馨提示：

1. 需体检报告解读者请与本院健康管理部联系。联系电话：0371-××××××

2. 本报告中的检查结果、体检诊断、体检结论只对本次体检负责，不作为最终诊断，仅供临床参考。如需要进一步诊断，请到医院相应专科诊治。

附：健康体检评估报告范例

健康体检评估报告

体检编号：RJ2019 0078 094　　体检代码：4330021197312082912

体检类型：1. 基本项目体检 □ 2. 基本项目 + 备选项目体检 □　3. 专项体检 □

姓　名	马××	性别	女	年　龄	50岁	民　族	汉
婚　姻	已婚	职业	职员	出生地	天津市静海区	文化程度	本科
身份证号	××30021××312082912						
工作单位	××省××市××公司						
现住地址	××市××区××大道××号 3-5-××号	邮编	450000				
联系电话	138××××2008						
体检日期	2019年3月8日						
报告日期	2019年3月12日						

健康史

马××，女，50岁。于2019年3月8日来我院进行健康体检。

生活方式：其喜欢吃甜食，不吸烟，少量饮酒，每天少量运动，轻体力活动，生活起居比较规律。

个人史：既往有高血压和糖尿病史5年。无伤残史和手术史。婚姻状况：已婚。育一男二女。无过敏史，无吸毒史、输血史。现在用药、药物名称、计量等不详。

家族史：其父亲有高血压和糖尿病史多年。

体检史：首次体检的时间2017年10月，最后体检的时间为半年前进行健康体检，空腹血糖9.3mmol/L。曾服降糖药。

临床体格检查

一般状态：血压 135/95mmHg，身高158cm，体重65kg，体重指数26.03，腰围85cm，臀围102cm，发育正常，营养良好。

内科：心率90次 /min，心律齐。肺脏、肝脏、脾脏、神经系统检查未见异常。

外科：皮肤粘膜、头颈、脊柱、四肢、关节、浅表淋巴结、甲状腺、女性乳腺检查未见异常。

妇科：外阴、内诊、宫颈涂片检查未见异常。

眼科：视力、辨色力、外眼检查、裂隙灯检查未见异常。

耳鼻咽喉科：耳包括外耳道、鼓膜检查；粗测听力如音叉或耳语；鼻和鼻腔；咽喉检查未见异常。

口腔科：黏膜、牙齿、牙龈、颞颌关节和腮腺未见异常。

实验室及辅助检查

实验室：空腹血糖8.5mmol/L。常规检查：血常规、尿常规、便常规、便潜血；生化检查：肝功5项；肾功2项；血脂4项；空腹血糖；尿酸；免疫学检查：乙肝5项；丙肝抗体；梅毒抗体；艾滋病抗体均未见异常。

辅助检查：常规心电图；心电图显示：窦性心律、心率90次 /min。X 线检查：胸部正位片检查未见异常；超声波检查：妇科 B 超检查未见异常。

体检摘要

马 ××，女，50岁。于2019年3月8日来我院进行健康体检。平时喜欢吃甜食，不吸烟，少量饮酒，每天少量运动、轻体力活动生活，起居比较规律，自诉既往有“高血压和糖尿病史”5年，已婚。其父亲有“高血压和糖尿病史”多年。半年前进行健康体检，空腹血糖9.3mmol/L。

血压135/95mmHg，身高158cm，体重65kg，体重指数26.03，腰围85cm，臀围102cm，发育正常，营养良好。心率90次 /min，心律齐。空腹血糖8.5mmol/L。心电图显示：窦性心律、心率90次 /min。妇科检查未见异常。本次其余检查项目均为阴性。

体检诊断

一、血压增高（135/95mmHg）

二、体重超重（65kg）、体重指数超标（26.03）

三、空腹血糖增高（8.5mmol/L）

本次体检建议与健康指导

一、血压异常，空腹血糖异常建议及时到心血管专科和内分泌科进一步就诊。

二、体重和体重指数异常，建议及时到健康管理中心进行饮食、运动等健康指导。

体检结论

马 ×× 女士，本次体检心血管系统血压、内分泌糖代谢表现异常，应及时到相关医院就医。

体检医生 李×× 主检医生 张×× 终审医生 王××

报告日期 2019 年 3 月 12 日

温馨提示：

1. 需体检报告解读者请与本院健康管理部联系。联系电话：0371-××××××

2. 本报告中的检查结果、体检诊断、体检结论只对本次体检负责，不作为最终诊断，仅供临床参考。如需要进一步诊断，请到医院相应专科诊治。

健康体检基本信息采集（推荐格式）

健康体检基本信息采集

体检类别：团体体检口　　　　　　　　　单位：____________________个人体检口

一、基本信息

体检编号：　　　　　　　　体检代码

体检类型：1. 基本项目体检 口 2. 基本项目 + 备选项目体检 口 3. 专项体检 口

姓　名		性别		年　龄		民　族	
婚　姻		职业		出生地		文化程度	
身份证号							
工作单位							
现住地址		邮编					
联系电话							
体检日期							
报告日期							

二、问卷问诊

（一）生活方式

饮食习惯：甜食 无口有口；咸食 无口有口；清淡 无口有口；其他_____

烟酒嗜好：吸烟 无口有口；饮酒 无口有口；其他_____

运动：每天 无口有口；其他_____

体力活动：轻体力口；中体力口；重体力口；其他_____

生活起居：规律口；不规律口；很不规律口；其他_____

（二）个人史

既往疾病：高血压病 无口有口；冠心病 无口有口；糖尿病 无口有口；肿瘤 无口有口；其他_______

伤残史：无口有口；其他_____

手术史：无口有口；其他_____

婚姻状况：已婚口未婚口 丧偶口离婚口其他_____

妇女月经史：__________婚育史__________

过敏史 无 口有口；药物过敏 无口有口；吸毒史 无口有口；输血 无口有口；其他_____

现在用药 无 口有口；药物名称________________________________

（三）家族史：

遗传病史 无口有口：其他 _____

慢病家族史 无口有口：其他_____

（四）首次体检时间：______________，最后体检时间______________

主要阳性发现：____

跟踪管理处置情况：____

____

信息采集者______________　　　　　　　　_________年________月________日

温馨提示：

1. 健康体检基本信息的填写对健康体检可以提供重要的疾病线索，对健康体检项目的正确选择提供帮助。

2. 健康体检机构对个人的健康体检基本信息有保护个人信息的责任和义务，我们承诺保护您个人的信息。

民营健康体检机构服务质量规范（推荐服务指南）

民营健康体检机构服务质量评估

Quality evaluation of service management of private health examination institutions

1. 范围

本标准规定了民营健康体检机构服务质量的术语和定义、基本要求、机构技术人员配置、设施设备、基本制度、服务内容、基本检查内容、安全要求、质量控制和评价与改进。

本标准适用于卫生行政部门准予开展健康体检的各类民营机构。

2. 规范性引用文件

下列文件对本标准的应用是必不可少的。凡是注日期的引用文件，仅注日期的版本适用于本文件。凡是不注日期的引用文件，其最新版本（包括所有的修改单）适用于本文件。

GB/T 22576-2008	医学实验室质量和能力的专用要求
GB6682-2000	中国实验室用水国家标准
GB13495.1-2015	消防安全标志第1部分：标志
GB15982	医院消毒卫生标准
GB18466-2005	医疗机构水污染物排放标准
WS308-2009	医疗机构消防安全管理
WS310.2-2009	医院消毒供应中心第2部分：洗消毒及灭菌技术操作规范
WS310.3-2009	医院消毒供应中心第3部分：洗消毒及灭菌效果监测标准
WS/T367	医疗机构消毒技术规范
WS444.1-2014	医疗机构受检者活动场所及坐卧设施安全要求第1部分：活动场所
WS444.2-2014	医疗机构受检者活动场所及坐卧设施安全要求第2部分：坐卧设施
DB11/T1240-2015	医学实验室质量与技术要求

3　术语和定义

下列术语和定义适用于本文件。

3.1　民营健康体检机构 Private health examination institutions

指非公有制（群众集体经营；私人经营）健康体检机构业，包括健康体检中心、健康体检院、健康体检站。

3.2　健康体检 health screening

健康体检是指通过医学手段和方法对受检者进行身体检查，了解受检者健康状况、早期发现疾病线索和健康隐患的诊疗行为。不包括职业健康检查、从业人员健康体检、入学、入伍、结婚登记等国家规定的专项体检、基本公共卫生服务项目提供的健康体检和使用新型农村合作医疗基金为参加新型农村合作医疗农民开展的健康体检以及专项疾病的筛查和普查等。

4. 基本要求

4.1　执业资质和部门设置

4.1.1　执业资质：从事健康体检的民营机构医疗机构应具备合法执业资质，并悬挂或张贴明显处。

4.1.2　基本部门应设置体检部、健康管理部、质量与安全部、医院感染管理部、体检资料与信息管理部、设备部、消毒供应室等部门。

4.1.3　人员条件

4.1.3.1　从事健康体检的医师，要求取得临床医学、全科医学或相关专业大学本科毕业证书，并取得执业医师资格证。

4.1.3.2　从事健康体检护理工作的人员，要求取得执业护士资格证。

4.1.3.3　从事健康体检放射、超声、心电、检验等岗位的人员要求取得执业医师资格证和卫生行政部门颁发的相应岗位的资格证。

4.2　体检场地

4.2.1　健康体检场所与候检场所相对独立设置。

4.2.2　体检区域建筑总面积应不少于400m^2；每个独立的检查室使用面积应不少于6m^2。

4.2.3　X射线检查室面积及边长符合《医用X射线诊断放射防护要求》（GBZ130-2013）中的要求。

4.3　体检科室

4.3.1　体检科室应基本设有内科、外科、妇产科（妇科专业）、眼科、耳鼻咽喉科、口腔科、医学影像科和医学检验科。

4.3.2　具有开展X线检查、心电检查、超声检查、临床体液和血液学检验的相应科室。

4.3.3　开展的体检项目应与登记的诊疗科目范围相符。

4.4　收费价格

4.4.1　健康体检每项收费应经物价部门核准。

4.4.2　健康体检每项收费价格应公示。

4.4.3　健康体检收费价格不应低于成本价格。

5. 机构技术人员配置

5.1　每个科室应具有1名中级及以上专业技术职务任职资格的执业医师。

5.2　体检机构应至少具有2名内科或外科副主任医师及以上专业技术职务任职资格的执业医师专职担任健康体检主检医师工作。

5.3　体检机构应至少配备10名注册执业护士，其中有5名以上主管护师。

5.4　医技人员应具有专业技术职务任职资格及相应岗位的任职资格，对国家要求必须持有上岗合格证的岗位，应持证上岗。

5.5　应配备专职的院感管理人员、网络管理员及统计人员。

5.6　体检机构各类专业人员每年参加业务培训不得少于40学时。

6. 仪器设备

6.1　应符合开展健康体检项目的需要。

6.2　购置的仪器设备应证照齐全。

6.3　列入《中华人民共和国强制检定的工作计量器具目录》的仪器设备应按照检定周期进行强制性检定。

6.4 非强制性检定的检查计量设备应经有资质的检测机构检定或校准合格，并在有效期内使用。

6.5 健康体检信息管理

6.5.1 应建立健康体检信息管理系统。

6.5.2 信息化管理制度及管理措施应完备。

6.5.3 具有专（兼）职的统计人员按时上报法定报表并做好机构内部统计资料存档工作。

7. 基本制度

7.1 健康体检基本制度

7.1.1 健康体检操作查对制度；

7.1.2 健康体检科室间会诊制度；

7.1.3 疑难健康体检报告讨论制度；

7.1.4 健康体检高危异常（或急危值）检查结果登记追访制度；

7.1.5 健康体检资料管理制度；

7.1.6 健康体检医疗纠纷处理制度；

7.1.7 健康体检医学影像质量保障、定期评估制度（含设备定期检测、胶片质量评估、影像资料自查、互查、诊断质量评估等制度）；

7.1.8 放射卫生防护管理制度（含医用射线装置使用、检修与维护制度、受检者防护和放射设备安全操作规程等）；

7.1.9 实验室管理制度；

7.1.10 实验室生物安全管理制度；

7.1.11 健康体检医院感染管理制度；

7.1.12 健康体检传染病报告制度；

7.1.13 医疗废物、污水管理制度；

7.1.14 医疗设备维修保养制度；

7.1.15 医疗机构安全管理制度（含应急预案、突发事件处置制度）；

7.1.16 健康体检信息统计管理制度；

7.1.17 医学继续教育制度；

7.1.18 医疗安全责任追究制度。

7.1.19 检验质量管理制度：应建立检验质量管理制度，内容至少包含质量目标、样本采集手册、检验报告管理、阳性结果管理、人员岗位描述等。应建立相应标准操作规程和实施记录。

7.1.20 信息化管理制度：应至少建立符合本单位实际的信息化管理制度、网络安全应急预案，并有效落实。

7.2 制定各体检岗位的工作职责

7.3 制定各体检岗位的工作流程

8. 服务内容

8.1 服务环境

8.1.1 医疗机构对外标牌上所使用的机构名称应与医疗机构执业许可证登记名称一致。

8.1.2 体检场所设有体检流程相关指引或指示。

8.1.3 体检科室标识应准确，公共设施牌应明显，如洗手间、电梯、公用电话、楼梯等。

8.1.4 体检区域布局流程合理，通风良好、环境整洁干净。

8.1.5 医疗机构在体检区域应设置待检区，餐厅、卫生等各类辅助设施应齐全。

8.1.6 整体环境明亮、温馨，配备饮水机、冷暖空调、休息座椅、绿色植物、背景音乐等提高受检者服务感受的设施和措施。休息座椅配备数量应与体检接待量相适应。

8.2 服务人员

8.2.1 在岗工作人员应服饰统一，仪容整洁。

8.2.2 服务举止礼貌得体，提倡微笑服务。

8.2.3 应规范佩戴标牌，标牌内容宜包括本人姓名、机构名称、岗位名称等基本信息。

8.3 咨询服务

8.3.1 体检场所应设立有咨询台或咨询人员。

8.3.2 咨询人员应佩戴明显标识。

8.3.3 应有问必答，不推诿争执。

8.3.4 电话咨询服务：体检场所应设有预约及咨询电话。应及时接听，态度良好，解释到位。

8.4 健康教育

健康体检机构宜开展健康教育，形式包括现场讲座、视频广播、健康知识展板、健康书籍、健康画册等。

8.5 信息公示

8.5.1 体检项目应进行公示，包括基础体检项目、价格、项目意义介绍。体检价格不应低于成本价。

8.5.2 公示内容应在体检场所公共区域明显处展示。

8.5.3 委托项目公示包括委托体检项目、外送单位名称和资质。

8.5.4 体检区域内应设有常规体检注意事项、特殊项目检查要求、禁忌等相关情况的指导或告知。

8.5.5 妇科检查和腔内超声检查针对女性（未婚者）应有告知栏和知情同意书，相关岗位医务人员应在检查开始前再次与受检者本人确认。

8.5.6 体检场所应设有餐前、餐后体检项目提示。

8.6 保护隐私

8.6.1 需暴露身体检查的科室（如妇科、B 超、内科、外科等），应做到一受检者一室，检查时关门或有遮挡。

8.6.2 乙肝检查

8.6.2.1 从事健康体检开展乙肝检查项目，应严格按照《关于进一步规范入学和就业体检项目维护乙肝表面抗原携带者入学和就业权利的通知》（人社部【2012】12号）规定的要求执行。

8.6.2.2 进行乙肝项目检测前应与受检者签订《知情告知协议》。

8.6.2.3 乙肝检验报告单应单独密封、单独发放、本人领取，他人代领应由本人授权委托。

8.7 投诉处理

8.7.1　设立有效的投诉电话或投诉岗位、投诉流程。

8.7.2　对投诉应如实记录并有明确地跟进措施。

8.8　体检项目

8.8.1　民营健康体检机构开展的健康体检项目应与其在登记机关备案的《健康体检项目目录》相符，项目发生调整的应按照法定时限变更。

8.8.2　健康体检项目可分为基本项目和健康风险筛查项目，根据卫生部制定的《健康体检基本项目目录》制定本单位的《健康体检项目目录》。

8.8.3　基本项目：健康体检基本项目应包括问诊（问卷）；一般检查；内科；外科；眼科；耳鼻咽喉科；口腔科；妇科（女性）；实验室常规检查；常规心电图；X线检查；超声检查。

8.8.4　健康风险筛查项目应根据受检者健康风险评估情况，决定健康风险筛查项目。根据卫生部制定的《健康体检基本项目目录》中的健康风险筛查项目，由医师与受检者共同确定。

8.9　体检流程

8.9.1　人员登记

8.9.1.1　受检者检前应进行登记，进行登记的受检者应具有唯一标识（公民身份证号码或健康体检编号，[由年号、性别（男01、女02）、登记序号组成，如×××体检机构2018010000001]。

8.9.1.2　受检者唯一性管理应达到以下要求：应登记受检者基本信息，至少含姓名、性别、年龄；宜采用身份证号码、条形码或体检编号作为受检者唯一标识；未整合到体检报告中的受检者检查结果，应在相应检查结果的每页中注明受检者基本信息，以便识别。

8.9.2　照片采集

健康体检机构体检时宜现场采集受检者照片，保证信息准确。

8.9.3　科室检查

8.9.4　物理检查科室（内科、外科、眼科、耳鼻咽喉科、口腔科、妇科）在工作中应遵从特定步骤：核对基本信息、核对照片、询问病史（健康史）、规范查体、如实记录、形成初步的科室结论和建议。

8.9.5　实验室检查和影像学检查开始前，应核对受检者基本信息。

8.9.6　体检中心限定每日工作量，临床科室每名医生（包括超声医生）与受检者控制在1：30以内。

8.10　主检结论

受检者体检结束后，主检医师应对受检者全部体检结果进行综合判断，出具主检结论和健康建议。

8.11　体检报告

健康体检报告应至少包含报告首页、各科室（各项目）检查结果及建议、总检（或主检）结论三部分。

8.12　健康体检报告中记录的内容应客观、真实、准确、及时、完整和规范。

8.13　高危异常检查结果应及时告知受检者，开展随访并做好记录。记录内容至少应包括通知的时间、通知情况、通知未果者的处理及随访情况等。

8.14　健康管理：健康体检的医疗机构，需对受检者开展健康指导和宣教，促进居民健康。

9. 基本检查内容

9.1　一般检查

9.1.1　一般检查项目宜包括血压、身高、体重、腰围、臀围测量，体重指数（BMI）计算和腰臀围比（W/H）计算。

9.1.2　血压测量

应满足下列要求：

宜使用汞柱式血压计测量血压；

测量前检查水银柱是否在零点，不在零点时应进行校正并排除水银柱的气泡；

受检者在测量前1h 内不应从事任何剧烈运动，宜排空膀胱，在安静环境下休息5min，取坐位进行测量；

测量中应注意使血压计零点与肱动脉、心脏处于同一水平；

受检者宜每人连续测量3次，两次间隔时间不得少于30s；

结果记录取两次测量结果相近的数据，以毫米汞柱为单位进行记录。

9.1.3　身高测量

应满足下列要求：

人体测高计应事先校正；

身高测量受检者宜赤足，立正姿势站立，眼眶下缘与耳屏上缘呈水平位，足跟、骶骨部及两肩胛间区三点与立柱相接触；

检测人员宜站立于受检者的右侧，检测人员读取身高数据时应避免人为误差；

结果记录应以厘米为单位，读数至小数点后一位，测量误差不应超过 ±0.5cm。

9.1.4　体重测量

应满足下列要求：

体重测量仪器使用前应检验其准确度和灵敏度；

结果记录应以千克为单位，读数至小数点后一位，测量误差不应超过 ±0.1kg。

9.1.5　体重指数（BMI）

体重指数是判定肥胖与否的重要方法，计算公式为体重指数（BMI）= 体重（kg）/ 身高的平方（m²）。判定标准见下表。

体重指数中国标准（成年人）

项目	BMI
正常	18.5 ～ 23.5
超重	24.0 ～ 27.9
肥胖	≥ 28.0

9.1.6　腰围测量

应满足下列要求：

宜使用长度为1.5m，宽度为1cm，最小刻度为0.1cm 的带状软尺；

软尺使用前应使用钢卷尺校正，每米误差不应超过 ±0.2cm；

测量时受检者应自然站立位，腹部露出，呼吸平稳；

测量时软尺应贴近受检者皮肤，但应避免紧压而陷入皮肤，软尺下缘应距受检者肚脐上缘约1cm处，并经两侧十二肋骨下缘与髂嵴上缘之间中点，水平环绕一周测量；

结果记录应以厘米为单位，读数至小数点后一位，测量误差不应超过 ±0.1cm。

9.1.7 臀围测量

应满足下列要求：

宜使用带状软尺，软尺规格及校正要求同腰围测量；

测量时受检者应站立位，双足并拢并取出裤袋内物品；

测量时软尺应水平环绕臀部一周，测定臀部向外最突出部位间的横向水平距离，软尺宜上下移动，比较不同部位读数大小；

结果取最大值记录，记录应以厘米为单位，读数至小数点后一位，测量误差不应超过±1.0cm。

9.2 内科查体

9.2.1 病史采集应包括既往病史、家族史、个人生活史及自觉症状。

9.2.2 肺部检查

应至少满足下列要求：

（1）检查胸廓形态；

（2）检查呼吸频率、呼吸运动情况，有无“三凹征”、呼吸运动不对称等异常体征；

（3）肺部听诊受检者可取坐位或卧位，微张口，稍作深呼吸。宜由肺尖开始，自上而下分别听诊前胸部、侧胸部及背部，应注意在上下、左右对称部位进行对比。

9.2.3 心脏检查

9.2.3.1 视诊应注意检查有无心前区隆起、紫绀、杵状指、呼吸急促等异常体征。

9.2.3.2 触诊检查

应注意以下方面：

（1）应注意对视诊发现的异常体征进行证实；

（2）检查有无震颤，心包摩擦感，以及心前区搏动和心尖搏动的部位、范围和强弱；

（3）受检者宜取卧位，检查者用右手全掌置于其心前区，感觉心脏搏动的大体位置，然后逐渐缩小到用手掌尺侧（小鱼际）或食指、中指及环指指腹并拢同时触诊。

9.2.3.3 心脏听诊

应按照下列要求进行：

（1）受检者取坐位或卧位，必要时可变换体位；

（2）宜采用的听诊顺序为：二尖瓣区、肺动脉瓣区、主动脉瓣区、主动脉瓣第二听诊区、三尖瓣区；

（3）听诊内容应包括心率、心律、心音、额外心音、杂音及心包摩擦音；

（4）听诊应注意杂音的部位、时期（收缩期、舒张期）、性质（吹风样、隆隆样、叹气样、机器声样、乐声样）、传导（帮助判断杂音的来源与病理性质）、强度、与体位变化。

9.2.4 腹部检查

9.2.4.1 腹部检查的基本方法是视诊、触诊、叩诊、听诊。

9.2.4.2 检查中除腹部检查区域，躯体其他部位应遮盖，注意保暖，暴露时间不宜过长。

9.2.4.3 视诊

应按照下列要求进行：

（1）受检者宜取低枕仰卧位，双手自然置于身体两侧，充分暴露全腹，上自剑突，下至耻骨联合；

（2）应注意腹部外形变化，检查外形是否对称，有无全腹或局部的膨隆或凹陷；有腹水或腹部肿块时，还应测量腹围的大小；

（3）应注意是否存在腹壁静脉曲张、胃肠型和蠕动波。

9.2.4.4　触诊

应按照下列要求进行：

（1）受检者宜取低枕仰卧位，双手自然置于身体两侧，双下肢屈曲并稍分开，做腹式呼吸使腹肌放松；

（2）应检查腹壁紧张度，检查是否存在腹部压痛及反跳痛；

（3）肝脏触诊宜采用单手触诊法或双手触诊及钩指触诊法，应注意肝脏大小、质地、边缘和表面状态、压痛、搏动、肝区摩擦感；

（4）脾脏触诊宜采用双手触诊法，正常情况下脾脏不能被触及，发现脾脏肿大应分度记录：

1）脾下缘不超过肋下2cm 为轻度肿大；

2）超过肋下2cm 至脐水平线者为中度肿大；

3）超过脐水平线或前正中线者为高度肿大；

4）触诊发现腹部肿块，应注意其部位、大小、形态、质地、压痛、搏动及移动度等。

9.2.4.5　叩诊

应注意以下方面：

（1）一般采用间接叩诊法；

（2）应检查有无肝区叩痛、肾区叩痛、移动性浊音等。

9.2.4.6　听诊

以右下腹（脐周围）作为肠鸣音听诊点，正常情况下，肠鸣音大约每分钟4～5次；应检查肠鸣音变化情况及有无血管杂音。

9.2.5　神经系统检查

9.2.5.1　检查前应确定受检者对外界刺激的反应状态。

9.2.5.2　检查受检者肌力、肌张力，是否存在病理反射或脑膜刺激征。

9.3　外科查体

9.3.1　既往病史采集应着重了解外科手术史、既往发生的运动系统损伤和相关疾病，以及与外科疾病有关的恶性肿瘤家族史；现病史采集应着重了解与消化道有关的症状（如便血、排便习惯改变、大便性状改变等）和与排尿有关的症状（如尿路刺激征、排尿困难等）。

9.3.2　皮肤软组织检查

宜采用视诊和触诊方法进行。应检查全身皮肤颜色、皮疹、瘢痕、皮下结节及肿块情况。

9.3.3　淋巴结检查

9.3.3.1　检查表浅淋巴结顺序应按照耳前、耳后、乳突区、枕骨下区、颌下、颏下、颈后三角、颈前三角、锁骨上窝、腋窝、滑车上、腹股沟、腘窝顺序进行。

9.3.3.2　宜用手指滑动触诊，由浅入深触摸皮下淋巴结。

9.3.3.3 应检查淋巴结是否肿大，以及肿大的部位、大小、数目、硬度、压痛、活动度、波动、与皮肤及毗邻组织有无粘连、局部皮肤有无红肿、瘢痕及瘘管等。

9.3.4 头颈部检查

宜重点观察头部畸形、颈部对称情况，头颈部运动及存在包块情况，颈部血管充盈、搏动和杂音情况，以及气管偏移情况等。

9.3.5 甲状腺检查

9.3.5.1 甲状腺检查宜采用双手触诊法。

9.3.5.2 检查者宜站立于受检者背后，触诊时嘱受检者配合吞咽动作，甲状腺随吞咽动作而上下移动。检查左叶时，右手食指及中指在甲状腺软骨下气管右侧向左轻推甲状腺右叶，左手食指、中指和无名指3指触摸甲状腺的轮廓大小及表面情况，检查有无压痛及震颤。用同样的方法检查右侧。

9.3.5.3 触诊发现甲状腺结节应关注结节的位置、大小、质地、活动度，以及结节表面是否光滑、与周围组织的界限是否清楚、有无压痛、是否伴有局部淋巴结肿大等。

9.3.5.4 甲状腺肿大

甲状腺肿大分为3度：

（1）不能看出肿大但能触及者为I度；

（2）能看到肿大又能触及，但在胸锁乳突肌以内者为II度；

（3）超过胸锁乳突肌外缘者为III度。

9.3.6 乳房检查

9.3.6.1 视诊应检查乳房外形是否对称，乳晕、乳头有无异常，乳房皮肤是否存在发红、回缩和水肿。

9.3.6.2 触诊应注意乳房有无包块、压痛及乳头溢液。

9.3.6.3 乳房检查应包括整个乳房及区域淋巴结，无论乳房是否异常，均应触诊腋窝。

9.3.7 脊柱和四肢关节检查

9.3.7.1 脊柱检查

应注意以下方面：

（1）受检者站立位，检查者从侧面及背面观察脊柱形状；

（2）外观检查应观察脊柱生理弯曲是否存在，有无前突或后凸畸形；

（3）判断有无脊柱侧弯，应嘱受检者弓背弯腰，检查者用食指、中指置于脊柱棘突两侧，自上而下以适当压力划压，沿棘突皮肤可出现一条轻度充血线，观察此线是否正直；

（4）检查颈段脊柱时应固定被检查者双肩，检查腰段脊柱须用双手固定被检查者骨盆，然后作脊柱旋转活动；

（5）检查脊柱运动时应询问被检查者有无活动疼痛。

9.3.7.2 四肢关节检查

应注意以下方面：

（1）应观察受检者肢体左右两侧形态是否对称，有无成角、短缩或旋转畸形，肢体是否处于正常体位；

（2）应逐一检查各关节有无红肿、畸形，关节附近肌肉有无萎缩；

（3）运动检查时应根据各关节部位和功能的不同，分别检查相应关节是否具备屈伸、外展、内收、旋转等运动功能，以及相应运动范围是否正常。

9.3.7.3　进行脊柱及四肢关节检查时应同时关注全身皮肤色泽改变，是否存在全身性水肿或局部性水肿。

9.3.8　肛门直肠检查

9.3.8.1　受检者宜取站立弯腰位或膝胸卧位。

9.3.8.2　应观察肛门及其周围皮肤颜色及皱褶，肛周有无脓血、黏液、肛裂、外痔、瘘管口、溃疡或脓肿等。

9.3.8.3　直肠指诊应注意待受检者肛周括约肌适当放松后开始检查。先检查肛门括约肌紧张度，再查肛管及直肠内壁。

9.3.8.4　检查结果应按照“体位＋时钟方向”方式进行记录。

9.3.9　男性外生殖器检查

9.3.9.1　男性外生殖器包括阴茎、阴囊（含阴囊内容物）、前列腺及精囊腺。

9.3.9.2　包皮检查应注意有无包皮过长、包茎、包皮粘连、包皮嵌顿。

9.3.9.3　阴茎检查应注意大小及形态；显露龟头和阴茎颈部，应观察其表面色泽以及有无溃疡、赘生物，触诊有无硬结、包块。

9.3.9.4　检查尿道口应轻轻挤压龟头使尿道口张开，观察有无红肿、分泌物、溃疡、狭窄、尿道下裂、尿道口开口异位。

9.3.9.5　检查阴囊时应注意发现腹股沟疝、阴囊象皮肿、鞘膜积液、隐睾等疾病。

9.3.9.6　精索检查宜用拇指和食指触摸，从附睾到腹股沟环。

9.3.9.7　睾丸检查宜动作轻柔，注意其大小、形态、软硬度、有无触痛、包块，应做两侧对比。

9.3.9.8　附睾检查应注意其大小、有无压痛和结节。

9.3.9.9　前列腺检查宜取膝胸卧位或站立弯腰体位。应了解前列腺大小、质地、表面是否光滑、有无结节、压痛以及是否与直肠粘连。

9.3.9.10　精囊腺正常人不能触及，如触及则为病理状态。

9.4　眼科查体

9.4.1　体检流程宜按照标准视力表检查视力、询问眼病及相关病史、眼前节检查（必要时检查眼位）、眼底检查、签署导引单并录入体检结果的顺序进行。

9.4.2　病史采集宜包括眼病病史、眼科手术史、高血压 / 糖尿病史，如受检者视力较差，应询问屈光不正及眼镜度数情况，有无角膜接触镜佩戴史，怀疑遗传性疾病应询问家族史。

9.4.3　应根据受检者主诉有针对性进行重点部位检查。

9.4.4　眼科体检必备仪器和设备

应至少配备以下仪器和设备：

（1）国际标准视力表、LogMAR 视力表或 ETDRS 视力表；

（2）假同色图；

（3）检眼镜；

（3）裂隙灯；

（4）非接触式眼压计；

（5）眼底照相。

9.4.5　视力检查

9.4.5.1　应使用标准视力对数表；视力表印制规格，视力表灯箱放置距离、放置高度、照明应符合 GB11533的规定。

9.4.5.2　检查距离应为5m，受检者取坐位。

9.4.5.3　检查顺序：用遮眼板先将左眼轻轻遮上，检查右眼视力，后遮右眼检查左眼视力。

9.4.5.4　视标辨认：嘱受检者先辨认5.0行视标，如辨认正确视标数未达到要求则逐行上查，如辨认无误应逐行下查。每个视标的辨认时间不宜超过5s。

9.4.5.5　使用视力表变距检查低视力（远视力<4.0），应符合 GB11533的规定。具体操作应按照下列步骤进行：

（1）采用远视力表走近法测定，走近至能辨认4.0行视标为止，按下表记录实际视力值。

远视力表 4.0 行视标变距检查的实际视力

走近后的检查距离（m）	4.0	3.0	2.5	2.0	1.5	1.2	1.0
实际视力	3.9	3.8	3.7	3.6	3.5	3.4	3.3

（2）若走近视力表至1m 处仍不能辨认4.0行视标时，进行指数检查：

1）检查距离从1m 开始，逐渐移近，直到能正确辨认为止。

2）记录指数检查距离，例如“指数 /50cm”；

（3）如果在5cm 处仍不能辨认指数，进行手动检查，将手在受检者眼前摆动，如果能看清手动，则记录手动检查距离，例如“手动 /20cm”。

（4）如果眼前手动不能辨认，应进行光感检查。

9.4.5.6　结果判断应符合 GB11533的规定。测出被检眼能辨认的最小行视标，当辨认正确的视标数超过该行视标总数的一半时，该行视标的视力值为被检眼的视力。对于指数检查或手动检查、光感检查者，应分别对右眼、左眼视力进行判断。

9.4.5.7　戴近视镜或远视镜者宜保留眼镜检查视力，戴老视镜者宜取下眼镜查远视力。戴框架眼镜或角膜接触镜（隐形眼镜）者记录为矫正视力，否则记录为裸眼视力。

9.4.5.8　如视力低于4.0，应注意询问受检者是否存在屈光不正，是否完全矫正，近期视力是否下降，是否有眼病史。如体查未见明显异常，嘱受检者进行验光检验，如验光视力不能矫正至正常，应到眼科门诊进一步检查。

9.4.5.9　辨色力检查

9.4.5.9.1　应采用假同色图检查。

9.4.5.9.2　检查在自然光线下进行，将假同色图放在距受检者0.5m 处，5s 内读出表内数字或图案者为正常，时间延长者为色弱。

9.4.5.9.3　受检者出现色觉异常，应建议其到专科就诊。

9.4.5.10　外眼检查

9.4.5.10.1　应对眼睑、泪囊、结膜、角膜、巩膜、前房、虹膜、瞳孔依次检查；

9.4.5.10.2　发现如葡萄膜炎、前房深度异常、视神经疾病等异常情况，应建议受检者就诊行进一步检查。

9.4.5.11　内眼检查

9.4.5.11.1　应对晶状体、玻璃体、视网膜、视盘、黄斑情况依次检查；

9.4.5.11.2　对患有糖尿病的受检者应详细检查眼底。

9.4.5.12　眼压测定

9.4.5.12.1　应采用非接触式眼压计测量；

9.4.5.12.2　受检者眼压 >21㎜ Hg，或双眼压差 >5㎜ Hg，需考虑是否存在青光眼可能，应结合受检者眼部检查情况，建议其到专科行进一步检查。

9.5　耳鼻喉科检查

9.5.1　体检流程宜按照询问耳鼻咽喉科疾病及相关病史、耳部检查（必要时行电耳镜检查）、鼻部检查（必要时行间接鼻咽镜检查）、咽喉检查（必要时行间接喉镜检查）、签署导引单并录入体检结果的顺序进行。

9.5.2　体检仪器和设备

宜配备以下仪器和设备：

（1）压舌板；

（2）前鼻镜（鼻镜）；

（3）间接喉镜；

（4）电耳镜；

（5）音叉；

（6）电测听（纯音听力测试法）。

9.6　口腔科检查

9.6.1　体检流程宜按照询问口腔科疾病及相关病史、口腔颌面部软组织检查、牙列及牙体状况检查、牙周状况检查、口腔黏膜状况检查、签署导引单并录入体检结果的顺序进行。

9.6.2　询问病史应了解受检者有无具有口腔表征或并发症的系统性疾病，如血液系统疾病、心脑血管疾病、代谢性疾病等；宜对需要接受口腔疾病治疗的此类受检者进行相关的风险评估。

9.6.3　必备仪器设备

应配备以下仪器和设备：

（1）牙科治疗椅；

（2）口镜；

（3）5# 尖探针（探查龋病病损）；

（4）钝头牙周探针；

（5）镊子（取用棉卷或棉球）。

9.7　妇科查体

9.7.1　体检流程宜按照询问妇科疾病及相关病史、外阴检查、阴道状况检查、宫颈检查、内诊检查、宫颈液基细胞学（LCT）检查及人乳头瘤病毒（HPV）检查、签署导引单并录入体检结果的顺序进行。

9.7.2　注意事项

妇科体检应注意下列事项：

（1）月经期不宜做妇科体检；

（2）近期做过人工流产、上节育环等妇科手术，应在术后恢复一次月经后再行体检；

（3）检查前，应避免盆浴及冲洗阴道，以防止阴道内环境改变而影响诊断；

（4）如检查前曾使用阴道药物塞剂，应停药3d 后再行检查；

（5）如近期曾做过宫颈涂片检查，除非临床需要，应最少间隔3个月再行检查。

9.7.3　妇科体检取膀胱截石位。

9.7.4　妇科体检必备仪器设备

应配备以下仪器和设备：

（1）妇科检查床；

（2）冷光灯；

（3）显微镜；

（4）妇科检查用品（一次性纸垫、一次性阴道窥器、生理盐水、凡士林、消毒长棉签、无菌大棉球、长止血钳等）；

（5）LCT 及 HPV 检查相关材料。

9.8　X 线检查

9.8.1　应按照放射投照要求完成受检者摄影和图像采集，放射医师完成读片程序，应避免漏诊。

9.8.2　投照前受检者应取下佩戴的项链、挂坠，脱掉带有金属扣或镶嵌金属材质饰物的上衣，女性受检者应脱掉内置金属托的胸罩。

9.8.3　摄影要求

9.8.3.1　胸部后前立位摄影

（1）影像应达到下列要求：

1）肺野部血管影（肺纹理）自肺门向肺野外带能连续追踪，清晰可见直径2mm 血管影；

2）肩胛骨内缘投影于肺野之外；

3）清晰可见末梢血管、气管和邻近的支气管、横膈和双侧肋膈角、心脏和主动脉边缘；

4）可见横膈以上完整胸廓结构；隐约可见心影后肺野及脊柱；

5）密度和对比度良好，无运动伪影及栅切割伪影。

（2）投照技术应达到下列要求：

1）摄影距离180cm，深吸气后屏气摄影；

2）X 线中心线经第六胸椎水平高度垂直摄入影像接收器。

9.8.3.2　胸部侧位摄影

（1）影像应达到下列要求：

1）肺野部血管影（肺纹理）自肺门向肺野外带能连续追踪，清晰可见直径2mm 血管影；

2）双肺后缘重叠；清晰可见心脏后缘、主动脉、横膈、胸骨及胸椎；可见气管、肋膈角；

3）密度和对比度良好，无运动伪影及栅切割伪影。

（2）投照技术应达到下列要求：

1）摄影距离180cm，双臂高举，交叉置于头上，深吸气后屏气摄影；

2）X 线中心线经腋中线第六胸椎水平高度垂直摄入影像接收器。

9.9　超声检查

9.9.1　超声检查应至少完成腹部超声检查，并根据需要完成妇科、小器官（甲状腺、乳腺、前列腺）、心脏、周围血管等自选超声检查。

9.9.2 腹部超声检查

9.9.2.1 腹部超声检查应至少包括肝脏、胆囊、胰腺、脾脏、双肾超声检查：宜根据需求，完成膀胱超声检查。

9.9.2.2 检查目的

腹部超声检查应满足下列目的：

（1）明确肝脏大小、形态、位置等，评价肝脏有无弥漫性病变或异常，肝脏有无占位性病变、肝脏外伤、肝血管疾病；

（2）明确胆囊大小、形态、位置改变，胆结石，胆囊息肉，急/慢性胆囊炎，胆囊癌，胆总管或肝外胆管梗阻；

（3）明确胰腺炎、胰腺囊性占位、良性占位、恶性肿瘤；

（4）明确脾脏是否增大，是否存在脾囊肿、脾血管瘤、副脾等；

（5）明确是否存在肾囊肿、多囊肾、肾结石、肾积水、肾癌等；

（6）明确是否存在膀胱肿瘤、膀胱结石、膀胱憩室等。

9.9.2.3 腹部超声检查宜采用凸阵探头，频率2～5MHz。

9.9.2.4 检查前注意事项

腹部超声检查前应注意下列事项：

（1）检查胆道系统时应禁食禁水8h；

（2）胰腺检查前一晚应清淡饮食；

（3）膀胱检查前应适度充盈。

9.9.3 妇科超声检查

9.9.3.1 检查目的

妇科超声检查应满足下列目的：

（1）观察子宫、卵巢的形态结构；

（2）监测卵泡发育、排卵；

（3）确定宫内避孕器的存在及位置；

（4）发现子宫、卵巢、盆腔疾病（含占位性病变）；

（5）判断有无盆腔肿物以及肿物的来源和性质。

9.9.3.2 妇科超声检查可分为经腹、经阴道、经直肠三种方式。

9.9.3.3 设备选择

宜按照下列条件选择检查设备：

（1）经腹宜选用凸阵探头，频率2～5MHz，对消瘦者可选用高频腔内探头或线阵探头直接置于腹壁进行扫查；

（2）经阴道宜选用凸阵腔内探头，频率3～9MHz，对消瘦者可选用高频探头或线阵探头直接置于腹壁进行扫查；

（3）经直肠宜选用直肠探头，频率5～9MHz。

9.9.3.4 注意事项

妇科超声检查应注意下列事项：

（1）经腹检查受检者取平卧位，检查前饮水500～800ml，使膀胱充盈，以能够显示宫底为最佳；

（2）经阴道检查前应排空尿液，取膀胱截石位；

（3）经直肠检查前应排空大小便，取左侧卧位；

（4）腔内检查（经阴道、经直肠）时，应清洁探头后，先在腔内探头表面涂以耦合剂，外套安全套，表面涂少许润滑剂后检查。

9.9.4　小器官超声检查

9.9.4.1　甲状腺超声检查

应注意以下事项：

（1）应通过检查了解甲状腺位置、形态、大小，明确甲状腺实质及占位性结节的回声和血供情况，评估甲状腺肿瘤受检者颈部淋巴结情况；

（2）宜采用高频线阵探头，频率7～10MHz；

（3）受检者宜取仰卧位，颈后垫枕，头转向对侧，暴露颈前区后进行检查。

9.9.4.2　乳房超声检查

应按照下列要求进行：

（1）应通过检查判断乳房有无病变及病变的囊实性质，对占位根据其大小、回声、边界特点和 CDFI 特征做出良恶性提示，对乳房引流区淋巴结进行评估；

（2）宜采用高频线阵探头，频率7～10MHz；对于深部较大的占位或有硅胶假体填充的可用腹部低频探头；

（3）受检者宜取仰卧位，充分暴露乳房和腋窝，双手抱头，检查乳房外侧时，可转向对侧；

（4）乳管检查宜采用放射性扫查法；

（5）宜采用旋转扫查法，用于鉴别病变是结节还是脂肪，观察占位的形态和对周围组织的压迫和浸润，应测量其大小和纵横比；

（6）检查结果依据 BI-RADS 分级记录。

9.9.4.3　前列腺超声检查

应注意以下事项：

（1）应通过检查了解前列腺位置、形态、大小，明确前列腺实质及占位性结节的回声和血供情况，评估前列腺肿瘤向膀胱、精囊腺浸润及盆腔淋巴结浸润情况；

（2）前列腺超声检查可分为经腹、经会阴、经直肠扫查3种方式；经会阴扫查用于腹部检查有困难者，包括肥胖、腹壁瘢痕及膀胱无法充盈者；

（3）经腹、经会阴扫查宜选用凸阵探头，频率3～5MHz；经直肠扫查宜选用直肠探头，频率5～9MHz；

（4）经腹扫查前受检者应适度充盈膀胱，经直肠扫查前受检者宜排清大便，无需充盈膀胱；

（5）经直肠扫查时应清洁探头后，先在探头表面涂以耦合剂，外套安全套，表面涂少许润滑剂后检查；经会阴扫查时应将涂以耦合剂的探头外套安全套，再涂以耦合剂后置于会阴部，适当加压扫查。

9.9.5　心脏超声检查

可用于先天性心脏病、心脏瓣膜病、冠心病、心肌病、心脏肿瘤及血栓、心包积液等评估；宜采用变频探头，频率2.5～3.5MHz；检查体位宜左侧卧位，左臂上举以使肋间隙增宽。

9.10 心电图检查

9.10.1 物品准备：心电图机、心电图纸、电极糊或盐水、分规、止血钳、棉球、纸巾、手消毒剂。

9.10.2 心电图机应由受过培训的专业人员操作，检查开始前应调整心电图机并检查各导联电极有无松动。

9.10.3 描记心电图时，心电图机应保证经放大后不失真，走纸速度稳定，毫伏标尺无误，尽量避免干扰和基线飘移。描记时应注意定标（1mV=10mm，半定标1mV=5mm）和校准电压（电压通常1cm=1mV），记录速度宜选25mm/s。

9.10.4 检查方法

9.10.4.1 仰卧体位，暴露胸部、手腕及左脚踝；嘱受检者放松肢体，保持平静呼吸。

9.10.4.2 在受检者肢体或胸导联相应位置涂上少量电极糊或盐水，将肢体导联线 RA（或红色）接到右手腕，LA（或黄色）接到左手腕，LL（或绿色）接到左下肢；胸导联电极 V1置于胸骨右缘第四肋间隙，V2置于胸骨左缘第四肋间隙，V3置于 V2与 V4导联连线的中点，V4置于左锁骨中线与第五肋间相交处，V5置于从 V4所做的水平线与左腋前线相交处，V6置于从 V4所做的水平线与左腋中线相交处。

9.10.4.3 按照使用说明要求操作心电图机，常规心电图应描记包括肢体的Ⅰ、Ⅱ、Ⅲ、aVR、aVL、aVF 和胸导联的 V1～V6共12个导联。

9.10.4.5 根据临床需要和心电图变化，可适当延长心电图描计时间，加做特殊导联。

9.11 实验室检查

9.11.1 血常规及尿常规检查应在本健康体检机构内完成。

9.11.2 项目开展应符合国家卫生计生委《医疗机构临床检验项目目录》（2013年版）中“临床体液、血液专业，临床化学检验专业，临床免疫、血清学专业，临床微生物学专业，临床分子生物学及细胞遗传学检验”的项目要求。

9.11.3 临床样本、检验报告管理符合国家卫生计生委《临床检验专业医疗质量控制指标》（2015年版）要求和参照 DB11/T1240-2015。

10. 安全要求

10.1 制度建设

10.1.1 应建立健全符合本单位实际的安全管理制度及相应项目的应急预案。

10.1.1.1 对应急预案应定期组织模拟演练。

10.1.1.2 落实安全制度和开展模拟演练应做好文字或影像记录。

10.1.2 健康体检不应使用尚无明确临床诊疗指南和技术操作规程的医疗技术。

10.1.3 应安装使用医疗质量安全事件信息报告系统，并配备专（兼）职人员负责网报工作。

10.1.4 消毒卫生应符合 GB15982、WS/T367的规定。

10.2 安全设施

10.2.1 从事健康体检工作的医疗机构内的设施、物品、环境安全及坐卧设施安全应符合 WS444.1-2014和 WS444.2-2014要求。

10.2.2 消防安全应符合 WS308-2009要求；消防安全标志应符合 GB13495.1-2015要求。

10.3 放射环境

10.3.1　防护要求

放射场所安全防护应满足以下要求：

（1）取得《放射诊疗许可证》；

（2）放射设备及场所应每年进行检测，并有放射防护技术服务机构出具的年度检测报告；

（3）放射机房有闭门装置；

（4）设置工作状态指示灯和警示语句；

（5）设置电离辐射警告标志；

（6）候诊处设有放射防护知识宣传栏及相关检查告知内容。

10.3.2　放射检查技术选择

健康体检选择使用放射检查技术应遵循以下原则：

（1）宜推荐使用 DR（数字 X 线摄影）取代普通 X 线摄影和 CR 检查；

（2）除非有明确的疾病风险指征（如年龄在50周岁以上并且长期大量吸烟、心血管疾病风险评估为中高风险等），否则不宜使用 CT（计算机断层扫描装置）；

（3）不应使用直接荧光屏透视；

（4）不应使用 PET（正电子发射断层显像装置）、PET/CT、SPECT（单光子发射计算机断层显像装置）和 SPECT/CT。

10.4　检验科

10.4.1　实验室应布局合理，能够有效通风；实验区和非实验区应有效分隔。

10.4.2　实验区应有生物安全标识，生物安全管理的制度及风险评估程序应齐全并有相应记录。

10.4.3　场所环境应保持清洁卫生，温度、湿度能够保证检验设备正常运行。

10.4.4　检验设备有标识；应按周期检定、校准、保养、维修并做好记录。

10.4.5　实验用水应符合中国国家实验室用水 GB6682-2000标准，应有实验用水监测记录。

10.4.6　购置的检验试剂应证照齐全。

10.4.7　委托项目

委托其他医疗机构开展或出具相关结论的项目应满足以下要求：

（1）项目应明确列出并详细说明；

（2）应签订外送项目委托协议书；

（3）受托医疗机构应有卫生行政部门颁发的执业资质证书；

（4）受托医疗机构提供委托检验项目质量保证证明材料；

（5）委托单位在委托前，有责任查验受委托单位业务情况并如实做出评价。

10.5　个人安全防护

10.5.1　受检者防护

10.5.1.1　应为受检者提供必要的清洁消毒防护用品，至少包括：妇科、腔内超声检查使用的隔离单、视力检查使用的眼罩等。

10.5.1.2　采血应确保一人一巾一带。

10.5.1.3　X 射线检查设备应配置可调节照射野大小的升降式防护设施或至少配备3套受检者防护个人用品。

10.5.1.4　应急处置

10.5.1.4.1　医务人员应具备基本的急救知识，熟知急救处理、报告流程，能够完成心肺复苏抢救操作。

10.5.1.4.2　急救设备、药品：氧气、简易呼吸器、心电图机、血压计、听诊器、手电筒、急救药品（血管活性药、呼吸兴奋剂、强心药等）、输液器、生理盐水。应确保状态良好。

10.5.1.4.3　急救药品、器材应在有效期内。

10.5.2　工作人员防护

10.5.2.1　医疗机构应为工作人员提供岗位需要的、合格的防护用品。

10.5.2.2　采血室、清洗消毒间、医疗废物暂存处应重点保障防护用品的提供。

10.5.2.3　应按照要求，在法定时限内对放射岗位工作人员开展职业健康检查，个人剂量监测和业务培训。

10.5.2.4　手卫生管理

10.5.2.4.1　医疗机构应提供必要的手卫生设施，包括非接触式水龙头、流动水、洗手液、干手器或纸巾、速干手消毒剂。

10.5.2.4.2　重点科室（检验科、妇科、外科、采血室）应使用非接触式水龙头。

10.5.2.4.3　工作人员应做到手卫生依从性好且方法正确。

10.5.2.5　职业暴露管理

10.5.2.5.1　各岗位工作人员应掌握职业暴露的标准处置流程和涉及本岗位的工作要求。

10.5.2.5.2　发生职业暴露应做好处置、上报、记录和后续管控工作。

10.6　医疗废物管理

10.6.1　应符合《医疗卫生机构医疗废物管理办法》要求。

10.6.2　应与具备资质的公司签订医疗废物转运合同。

10.6.3　医疗废物处理流程合理，各工作环节应做好记录。

10.6.4　医疗废物暂存处应有防鼠、防蚊蝇、防蟑螂措施，有清洁和消毒设施，有警示标识和“禁止吸烟、饮食”标识，有上下水。

10.6.5　医疗废物应分类收集，损伤性废物应使用利器盒。

10.6.6　医疗废物处理专（兼）职人员，上岗前应进行培训，每年至少应参加一次定期培训。

10.7　污水处理

10.7.1　应具备污水处理设施并做好日常监测记录。

10.7.2　应每年由CDC或环保部门开展检测并出具检测报告。

10.8　医疗用品安全

10.8.1　重复使用医疗用品

医疗用品清洗、消毒或灭菌应按照《医院消毒供应中心清洗消毒及灭菌技术操作规范》及《清洗消毒及灭菌效果监测标准》执行；应进行相应效果监测，并有制度执行记录。

10.8.2　一次性使用医疗用品

10.8.2.1　医疗机构应从证照齐全的企业购进无菌器械。

10.8.2.2　一次性使用医疗用品管理应参照《一次性使用无菌医疗器械监督管理办法（暂行）》（国家药品监督管理局令第24号）执行。

10.8.2.3　无菌器械采购、验收制度执行严格，应做好相应记录。采购记录至少应包括购进产品的企业名称、产品名称、型号规格、产品数量、生产批号、灭菌批号、产品有效期等。

11. 质量控制

11.1　体检质量控制

11.1.1　质量控制组织

11.1.1.1　民营健康体检机构应建立健全健康体检质量管理组织架构，应有明确的人员分工和职责，并设专人负责质量管理。

11.1.1.2　应建立质量检查、反馈工作机制。

11.1.1.3　应完善质量检查工作记录，内容至少包括质控会议、制度落实、业务培训情况等记录。

11.1.2　体检操作质量控制

11.1.2.1　民营健康体检机构应对本机构医护技人员定期开展业务培训及考核。

11.1.2.2　每个月应对科室检查操作情况进行抽查，查看检查项目是否全面，操作方法是否正确。

11.1.3　体检报告质量控制

11.1.3.1　应制定体检报告质量管理制度，并有专（兼）职人员定期对体检报告进行检查。

11.1.3.2　应建立健康体检报告日常检查记录。

11.1.3.3　健康体检报告应至少每月抽查一次。

11.1.3.4　报告抽检可按照本机构体检量的3% 进行。

11.2　检验质量控制

11.2.1　应具备室内质控和室间质评程序文件。

11.2.2　室内质控情况覆盖的项目应全面。

11.2.3　室内质控物的使用应规范，定量实验应至少采用2个浓度水平的质控物，定性实验应采用阴性、阳性（弱阳性）质控物。

11.2.4　质控规则应符合要求并有室内质控报告月总结。

11.2.5　应参加室间质评活动，且质评结果合格。

11.2.6　没有适宜的室间质评活动参加时，应开展检验结果的室间比对。

11.2.7　应参加省级室内质控结果实时监控且成绩合格。

11.3　放射检查质量控制

11.3.1　应符合《放射诊疗管理规定》关于质量控制的要求。

11.3.2　民营健康体检机构每个月应对放射科质量工作进行检查。

11.3.3　检查内容应至少包括操作方法、受检者防护、X 线成像质量等。

11.4　心电图质量控制

11.4.1　心电图原始图上应标有检查时间、受检者基本信息、检查者、诊断医师签名。

11.4.2　采集的心电图应符合心电图诊断的基本要求。

11.4.3　异常心电图应做出具体心电图诊断。

11.4.4　心电图诊断应医学术语规范、诊断正确。

11.5　超声质量控制

11.5.1　超声检查应操作规范、无遗漏。

11.5.2　使用设备应满足检查项目开展条件。

11.5.3　检查结果描述应全面、准确、详细。

11.5.4　应留存受检者个人信息及影像资料。

11.5.5　应具备 B 超影像室。

11.6　感染管理质量控制

11.6.1　院内感染管理组织

11.6.1.1　设立院内感染管理组织机构，配备专（兼）职院感管理人员。

11.6.1.2　健全院内感染管理检查、反馈工作机制。

11.6.1.3　完善院内感染管理工作记录。

11.6.2　院内感染工作人员培训

11.6.2.1　院内感染管理专（兼）职人员每年至少应参加一次省或市级院内感染专题培训，其他人员每年至少应参加一次院内或院外培训。

11.6.2.2　工作人员应根据岗位特点，了解相应院内感染知识。

12. 评价改进

12.1　民营健康体检机构定期进行自评，对自评中存在的问题，督促有关部门或人员及时改正。

12.2　社会和受检者反映的问题，及时记录，反馈有关责任人员，24h 内给予回复及解答。

12.3　民营健康体检机构接受上级卫生行政部门的检查和监督，对检查中发现的问题，及时改正，并将结果上报。

健康体检质量控制评分细则（推荐评分细则）

健康体检质量控制评分细则（推荐评分细则）①

填表人：______________　　　　　　　　　　　　　　_______年______月______日

<table>
<tr><th>序号</th><th>一级指标</th><th>二级指标</th><th>三级指标</th><th>内容</th><th>分值</th><th>得分</th><th>扣分原因</th><th>备注</th></tr>
<tr><td>1</td><td>结构质量（30分）</td><td>资源配置（10分）</td><td>场地设置（3分）</td><td>1. 导检与咨询区域：空间相对开放、独立设置，有明确的标识，由专、兼职人员担任；
2. 一般检查区域：能够完成身高、体重、血压、脉搏、腰围、臀围等检查、配置完成相应体检项目所需的设备和器械；
3. 物理检查区域：能够分别完成内科、外科、妇科、眼科、耳鼻咽喉科、口腔科检查、配置完成相应体检项目所需的设备和器械；
4. 实验室检查区域：应具备血液和体液标本采集和存放功能；
5. 辅助仪器检查区域：应分别设置心电图、超声和X线摄影检查室、其中X线摄影检查室必须配备医、检双方放射防护措施。</td><td>0.6分
0.6分
0.6分
0.6分
0.6分</td><td></td><td></td><td>检查方法：
1. 查阅资料和自查报告
2. 现场考察
3. 访谈座谈
4. 听取汇报</td></tr>
<tr><td>2</td><td></td><td></td><td>设备设施（3分）</td><td>1. 所用仪器设备有备案登记；
2. 定点放置、专人负责；
3. 定期检测、性能完好，处于备用状态；
4. 有使用流程及说明；
5. 有消毒、维护、维修记录；
6. 有设备年检合格记录；
7. 仪器设备定期校正。</td><td>0.4分
0.5分
0.4分
0.5分
0.4分
0.4分
0.4分</td><td></td><td></td><td></td></tr>
</table>

① 来源《中华健康管理学杂志》编辑委员、中华医学会健康管理学分会、通信作者李静，《健康体检质控制指南》；在此基础上增加评分细则，部分内容增删修改。

续　表

序号	一级指标	二级指标	三级指标	内容	分值	得分	扣分原因	备注
3			人力资源（4分）	1. 参与体检工作的医生和护士应具有本地执业资格并按时注册，体检医生的工作内容应与执业范围一致； 2. 医技人员的工作内容应与专业资质相一致，同时具备相应操作设备的上岗证； 3. 至少应有2名副高级以上专业技术职称的执业医师担任主检医生； 4. 每个临床、医技检查室至少有1名中级或以上专业技术职务任职资格的执业医师。	1分 1分 1分 1分			
4		规章制度（10分）	组织结构（2分）	1. 有质量控制组织， 明确分工领导； 2. 负责制定规章制度与日常管理； 3. 配备专、兼职质控人员； 4. 有规章制度，保证体检质量；	0.5分 0.5分 0.5分 0.5分			
5			管理制度（1分）	1. 健康体检岗位工作职责； 2. 健康体检工作人员管理制度； 3. 健康体检分级检诊制度； 4. 健康体检报告书写制度； 5. 感染控制管理制度。	0.2分 0.2分 0.2分 0.2分 0.2分			
6			运行管理（2分）	1. 制定月工作计划与目标，及时回顾总结； 有质控日记录、周总结、月汇报； 2. 定期召开科室例会并有书面记录； 3. 每月开展质量控制与持续改进讲评，并有书面记录； 4. 建立重要异常结果（包含危急值）管理制度，每月有书面记录重要异常结果报告和反馈情况； 5. 建立投诉和建议征求制度，书面记录投诉与建议的听取、调查和持续改进情况； 6. 建立应急处置预案（如晕针、针刺伤、低血糖、跌倒、心脏骤停、停水、停电、信息系统故障等）。	0.4分 0.3分 0.4分 0.3分 0.3分 0.3分			
7			体检项目组合（1分）	1.“1”为基本体检项目：包括健康体检自测问卷、体格检查、实验室检查、辅助检查、体检报告首页等5类内容。基本体检项目为健康体检必查项目，非特殊情况，应建议受检者逐一进行检查； 2.“X”为专项（备选）体检项目：包括主要慢性非传染性疾病风险筛查及健康体适能检查项目。	0.5分 0.5分			

续　表

序号	一级指标	二级指标	三级指标	内容	分值	得分	扣分原因	备注
8			知情同意制度（1分）	1. 一般检查项目：体检相关科室应根据体检项目实际，确定检前告知内容，并以适当方式明确告知受检者； 2. 乙肝检查项目：健康体检中不得主动推荐乙肝项目检测，对于受检者本人主动要求检测的，体检机构应与受检者签署知情同意书，并妥善保存，其检查结果应单独存封； 3. 侵入性检查项目：对于可能会造成受检者不适或有创检查项目应充分告知，必要时履行书面知情同意手续，如胃镜、肠镜等检查项目； 4. 异性检查项目：检查前应充分告知注意事项，并征得受检者同意方可进行操作。其中女性乳腺和阴式超声操作者若为异性，需有体检机构其他工作人员在场； 5. 自行放弃项目：受检者自行放弃基本检查项目，应由受检者本人签字，予以确认。	0.2 分 0.2 分 0.2 分 0.2 分 0.2 分			
9			感染控制管理（2分）	1. 消毒管理：强化手卫生概念，执行手卫生制度，提高手卫生依从性；空气消毒、空气培养、物体表面消毒、垃圾转运有记录，并有执行者签名； 2. 无菌物品管理：无菌物品放置和使用应符合无菌操作规程；重复使用的医疗器械应及时消毒，并有书面记录； 3. 垃圾管理：生活垃圾、感染性垃圾、损伤性垃圾应分开放置，及时清理； 4. 感控培训：定期组织感染控制培训，及时总结记录，反馈问题，持续整改。	0.5 分 0.5 分 0.5 分 0.5 分			
10			安全管理（1分）	1. 医疗安全：（a）医疗缺陷管理：医疗缺陷管理制度及改进措施；不良事件上报制度；不良事件的分析、讨论及防范措施。（b）急救设备管理：抢救设备、氧气筒（管道），性能完好，处于备用状态；抢救车整洁，物品齐全，放置有序，无过期；药品标识规范，账物相符，无过期药品，交接班有记录； 2. 行政安全：（a）应急培训：定期开展消防、水电安全等应急知识学习，所有工作人员知晓应急流程。（b）应急演练：定期组织应急演练，并做好记录，各种应急设施处于备用状态； 3. 信息安全：（a）定期维护：应有专人负责健康体检信息系统并定期维护，保证信息系统的良好运行。（b）受检者信息保护：应制定信息安全制度，工作人员不得泄漏健康体检信息作为他用。	0.3 分 0.4 分 0.3 分			

续　表

序号	一级指标	二级指标	三级指标	内容	分值	得分	扣分原因	备注
11		服务质量（10分）	服务体系（5分）	1. 服务流程：健康体检机构应在醒目位置公示体检机构布局和体检基本流程，引导标识应准确清晰，不断努力优化服务流程，缩短受检者等候时间； 2. 便民措施：体检机构内应设置与体检人数相适应的候检、用餐区域，条件具备时为受检者提供安全的随身物品存放方式； 3. 仪容仪表：所有工作人员应配戴身份识别卡，持证上岗，举止得体，仪表规范； 4. 服务能力：应根据体检机构面积、功能设置和医务人员数量，确定相应的体检最高流量，并设置超流量预警方法，制定超高流量工作预案； 5. 身份确认：应采取适宜方法对受检者身份进行实名确认，条件具备时可采用身份证识别和拍照存档等方式记录受检者身份信息。	1分 1分 1分 1分 1分			
12			隐私保护（5分）	1. 应做到“一人一诊室”，为异性受检者检查应有体检机构其他工作人员在场； 2. 制定各检查科室保护受检者隐私的相关制度和方案； 3. 完善保护受检者隐私的相关设施，需要暴露受检者躯体的物理检查和辅助仪器检查项目应配置遮挡帘等设施； 4. 加强体检机构对受检者体检信息的保护，受检者登录体检信息系统，查询相关信息，应设置加密系统。	2分 1分 1分 1分			
13	过程质量（40分）	自测问卷（8分）	（8分）	健康体检机构应将体检自测问卷作为一项基本体检项目，由受检者或医务人员协助受检者在检查前完成。	8分			
14		一般检查（8分）	（8分）	完成身高、体重、血压、脉搏、腰围、臀围等检查。	8分			
15		物理检查（8分）	内科（2分）	1. 物理检查手法规范； 2. 听诊器、血压计等使用规范。	1分 1分			

续　表

序号	一级指标	二级指标	三级指标	内容	分值	得分	扣分原因	备注
16			外科（2分）	1. 物理检查手法规范； 2. 借助仪器的检查能够正确操作； 3. 侵入性操作需征得受检者同意（例如肛门指诊）。	1分 0.5分 0.5分			
17			妇科（1分）	1. 妇科检查室环境布置温馨，私密性好； 2. 用于检查的器具、无菌物品均需处于备用状态； 3. 物品排放有序，严格执行无菌操作； 4. 侵入性检查需征得受检者同意（例如妇科检查）； 5. 妇科检查做到"一人一垫巾"。	0.2分 0.2分 0.2分 0.2分 0.2分			
18			眼科（1分）	1. 能够开展视力、辨色力、内眼、外眼、眼底、眼压检查； 2. 具备视力表、色觉检查图、手电筒、裂隙灯、检眼镜，且所有器械均处于备用状态； 3. 借助仪器的检查能够正确操作。	0.3分 0.3分 0.4分			
19			口腔科（1分）	1. 能够开展口腔黏膜、牙齿、牙龈、舌及颌面部检查； 2. 具备口腔科综合治疗仪、口腔科常规检查器具，每人一套，包括：口镜、镊子、探针、牙周探针，且所有器械均处于备用状态； 3. 借助仪器的检查能够正确操作。	0.3分 0.3分 0.4分			
20			耳鼻咽喉科（1分）	1. 能够开展外耳道、鼓膜、听力、鼻腔、鼻窦、咽喉部检查； 2. 具备额镜、前鼻镜、间接喉镜、照明灯、压舌板，且所有器械均处于备用状态； 3. 借助仪器的检查能够正确操作。	0.3分 0.3分 0.4分			
21		实验室检查（8分）	标本采集（2分）	1. 应具有独立的标本采集场所，符合院内感染控制要求； 2. 血标本采集人员能够遵循无菌操作规范，做到"一人一针一带一巾"； 3. 严格执行查对制度，杜绝差错。	1分 0.5分 0.5分			
22			标本转运（2分）	血液和体液标本应妥善贮存，并在规定时限内转运。	2分			
23			标本检验（2分）	1. 依托院内检验科进行标本检测者，具有室内质控、室间质控合格证书； 2. 依托院外检验单位进行标本检测者，应具有委托协议书和送检单位的资质证明（室内、室间质控合格证书）。	1分 1分			

续　表

序号	一级指标	二级指标	三级指标	内容	分值	得分	扣分原因	备注
24			校对制度（2分）	1. 有标本校对制度，防止标本丢失； 2. 标本交接和签收记录清晰，有送检者和接收者的双签名。	1分 1分			
25		辅助检查（8分）	心电图室（2分）	1. 所用仪器设备应按规定定期检测； 2. 各检查室应独立或相对独立，医、检分离； 3. 检查过程中不得遗漏检查项目，按照各专业操作规程规范执行。（0.5）	1分 0.5分 0.5分			
26			超声科（2分）	1. 所用仪器设备应按规定定期检测； 2. 各检查室应独立或相对独立，医、检分离； 3. 检查过程中不得遗漏检查项目，按照各专业操作规程规范执行。	1分 0.5分 0.5分			
27			放射（X）线科（2分）	1. 所用仪器设备应按规定定期检测； 2. 各检查室应独立或相对独立，医、检分离； 3. 检查过程中不得遗漏检查项目，按照各专业操作规程规范执行； 4. 放射类检查应有非检查部位的防护措施，并在放射检查过程中实施应用，禁止为受检者进行胸部透视检查。	0.5分 0.5分 0.5分 0.5分			
28			骨密度等科室（2分）	1. 所用仪器设备应按规定定期检测； 2. 各检查室应独立或相对独立，医、检分离； 3. 检查过程中不得遗漏检查项目，按照各专业操作规程规范执行。	0.5分 0.5分 1分			
29	结果质量（30分）	健康体检报告（15分）	报告首页（3分）	1. 应包含健康体检机构的基本信息，如名称、地址、联系电话等； 2. 应包含受检者的基本信息，如姓名、性别、年龄、族别、婚否、身份证号码、学历、职业、工作单位、联系电话等信息； 3. 应包含健康体检自测问卷发现的健康危险因素； 4. 应包含健康体检基本项目检测结果。	0.7分 0.7分 0.8分 0.8分			
30			报告内容（3分）	1. 应在体检报告首页记载受检者主要身份信息，必要时附照片，杜绝顶替体检； 2. 各项检查内容记录完整、规范； 3. 体检结论应突出重点及个体化； 4. 体检报告中应告知体检后咨询联络方式。	0.8分 0.8分 0.7分 0.7分			

续 表

序号	一级指标	二级指标	三级指标	内容	分值	得分	扣分原因	备注
31			报告审核（3分）	1. 体检报告中各项结果应记录检查医师或操作者姓名和实施时间，条件具备时应手工签名或电子签名； 2. 体检报告应实行分级审核，共同负责，应记录报告医师和主检医师姓名、职务和岗位，体检结论处须有主检医师的签章。	1.5 分 1.5 分			
32			报告时限（3分）	1. 按照体检机构公示的时间完成体检报告的制作、审核和发放工作； 2. 体检机构应明确重要异常结果（危急值）范围，制定报告制度，及时告知。	1.5 分 1.5 分			
33			报告领取（1分）	1. 体检报告应完全密封，并在显著位置标明“本体检报告仅限受检者本人拆阅”字样； 2. 乙肝项目检测结果报告应独立于常规体检报告，并完全密封； 3. 体检报告原则上由本人领取，并签名确认。特殊原因不能本人领取者，应有代领者凭有效证件的签名（若为团体体检，由单位统一领取者，应在委托合同中注明）。	0.3 分 0.3 分 0.4 分			
			报告抽查（2分）	1. 按每月体检量的 3% 抽查； 2. 提供抽查的体检报告的质量分析	1 分 1 分			
34		信息化建设（15分）	健康体检信息管理系统（5分）	1. 健康体检机构应逐步建立和完善体检信息系统，对体检结果实现电子化管理； 2. 健康体检报告应使用规范的医学名词术语以便于数据储存、统计和分析。	2.5 分 2.5 分			
35			电子健康信息（5分）	1. 以电子检查结果的规范储存为基础，建立个人电子健康档案； 2. 电子健康信息须有备份并永久保存。	2.5 分 2.5 分			

续　表

序号	一级指标	二级指标	三级指标	内容	分值	得分	扣分原因	备注
36			健康管理服务（5分）	1. 重要异常结果应及时告知，并做好记录； 2. 指定专门医务人员对体检结果进行解读； 3. 根据体检结果提出专科就医建议，必要时安排就医服务； 4. 每月定期举办1～2次健康咨询与指导活动，并做好记录。	1.2分 1.3分 1.2分 1.3分			
合计	100分	100分	100分		100分			

主要参考文献

1. 李世峰，李中健．《重点学科心电图临床解读第3版 [M]. 郑州：郑州大学出版社，2019.
2. 陈君石，黄建始．健康管理师第1版 [M]. 北京：中国协和医科大学出版社，2016.
3. 魏武．诊断学第6版 [M]. 北京：人民卫生出版社，2010.
4. 马骁．健康教育学第1版 [M]. 北京：人民卫生出版社，2006.
5. 姜乾金．医学心理学第3版 [M]. 北京：人民卫生出版社，2002.
6. 李立明．流行病学第5版 [M]. 北京：人民卫生出版社，2004.
7. 王陇德．健康管理师第1版 [M]. 北京：人民卫生出版社，2017.
8. 林仲秋．妇产科学第1版 [M]. 北京：高等教育出版社，2003.
9. 高居忠．外科学第1版 [M]. 北京：高等教育出版社，2004.
10. 刘远厚．内科学第1版 [M]. 北京：高等教育出版社，2004.
11. 薛兆利．心电图诊断与鉴别第5版 [M]. 北京：中国科学技术出版社，2005.
12. 邓长生．诊断学第5版 [M]. 北京：人民卫生出版社，2004.
13. 王静，康玉华．内科学第1版 [M]. 郑州：郑州大学出版社，2003.
14. 叶葶葶．预防医学第3版 [M]. 北京：人民卫生出版社，2000.
15. 中华健康管理学杂志编辑委员会，中华医学会健康管理学分会．健康体检质量控制指南 [J]. 北京：中华健康管理学杂志，2016,（4）：258～261.
16. 焦广宇，蒋卓勤．临床营养学第3版 [M]. 北京：人民卫生出版社，2010.
17. 赵增荣．临床医学概论第3版 [M]. 北京：中国医药科技出版社，2002.
18. 阮林海，许青山．现代全科医学诊治第3版 [M]. 北京：华夏出版社，1997.